U0632039

脑血管病的防治精要

主编 李光宏 肖琰萍 姜振威 赵昌平 赵 彬 韩培海

NAOXUEGUANBING DE
FANGZHI JINGYAO

黑龙江科学技术出版社

图书在版编目（CIP）数据

脑血管病的防治精要 / 李光宏等主编. –– 哈尔滨：
黑龙江科学技术出版社, 2018.2
ISBN 978-7-5388-9627-5

Ⅰ.①脑… Ⅱ.①李… Ⅲ.①脑血管疾病－防治
Ⅳ.①R743

中国版本图书馆CIP数据核字(2018)第058915号

脑血管病的防治精要
NAOXUEGUANBING DE FANGZHI JINGYAO

主　　编	李光宏　　肖琰萍　　姜振威　　赵昌平　　赵　彬　　韩培海	
副 主 编	郑　波　　朱国峰　　何景良　　张慧琴	
	何仲春　　徐　宁　杨　靖	
责任编辑	李欣育	
装帧设计	雅卓图书	
出　　版	黑龙江科学技术出版社	
	地址：哈尔滨市南岗区公安街70-2号　邮编：150001	
	电话：（0451）53642106 传真：（0451）53642143	
	网址：www.lkcbs.cn www.lkpub.cn	
发　　行	全国新华书店	
印　　刷	济南大地图文快印有限公司	
开　　本	880 mm × 1 230 mm　　1/16	
印　　张	12	
字　　数	384 千字	
版　　次	2018年2月第1版	
印　　次	2018年2月第1次印刷	
书　　号	ISBN 978-7-5388-9627-5	
定　　价	88.00元	

【版权所有，请勿翻印、转载】

前　言

　　脑血管病是人类健康的"头号杀手"，已成为我国居民第一位的死亡原因和第一位的致残原因。脑血管病幸存者往往因躯体功能障碍和认知情感障碍而影响其生活能力。因此寻求有效的脑血管病防治方法是广大医务工作者面临的一项重大课题。

　　本书首先介绍脑血液循环及其病理生理、脑血管疾病的相关检查、脑血管病的定位诊断等内容，最后介绍各种脑血管疾病的治疗方法等。本书内容丰富、科学实用，为各基层医院的住院医生、主治医生及医学院校本科生、研究生提供参考使用。

　　在编写的过程中，我们力争参考国际最新的研究成果，尽可能囊括最新的技术进展，但由于时间仓促，书中错误和疏漏在所难免，敬请各位读者提出宝贵意见，以便修正。

编　者
2018 年 2 月

目　　录

第一章

脑血液循环

第一节　脑动脉系统

　　脑是人体的重要器官，对血液需求量大，人体每分钟由左心室排出的血量约为 5 000mL，供应脑部的血液达 750~1 000mL，约占全身供血量的 20%，而人脑重 1 300~1 500g，仅为体重的 2%，因此脑的血液供应十分丰富。

　　脑部的血液由左、右两条颈内动脉和两条椎动脉供给（图 1-1）。每支颈内动脉每分钟有 300~400mL 血液注入，其中大部分流入大脑中动脉；每支椎动脉每分钟有 100mL 血液注入，因此脑的动脉血中约有 70%~80% 来自颈内动脉，20%~30% 来自椎动脉。

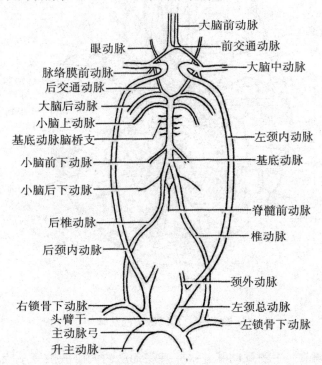

图 1-1　脑部各动脉分支及其来源示意图

　　颈内动脉由颈总动脉分出，入颅后依次分出眼动脉、后交通动脉、脉络膜前动脉、大脑前动脉和大脑中动脉。供应眼部及大脑半球前 3/5 部分，即额叶、颞叶、顶叶及基底节等处的血液（图 1-2，图 1-3）。

　　椎动脉由两侧锁骨下动脉发出，在第 6 至第 1 颈椎横突孔内上行，经枕骨大孔入颅后在脑桥下缘汇合成基底动脉，基底动脉的末端即行至中脑处分成左右两条大脑后动脉，供应大脑半球的后 2/5 部分，即枕叶及颞叶的基底面、枕叶内侧及丘脑等处的血液（图 1-2，图 1-3）。椎-基底动脉在颅内由近端至远端先后分出小脑后下动脉、小脑前下动脉、脑桥支、内听动脉、小脑上动脉等，供应小脑及脑干。两侧大脑前动脉之间由前交通动脉、两侧颈内动脉与大脑后动脉之间由后交通动脉连接起来，构成脑底动脉环（Willis 环）（图 1-4）。

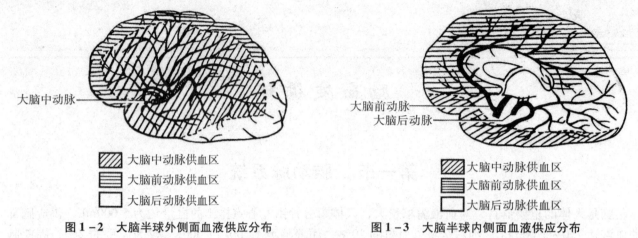

图 1-2　大脑半球外侧面血液供应分布　　　　　图 1-3　大脑半球内侧面血液供应分布

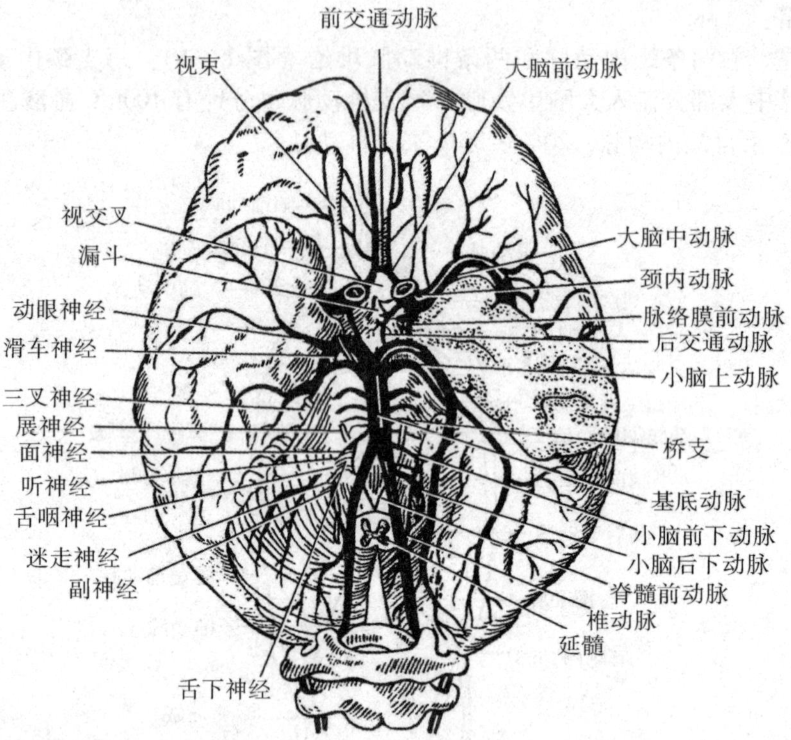

图 1-4　脑基底部的动脉

这一环状动脉吻合对调节、平衡颈动脉与椎-基底动脉两大血液供应系统之间、大脑两半球之间血液供应以及当此环某处血管狭窄或闭塞时形成侧支循环极为重要。此外，颈内动脉尚可通过眼动脉的末梢分支与颈外动脉的面、上颌、颞浅和脑膜中动脉末梢支吻合；椎动脉与颈外动脉的末梢支之间和大脑表面的软脑膜动脉间亦有多处吻合。当某些动脉发生闭塞时，这些吻合支亦可提供一定程度的侧支循环。脑深部的穿动脉（中央支）（图 1-5）虽然也有吻合支，但直径都是 100μm 以下的细支，当深部动脉闭塞时，尤其是急性闭塞时，此等吻合支难以发挥足够的作用，使脑组织免于发生缺血或梗死。

为了保证脑部血液得以恒定供应，其形态结构及其行程均有其特点，主要有：①侧支循环丰富：特别是脑底部有由颈内动脉和椎动脉的分支组成的脑底动脉环（Willis 环），这一环状吻合对脑血液供应的调节和代偿起重要作用。②行程特点：颈内动脉及椎动脉进入颅内时，走行均十分曲折，这是脑动脉搏动不明显的原因之一。③脑动脉壁结构特点：脑动脉壁较薄，类似颅外其他部位同等大小的静脉，但其内膜的厚度与同等管径的颅外动脉相似，且其内弹力膜较厚，其中膜与外膜则明显的薄一些。以颅内的基底动脉与颅外的肠系膜上动脉相比，两者管径大小相似，肠系膜上动脉的中膜约有 35 层平滑肌，而基底动脉则约为 20 层。肠系膜动脉内肌组织成分为占 63%，胶原纤维占 33%，弹力纤维占 4%；而管壁较薄的基底动脉，其肌组织虽较同等大小的肠系膜上动脉少，但占该动脉管壁的 85%，胶原纤维约占 12.5%，弹力纤维占 2.5%；由此可见脑内动脉的被动成分（结缔组织）比例减少，而主动成分（肌纤维）比例增加。由于脑动脉内弹力膜较厚，肌纤维比例高，增加了动脉的刚性，使管腔内的动脉血对管壁的冲击力得以明显缓冲，这也是在肉眼观察下，几乎看不到脑动脉搏动的重要原因。④颈动脉窦的作用：颈动脉窦多位于颈内动脉起始处，也可见于颈内、外动脉分叉处，偶尔位于颈总动脉末端，是一个压力感受器。由颈内动脉入脑的血液首先冲击并牵张此感受器，引起感觉冲动，这种冲动由舌咽神经分出的窦神经传至延髓的血管调节中枢，以调节血压水平，保证脑动脉压相对恒定。因此，颈动脉窦是脑血液供应的一个重要的监测–调节装置。

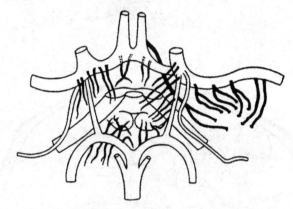

图 1 – 5　Willis 环和中央支

左侧翻转了颈内动脉，以显示它的背面；图中黑实线均为中央支

一、颈内动脉（interna carotis arteria）

颈总动脉在第 4 颈椎处相当于甲状软骨上缘分为颈内与颈外动脉（图 1 – 6），颈内动脉分颅内段与颅外段两部分。颅外段无分支，起始部膨大为颈动脉窦，是颈内动脉粥样硬化斑块的好发部位，是微栓子的重要来源之一。颈内动脉进入颅内时经过两次约 90° 的弯曲，上行至颈动脉管处，先上升后弯向前内，经破裂孔入颅，此段一般称为 C_5 段，穿过蝶鞍侧面的海绵窦段即 C_4 段，至前床突内侧又弯向上，这段前向突出如膝盖状称为膝段即 C_3 段，从此段向前发出眼动脉，以后颈动脉又向后略呈水平状行走，正好在视交叉池部称为视交叉池段即 C_1 段，从 C_2 段又向上并向前弯曲呈凸向后的膝状弯曲称后膝段即 C_1 段，从 C_1 段发出后交通动脉和脉络膜前动脉，$C_2 + C_3 + C_4$ 在脑血管造影侧位片上呈 C 字形即虹吸部（图 1 – 7）。颈内动脉的主要分支有以下几条：

（一）眼动脉（ephthalmic artery）

眼动脉由颈内动脉虹吸部前面发出，经视神经孔入眼眶，在视神经的上方走行至眼眶内侧，至内眦处分为眶上动脉与鼻背侧动脉。眼动脉的分支中最重要且恒定的动脉是视网膜中央动脉，在距眼球后 6～10mm 处穿入视神经鞘内，沿视神经中轴前行，至视神经乳头处穿出，分出 4 条终末分支，即视网膜鼻侧及颞侧上、下动脉，这些动脉是全身唯一能借助检眼镜直接窥见的小动脉，并可观察是否有动脉硬化存在。眼动脉可通过其分支与颈外动脉的分支相吻合，这些吻合有：①眼动脉的额支与颞浅动脉吻合；②眼动脉的鼻背侧动脉与面动脉的内眦动脉和鼻后动脉吻合；③眼动脉的泪腺动脉与上颌动脉的颞浅动脉吻合；④泪腺动脉的脑膜返回支与脑膜中动脉前支吻合。当颈内动脉近端阻塞时，可通过这些吻合支使血液由颈外动脉逆流入眼动脉，再至颈内动脉及大脑中、前动脉。

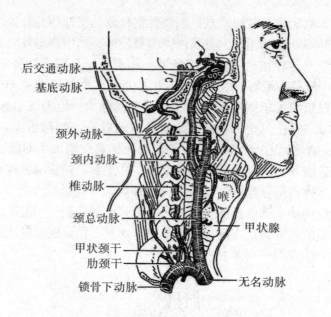

图 1-6　颈内动脉颅外段与颅内段走行

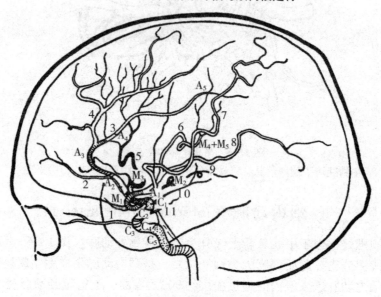

图 1-7　正常颈内动脉造影（侧位）

A$_1$：大脑前动脉视交叉上段；A$_2$：大脑前动脉胼胝体下段；A$_3$：大脑前动脉膝段；A$_4$：胼胝体周围动脉额叶段；A$_5$：胼胝体周围动脉顶叶段；C$_1$：颈内动脉后膝段；C$_2$：颈内动脉视交叉池段；C$_3$：颈内动脉前膝段；C$_4$：颈内动脉海绵窦段；C$_5$：颈内动脉神经节段；M$_1$：大脑中动脉眶后段；M$_2$：大脑中动脉岛叶段；M$_3$：大脑中动脉的升动脉；M$_4$：大脑中动脉的顶后（下）动脉颞后动脉；M$_5$大脑中动脉角回动脉颞后动脉；1. 眼动脉；2. 额极动脉；3. 胼胝体周动脉；4. 胼胝体缘动脉；5. 额顶升动脉；6. 顶下动脉；7. 角回动脉；8. 颞后动脉；9. 颞前动脉；10. 脉络膜前动脉；11. 后交通动脉

（二）后交通动脉（posterior commnicating artery）

后交通动脉由颈内动脉发出，与大脑后动脉吻合，是连接颈内动脉系统与椎－基底动脉系统的主要干线。后交通动脉与颈内动脉交叉处是动脉瘤的好发部位，同时后交通动脉走行于蝶鞍和动眼神经的上面，当出现后交通支动脉瘤时即可压迫动眼神经出现眼肌麻痹。后交通动脉的长度及管径变异都很大，最长可达 34mm，最短只有 2mm，一侧缺如者约占 4%。有的直径较大直接移行为大脑后动脉，有些管径很细，小于 1mm 者约占 20%，最细者可小于 0.2mm。每侧后交通动脉发出 2~8 支细小的中央动脉，供应下丘脑、丘脑腹侧、内囊后肢及丘脑底核。供应丘脑底核的中央支阻塞可出现偏侧舞蹈症（Hemiballism）。

（三）脉络膜前动脉（anterior choroidal autery）

脉络膜前动脉系一细长的小动脉，一般在后交通动脉稍上方由颈内动脉发出，向后越过视束前部，至大脑脚前缘，在海马回附近经脉络膜裂入侧脑室下角形成脉络丛。并与脉络膜后动脉有丰富的吻合。主要供应脉络丛、视束的大部分、外侧膝状体、苍白球的内侧和中间部、内囊后肢腹侧、海马、杏仁核、红核、黑质等。

（四）大脑前动脉（A. cerebri anterior）

大脑前动脉是供应大脑半球内侧面的主要动脉，在视交叉外侧由颈内动脉发出，水平向前内行走，横过视神经的上面进入大脑纵裂，并以前交通动脉与对侧相连。位于前交通动脉前的一段在造影片上称为 A_1 段，自前交通动脉以后至胼胝体膝部以下的一段称 A_2 段，在此发出眶动脉，绕胼胝体膝部一段称 A_2 段即膝段，在 A_2 与 A_3 段交界处发出额极动脉，在 A_3 段发出胼胝体边缘动脉，以后为 A_4 和 A_5 段，即胼胝体周围动脉段，A_4 相当于额叶部分，A_5 段相当于顶叶部分。大脑前动脉的主要分支有：

1. 眶动脉　眶动脉分布于额叶眶面。

2. 中央动脉　又名前内侧丘纹动脉，系大脑前动脉在发出前交通动脉之前发出的一群小的动脉，其中有一支为恒定的中央长动脉，即 Heubner 动脉，它供应壳核前端、尾核头及两者之间的内囊前肢和眶面内侧皮质。其他为中央动脉短支，供应尾状核头部及尾状核体前部的内侧面，还有一些纤细支供应视上部和胼胝体膝等处。

3. 额极动脉　多数在胼胝体膝部以下与大脑前动脉主干呈锐角发出，供应额叶前部、额极内外侧面。

4. 胼周动脉　沿胼胝体沟内走行，供应胼胝体、扣带回、额上回和前中央回上 1/4 部。

5. 胼缘动脉　从胼周动脉发出，向上行走，供应扣带回、额上回、旁中央小叶、额中回上缘及中央前后回上 1/4。

6. 楔前动脉　供应扣带回上部的一部分、楔前叶前 2/3，顶上小叶及顶下小叶前缘。

7. 后胼周动脉　供应胼胝体后部及附近皮质，并与大脑后动脉的胼胝体支吻合。

（五）前交通动脉（anterior commumans anterior）

前交通动脉位于视交叉上面的前方，是连接左右大脑前动脉的短动脉，变异很多。只有一条横行或斜行的占 54.4%，其余 45.6% 为两支以上，可呈 ="V""Y""I" 等形状。前交通动脉的后缘一般都发出 2~4 个纤细支，向后至下丘脑和乳头体前外侧面；前交通动脉的前缘也常发出分支至胼胝体下回附近。

（六）大脑中动脉（middle cerebral antery）

大脑中动脉是颈内动脉直接延续的嫡支，进入大脑外侧裂内，向外上方行走于脑岛表面，在动脉造影时也分为 5 段：M_1 段即眶后段，系大脑中动脉自颈内动脉分出后的一段，在造影的前后位片上，水平向外行，长约 3cm；M_2 段即岛叶段，系 M_1 末端再向后上行，位于岛叶表面的一段，该段发出颞前动脉；M_3 段系 M_2 的基底部发出向中央沟上升的升动脉；M_4 和 M_5 段系 M_2 的末端向后分布于大脑外侧裂上下缘的部分，包括顶后（下）动脉、角回动脉和颞后动脉（图 1-7），这三大分支支配大脑半球外侧面的大部分区域。大脑中动脉的主要分支有：

1. 升动脉（ascending）　升动脉为自 M_2 段的基底部发出向中央沟上升的动脉，又可分为小的眶额动脉（分布于额中回前部）和大的额顶升动脉；额顶升动脉再分为中央沟动脉；中央前沟动脉和顶前动脉（中央后沟动脉），这些动脉如同蜡烛台样又称蜡台动脉，分布于前后中央回和顶叶附近。

2. 顶后（下）动脉（posterior parietal artery）　由 M_2 末端发出，多为上干的终支，分布于缘上回及顶上小叶下缘。

3. 角回动脉（arteria gyri angularis） 由 M_2 末端发出，多为下干的终支，分布于角回及顶上小叶后部。

4. 颞后动脉（posterior temporal artery） 由 M_2 末端发出，分布于颞上、颞中回后部、颞下回后部的上缘及枕叶外侧面月状沟以前部分。

5. 颞前动脉（anterior temporal artery） 由大脑中动脉进入外侧裂以前发出，斜向后外，分布于颞极和颞中、下回的前部。

6. 中央动脉 大脑中动脉的中央动脉叫前外侧中央动脉（anterolateral central arteries）或前外侧丘纹动脉（anteriae centrales auterolaterales）或豆纹动脉（lenticulostriate antery），可分为内外两群，分别叫内侧支和外侧支。内侧支又叫内侧纹状体动脉或内侧穿动脉，可有 1~5 支，供应豆状核、内囊及尾状核；外侧支又叫外侧纹状体动脉或外侧穿动脉，有 1~7 支，供应壳核、外囊及尾状核，该组的最外侧支最长，极易破裂出血，故有"出血动脉"之称，此处出血即为壳核出血。

二、椎－基底动脉（vertebral basilar antery）

（一）椎动脉（vertebral artery）

左右椎动脉均在颈根部发自锁骨下动脉，入第 6 颈椎横突孔，在第 6 至第 1 颈椎横突孔内上行，在寰椎横突孔上面弯向后内，绕过寰椎后弓，穿过寰枕后膜及硬脊膜，经枕骨大孔入颅内，沿延髓侧面斜向内上，在脑桥下缘汇合成一条基底动脉。椎动脉较细，且行程长而迂曲，当颈椎病或椎骨间关系改变时，转头或过度后仰时，可能压迫椎动脉引起后循环缺血。此外，椎动脉绕过寰椎后弓时曲度较大，头部旋转时，寰椎与枕骨呈剪刀样活动压迫椎动脉，如对侧病变不能代偿时，也可引起椎动脉缺血。椎动脉的主要分支有：

1. 脊髓前动脉（arteriae spinalis anterior） 一般在椎动脉合并成基底动脉前发出，左右两条均斜向前内合成一条，沿脊髓前正中裂下降。

2. 脊髓后动脉（arteriae spinalis posterior） 多从小脑后下动脉发出，有时也由椎动脉发出，然后绕过延髓向后，沿脊髓后面下行。

3. 小脑后下动脉（posterior inferior cerebellar antery） 小脑后下动脉是椎动脉最大的、变异最多的分支。其74%由椎动脉发出，发出部位多在双侧椎动脉汇合成基底动脉前1cm处，少数发自基底动脉或一侧阙如。后下小脑动脉绕延髓外侧下行，至枕骨大孔水平后形成祥，向后上行，供应小脑蚓部和小脑半球底面、内侧面、皮质及部分齿状核，还供应延髓背外侧部，上达延髓上界，下至薄束核、楔束核。

（二）基底动脉（basilar antery）

基底动脉系左右椎动脉在脑桥下缘合并而成，经脑桥基底动脉沟上行至脑桥上缘，再分为左右大脑后动脉。主要分支有：

1. 小脑前下动脉（anterior cenebeller antery） 多由基底动脉下 1/3 段发出，少数由椎动脉或小脑后下动脉发出，分布于小脑半球下面的前外侧部及脑桥被盖、桥臂和结合臂。

2. 内听动脉（internal auditory antery） 或称迷路动脉（A. labyrinthi），为左右各一的细长分支，80% 以上由小脑前下动脉发出，也可由基底动脉下段发出。此动脉发出后伴位听神经入内听道，位面神经和位听神经之间，后分为耳蜗支及前庭支入内耳，供应半规管、球囊、椭圆囊和耳蜗。虽然内听动脉与颈外动脉分支有吻合，但非常纤细，实际上类似终末动脉，且半规管特别敏感，当内听动脉血流减少时，可引起恶心、呕吐、眩晕、平衡障碍等症状，如供应耳蜗的血流中断，听力可突然丧失，即为突发性耳聋。故内听动脉缺血的症状明显可作为椎－基底动脉系统缺血的早期信号。

3. 小脑上动脉（superior cenebellar artery） 多从基底动脉最上段近大脑后动脉根部发出，先位大脑后动脉下缘，并与其伴行，后绕大脑脚向后行，抵小脑上面分成两个终支，内侧支较大，供应上蚓部和邻近的外侧部；外侧支较小，供应小脑半球上面的其余部分。小脑上动脉各分支还发出一些小支至齿状核。

4. 脑桥动脉（pontine arteries）　由基底动脉两侧缘及背面发出，约十几支，长短不一，一般将其分为3组，即前群（旁正中动脉），外侧群（短旋动脉）和后群（长旋动脉）（图1-8）。

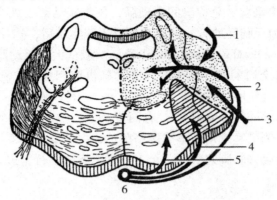

图1-8　脑桥动脉分布范围模式图

1. 小脑上动脉；2. 长旋动脉；3. 小脑前下动脉；4. 短旋动脉；5. 旁正中动脉；6. 基底动脉

（1）旁正中动脉：系基底动脉背面发出的细小动脉，是3组中最细者，每侧4~6支，每支甚短，长约3mm。由基底沟两旁进入脑桥，供应脑桥的旁中线部分，包括桥核、皮质脑桥束、锥体束，也有些小支穿向背部，供应脑桥被盖的腹侧部，包括部分内侧丘系、内侧纵束、滑车神经核和展神经核等。

（2）短旋动脉：每侧5~10支，长约2cm。从基底动脉两侧发出，绕脑桥腹侧面，由脑桥腹外侧进入脑桥，供应脑桥前外侧面的一个楔形区，包括锥体束、内侧丘系、桥核、脑桥小脑纤维等的一部分，三叉神经和面神经核及其纤维，前庭神经核、耳蜗神经核及外侧丘系等。

（3）长旋动脉：每侧1~2支，长2cm以上。从基底动脉的两侧发出，绕脑桥腹侧面，至脑桥背外侧穿入，并发出小支与小脑前下动脉和小脑上动脉吻合，供应脑桥的背外侧部，包括部分动眼、滑车、三叉、展、面及位听神经核，以及内侧纵束、内侧丘系、脊髓丘系、脊髓小脑束、结合臂和脑桥网状结构等。

5. 大脑后动脉（postenior cenebral antery）　大多数人的两侧大脑后动脉是基底动脉的终末支，但有5%~30%的人其中一侧来自颈内动脉。大脑后动脉发出不久即与后交通动脉吻合，形成Willis环的一部分，以后沿脑桥上缘绕大脑脚向后行，越过海马沟经海马裂向后，直至胼胝体压部下方，再越过海马回后端，进入距状裂。大脑后动脉的起始段与小脑上动脉相邻，而且此两动脉平行向外行，中间夹有动眼神经，同时大脑后动脉的走行与小脑幕切迹关系密切，它先行于小脑幕切迹内侧，后越至幕上行于颞叶底面，当出现天幕疝时，大脑后动脉可向下移位，压迫牵拉其后方的动眼神经，致动眼神经麻痹，由于动眼神经中的副交感神经纤维先受损，故早期出现天幕疝侧瞳孔散大。此外，当幕上压力增高明显，大脑后动脉受小脑幕游离缘压迫，严重时可致枕叶梗死。大脑后动脉的主要分支有：

（1）皮质支：

1）颞下前动脉（A. temporalis inferior anterior）：在海马沟处行向前外，越过海马回前部，分前后两支，供应颞下回前部及背外侧部，其根部分出一些小支深入海马裂。

2）颞下中动脉（A. temporalis inferior intermedius）：经海马回中部入侧副裂，分为2~3支，向外分布至梭状回及颞下回中部。

3）颞下后动脉（A. temporalis inferior posterior）：在海马裂后部发出，越过海马回及侧副裂后部，斜向后外，供应梭状回后部、舌回以及枕叶背外侧面。

4）距状裂动脉（A. calcarine）：为大脑后动脉的终末支之一。大脑后动脉在海马裂后部越过海马回，至距状裂与顶枕裂汇合处，分为距状裂动脉与顶枕动脉，这两条动脉均为大脑后动脉的终末支。距状裂动脉沿距状裂向后行，绕至枕极外面，供应距状裂附近的枕叶皮质。

5）顶枕动脉（A. parietooceipitalis）：为大脑后动脉的终末支之一，该动脉发出后，沿顶枕裂底部向上外行，分布于楔叶及楔前叶后部，并绕至大脑半球背外侧面。

（2）中央支：

1）后内侧中央动脉（A. centrales posteromediales）：一般从大脑后动脉与后交通动脉吻合前（即交通前段）发出 3～7 支小的中央动脉，总称脚间窝动脉，供应灰结节、乳头体和丘脑，另有一些小支至中脑。其中较粗大的 1～2 支为丘脑穿动脉，经后穿质穿入脑实质后，达丘脑并至内囊。

2）后外侧中央动脉（A. centrales posterolaterales）：一般从大脑后动脉与后交通动脉吻合后（即交通后段）发出，也有少许发自交通前段。其中的丘脑动脉供应四叠体、松果体、大脑脚及小脑的上蚓部；丘脑膝状体动脉供应内、外侧膝状体和丘脑。

3）脉络膜后动脉（A. chorioidea posterior）：有两支，其一支为脉络膜后外动脉，发出后向外行，在海马沟附近进入脉络膜裂至侧脑室下角，形成脉络膜丛，由脉络膜丛发出分支至尾状核及丘脑；另一支为脑络膜后内动脉，发出后绕大脑脚向后行，至上丘附近弯向上行，进入大脑横裂，形成第三脑室脉络丛。

（李光宏）

第二节　脑静脉系统

脑的静脉与身体其他部位的静脉不同，有以下特点：①脑的静脉不与动脉伴行，其名称也多与动脉的名称不一致，数目及位置也不太恒定，但在颅内形成丰富的静脉网，以保障静脉的回流；②静脉管壁缺乏肌肉和弹力组织，管壁较薄，管腔较大，因而缺乏弹性；③颅内静脉无静脉瓣，故颅外及椎管内外静脉均可逆流，因而颜面、盆腔感染均可蔓延至颅内。

脑的静脉有深浅两组，深静脉收受发自脑实质内部，包括大脑半球髓质深层、基底节及脑室等的血液；浅静脉行于脑表的软膜和蛛网膜下隙。深浅静脉的血液最后都汇入静脉窦，经颈内静脉流入心脏。

一、大脑浅静脉（V. cerebri superficiales）

大脑浅静脉是汇集大脑皮质及其邻近髓质的静脉血。从皮质穿出的小静脉互相连结形成软膜静脉网，再汇集成较大的小支，在软膜内走行一小段，穿入蛛网膜下隙，后合成较大的静脉。这些静脉复杂多变，通常可分为上、中、下 3 组，大脑外侧裂以上者为大脑上静脉，以下者为大脑下静脉，外侧裂附近者为大脑浅中静脉（图 1 - 9，图 1 - 10）。

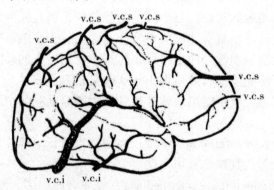

图 1 - 9　大脑浅静脉

v. c. i. 为大脑下静脉；v. c. s. 为大脑上静脉

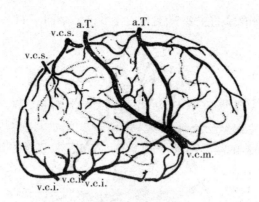

图 1 - 10 大脑浅静脉

a. T. 为 Trolard 吻合；v. c. m. 为大脑中浅静脉

这三组静脉间有广泛的吻合，有细小支间的支间吻合和静脉干间的干间吻合，其中主要的吻合静脉有上、中静脉间的前上大吻合静脉（Trolard 静脉）（图 1 - 10），上、下静脉间的后（下）大吻合静脉（Labbe 静脉）。

（一）大脑上静脉（V. cerebri superiores）

每侧 7 ~ 10 支，收集大脑背外侧面及内侧面包括额叶及中央回区等的血液，汇入上矢状窦。汇入的方向在额区呈直角，向后角度逐渐减小，到顶叶后部几乎与窦平行，因此，这些静脉的血流方向与上矢状窦血流方向相反。穿入上矢状窦壁时多呈斜行，开口处的内皮皱褶呈半月状瓣膜，可防止血液倒流，但当上矢状窦内压力过高时，半月瓣样皱襞即失去作用。

（二）大脑中浅静脉（V. cerebri media surperficiales）

大脑中浅静脉是大脑静脉中唯一与动脉伴行的静脉，以 1 ~ 3 条最为多见，占 85.6%。位于大脑外侧裂内，故又称 Sylvius 浅静脉。收集大脑外侧裂附近额、顶、颞叶（即岛盖及岛叶）的血液，行向前下方，经颞极附近至大脑底面，在蝶骨小翼附近汇入海绵窦或蝶顶窦。颅底骨折（特别是颅中窝骨折）时，该静脉可被撕裂、切割而出血。大脑中浅静脉与其他浅、深静脉有广泛的吻合，主要有：①经前大吻合静脉（Torlard 静脉）与上矢状窦相连；②经后大吻合静脉（Labbe 静脉）与横窦相连；③经大脑中深静脉（Sylvius 静脉）与基底静脉相连。

（三）大脑下静脉（V. cerebri inferiores）

大脑下静脉是大脑浅静脉中较小的一组，以 2 ~ 3 支为多，占 74.8%，分布于大脑半球背外侧面的下部和半球底面，主要收集颞叶外面，颞、枕叶底面大部及枕叶内面部分血液，由前上斜向后下方注入横窦。颞叶底面的血液有时导入岩下窦或基底静脉。

二、大脑深静脉（v. cerebri profundaes）

大脑深静脉是一群大脑深部的静脉，汇集基底节、深部髓质及脑室旁的静脉血液，其特点是由周围流向中央，最后汇集于大脑大静脉，注入直窦。主要的静脉有：

（一）大脑大静脉（V. cerebri magna）

大脑大静脉又称 Galen 静脉，是一条接受大脑深静脉的主干静脉，该静脉短粗、壁薄（图 1 - 11），由前向后行走，起于胼胝体压部的前下方，由左右两条大脑内静脉合并开始，以后又汇集左右基底静脉，向上绕过胼胝体压部，约于大脑镰与小脑幕连结处的前端以锐角注入直窦。该静脉还接受枕静脉、大脑后静脉，小脑前中央静脉、上蚓静脉、松果体静脉和丘脑静脉的小分支。

（二）大脑内静脉（V. cerebri internae）

大脑内静脉是收受大脑半球深部静脉的主干，左右各一，于室间孔后缘室管膜下由丘纹上静脉、透明隔静脉和脉络膜上静脉汇合而成，左右两条大脑内静脉向后并行于第三脑室顶，在胼胝体后部前下方合并为一条大脑大静脉。大脑内静脉的主要属支有以下 3 支（图 1 – 11）：

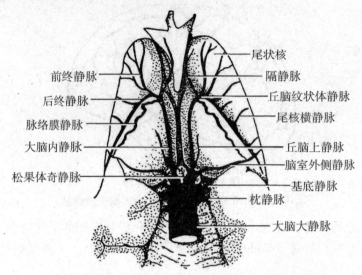

图 1 – 11　大脑大静脉系（后上面）

1. 丘纹上静脉　丘纹上静脉由前后终静脉合成，主要收集丘脑、纹状体、胼胝体、穹隆及侧脑室前角的静脉血。

2. 透明隔静脉　又名侧室前静脉，主要收集透明隔、胼胝体嘴部及额叶深部的静脉血。

3. 脉络膜上静脉　脉络膜静脉是包埋于脉络丛内极其迂曲的静脉，可分为上下两支，脉络膜上静脉位于侧脑室中央部和三角部的脉络丛内，汇入大脑大静脉。脉络膜下静脉较小，包埋于侧脑室下角的脉络丛内，汇入基底静脉或侧脑室下静脉。

（三）基底静脉（V. basalis）

基底静脉又称 Rosenthal 静脉，是深静脉的主干之一，左右各一；起于大脑前静脉与大脑深中静脉的汇合处，并收受丘纹下静脉、侧室下静脉、大脑脚静脉、中脑外侧静脉等静脉血（图 1 – 12），即收集脑岛附近、嗅区、额叶眶面、颞叶深部髓质、豆状区、丘脑、下丘脑、视前区等处的血液，最后汇入大脑大静脉。其主要属支有：

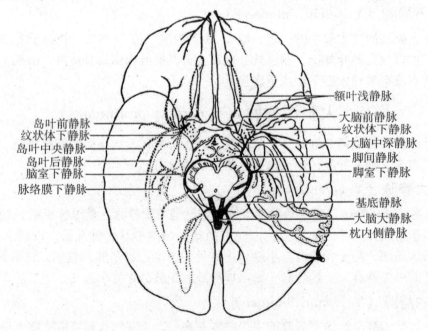

图 1 – 12　基底静脉系（脑底面）

1. **大脑前静脉**　一般较细，与大脑前动脉并行，主要收集眶回后部、嗅回、胼胝体膝部附近皮质及旁嗅区等处的静脉血。

2. **大脑深中静脉**　又称 Sylvius 深静脉，位于大脑外侧裂深部，是基底静脉最主要的属支，由前、后及中央脑岛静脉汇合而成，收集脑岛附近皮质的血液。

3. **丘纹下静脉**　丘纹下静脉是一些短支，由前穿质穿出，将丘脑外侧面前部及纹状体附近的静脉血导出，注入大脑深中静脉或基底静脉。

4. **侧室下静脉**　又叫下角静脉，收集颞叶深部的静脉血。

5. **大脑脚静脉**　又称脚间静脉，收受中脑内侧群的静脉，并与中脑外侧静脉相连。

三、静脉窦（sinus venosi）

静脉窦是硬脑膜内外两层分离形成的静脉通道，外层是致密的胶原纤维，坚韧无弹性，以保持静脉窦管腔不因血流量的变动而收缩。当输入量增加或减少时，管腔不会随之增大或减小，但可调整血流速度，来保持窦内相对稳定的血容量。内层的胶原纤维细小、疏松。腔内表面衬以一层内皮细胞与注入静脉的内皮相连，在静脉注入静脉窦处，虽无瓣膜，但有内皮皱褶形成的半月瓣，还有小梁和中隔等，对血流起到一定的调节作用。静脉窦收受脑、脑膜、眼眶和中耳的静脉血，还经导静脉和板障静脉与头皮等颅外静脉相连，并通过蛛网膜颗粒吸收脑脊液（图 1-13）。颅内静脉窦主要包括上矢状窦、下矢状窦、直窦、横窦、乙状窦、窦汇、海绵窦、岩上窦、岩下窦等（图 1-14，图 1-15），各窦汇流后穿过颈静脉孔，续以颈内静脉。

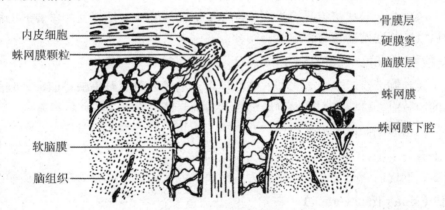

图 1-13　硬膜窦的组成

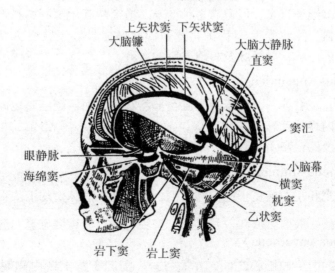

图 1-14　颅内静脉窦（侧面）

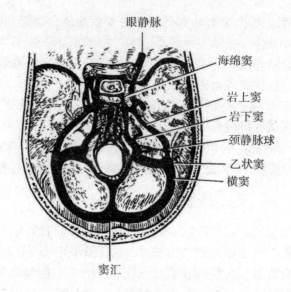

眼静脉
海绵窦
岩上窦
岩下窦
颈静脉球
乙状窦
横窦
窦汇

图 1-15 颅内静脉窦（上面）

（一）上矢状窦（sinus sagittalis superior）

上矢状窦前起自鸡冠，向后沿颅内面的矢状沟与大脑和大脑镰间走行，至枕内隆凸附近注入窦汇。上矢状窦的前端较细，以后逐渐增粗，横切面呈三角形，尖端向下；左右侧壁有多处大脑上静脉的开口及突入的蛛网膜下颗粒。上矢状窦主要接受大脑半球浅层的静脉血，还接受颅骨骨膜的静脉、板障静脉和硬脑膜静脉的血液，其起始部还与鼻静脉有吻合。

（二）下矢状窦（sinus sagittalis inferior）

下矢状窦位于大脑镰下缘后半或2/3处，前端较小，呈弓形向后至小脑幕前沿，收受大脑镰静脉及部分大脑内侧面的静脉血，最后与大脑大静脉汇合延续为直窦。

（三）直窦（sinus rectus）

直窦位于大脑镰与小脑幕结合处的两层硬脑膜之间，前端为下矢状窦与大脑大静脉汇合处，向后下行，末端变异较多，近枕内隆凸处偏向左移行为左横窦，或入窦汇，或分为左右两支参与左右横窦。

（四）横窦（sinus transversus）

横窦左右各一，一般右侧较粗，位于颅骨内面横窦沟内，小脑幕附着缘两层硬膜之间。右横窦多为上矢状窦的延续，左横窦多续于直窦，但也有多种变异。横窦从起始部开始弧形向前外，至颞骨岩部底急弯向下移行为乙状窦。横窦除收受上矢状窦和直窦的静脉血外，还收受大脑下静脉、babbe 吻合静脉、岩上窦、小脑及脑干的静脉、导静脉及板障静脉的血液。

（五）乙状窦（sinus sigmoideus）

乙状窦是横窦的延续，左右各一，位于颞骨乳突部乙状沟内两层硬脑膜之间，沿乙状沟弯曲向下内行，至颈静脉孔处终于颈内静脉上球。乙状窦仅以薄骨片与乳突小房相隔，并由导静脉与头皮静脉相通，此等部位感染即可侵及乙状窦。

（六）窦汇（confluens sinuum）

窦汇是上矢状窦、直窦和左右横窦于枕内隆凸汇合处，这些静脉窦的汇集形式复杂多变，可分成若干类型。

（七）海绵窦（sinus cavernous）

海绵窦位于蝶鞍两侧的两层硬脑膜之间，左右各一。前起于眶上裂内侧端，后止于颞骨岩部的尖端，长约2cm，宽1cm，内有结缔组织的小隔将其分为若干相互交通的小腔，似海绵状，故称海绵窦，左右海绵窦之间，由蝶鞍前后的海绵间前后窦相通，并由左右海绵窦和海绵间前后窦环绕垂体形成环窦。窦内侧约有2cm颈内动脉及环绕其周围的交感神经通过，颈内动脉的外下方为展神经，与窦仅隔以内皮的外侧壁有动眼、滑车及三叉神经第一二支通过（图1-16），因此当海绵窦血栓形成时，除引起静脉回流障碍外，还出现相应的脑神经障碍。海绵窦与颅内外静脉有广泛吻合（图1-17）：①通过上、下眼静脉将眼眶内及眼睑等处静脉血导入海绵窦，并与内眦静脉、面静脉及翼肌静脉丛相连；②通过经卵圆孔的导静脉与颅外翼肌静脉丛相连；③收受大脑浅中静脉的血液，并通过前大吻合静脉（Trolard静脉）及后大吻合静脉（Labbe静脉）与上矢状窦和横窦相连；④经岩上、下窦与横窦和颈内静脉相连；⑤借基底静脉、大脑大静脉与直窦相通。海绵窦以及与其相连的颅内外静脉均无瓣膜，血液可以逆流，因此面部（特别是危险三角区）感染可沿内眦静脉经眼上静脉蔓延至海绵窦，引起海绵窦血栓。由于颈内动脉行走于海绵窦内，当颅脑外伤、颅底骨折损伤颈内动脉海绵窦段时可引起颈内动脉-海绵窦瘘。

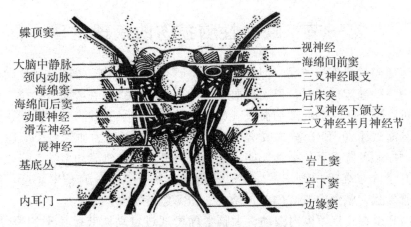

图1-16　海绵窦（颅底内面）

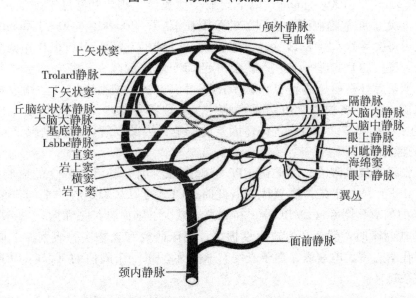

图1-17　海绵窦与颅内、外静脉的主要吻合

（八）岩上窦（sinus petrosus superior）

岩上窦是位于颞骨岩部上缘、岩上沟内两层硬脑膜之间的小窦，左右各一，起于海绵窦后上部，止于横窦末端。

（九）岩下窦（sinus petrosus inferior）

岩下窦是位于岩枕裂上两层硬膜间的小窦，左右各一，起于海绵窦后下部，止于颈内静脉孔前面的颈内静脉上球。

（李光宏）

第二章

脑血液循环的病理生理

第一节 缺血性脑损伤的病理生理

脑卒中是脑灌流障碍最严重的情况。但是，并不是所有的脑灌流障碍都会发生缺血，也不是所有的缺血都会导致脑卒中。脑灌流减少时，可通过血管自动调节和脑摄取氧增加来代偿。脑血管张力和循环氧摄取代偿性改变可以维持正常的局部脑血流（CBF）和氧代谢率。目前对自动调节过程了解尚少，但已经知道，当局部脑灌流压（CPP）减少或增多时，毛细血管前的阻力血管可反应性扩张或收缩来维持恒定的局部 CBF。例如颈动脉显著狭窄和长期局部低灌流患者，在血流动力学上可以通过自动调节，使脑血管阻力（CVR）下降来维持 CBF 正常。类似的情况也见于急性全脑 CPP 下降。CPP 下降时，CVR 自动调节降低，血管扩张，脑血容量（CBV）增加，CBF 维持不变。

人在静息时，CPP 也在一定范围内波动，大脑半球可通过自动调节维持平均每分钟 100g 脑组织约 50mL 血液［简写成 50mL/（100g·min），以下同上］血流量。皮质和基底节血流量较高，白质较低，但各处 CBF 基本上恒定。正常脑血流自动调节的范围在 10.7~20.0kPa（80~150mmHg）。脑血流的自动调节超过这一范围将会导致 CBF 的改变。例如，血压约 8kPa（60mmHg），自动调节已处于下限，血管扩张达到了最大限度；CPP 的进一步下降就会引起 CBF 呈比例减少。脑血流自动调节范围在许多情况下可以改变，长期动脉性高血压患者自动调节范围可以上移。脑卒中后自动调节发生障碍，CBF 随血压下降的改变较随血压升高的改变更明显。此外，CBF 还受体内动脉氧含量，血 CO_2 分压、局部 pH，局部神经元的密度和功能活动状态等许多因素的影响，因此要解释病理情况下 CBF 的改变，必须考虑到所有这些因素间的关系。

当阻力血管扩张超过最大限度，CBF 随 CPP 下降而减少时，脑将从减少的血流中增加氧的摄取，即通过氧摄取量（OEF）增加来维持需氧代谢。此时，OEF 可以从静息时的平均 30%~40% 增加到超过 90% 来保证正常的脑氧代谢率（$CMRO_2$）。在脑灌流减少、脑血管扩张和循环氧摄取代偿性改变难以维持正常 CBF 和氧代谢率时，就会产生缺血性损害。临床研究和动物实验表明，缺血性损害可用一系列连锁阈值（需氧代谢衰竭、电衰竭、离子衰竭）来表示。每一个阈值均可以将 CBF 减少的程度与关键性的病理改变联系起来。

一、需氧代谢衰竭

正常生理情况下，人脑摄取和利用氧的量是糖的 5 倍以上［165mmol/（100g·min）：30mmol/（100g·min）］。这说明脑活动所需绝大多数能量来自氧化代谢。氧和糖消耗的比率约为 5.5。当脑缺氧时，局部通过极大限度地扩张血管来维持最大 OEF，若血流进一步减少，$CMRO_2$ 则必定下降。对灵长目和小动物的研究资料显示，维持需氧代谢的阈值是正常 CBF 的 50%~65%。在这种血流情况下，组织暂时还能维持 ATP 浓度在正常范围或接近正常，但组织的乳酸和 H^+ 浓度升高，无氧糖酵解率增加，并会影响能量贮存，可表现为组织磷酸肌酐下降，无机磷水平升高。除特殊基因家族（即刻早期基因）的产物大量出现外，大多数蛋白合成普遍受到抑制。此时特别要重视轻度缺血脑组织，由于其能量储备很少，对能量需要增加的反应能力有限，因此很容易受到继发性损害。

目前，对于人脑组织在轻度缺血情况下能够耐受无氧糖酵解率增加的程度，以及改用其他能源来维持足够高能磷酸化合物供应的情况还不清楚。传统上缺血是指 CBF 减少的程度所造成的能量代谢障碍足以能够引起临床症状。持续轻度 CBF 减少是否会导致轻度 $CMRO_2$ 减少，最终发生脑组织功能有临床意义的改变，尚有争论。不完全全脑缺血和等级缺氧（graded hypoxia）模型的证据表明，即使在 CBF 稳定时，能量代谢亦可逐步恶化，而且在整个能量衰竭时期，CBF 在周边组织中实际上是增加了，但细胞 ATP 水平却严重降低。

二、电衰竭阈值

脑灌流的进一步下降预示着电衰竭的到来。静息时大脑半球 CBF 降至 $18 \sim 25 mL/(100g \cdot min)$ 或减少到正常的 40% ~ 50% 时，可以出现脑电功能衰竭、兴奋性氨基酸（EAA）释放、早期脑水肿等改变。当脑组织发生中度缺血时会出现脑电活动变慢、诱发电位减弱、各皮质神经元突触电位产生减少、脑的功能活动出现障碍，但仍能保持细胞结构的完整。此时无论是全脑或局部缺血，达到这一功能衰竭阈值就可以在临床上引起神经功能缺损症状，但组织 ATP 含量可以正常或仅轻度减少。产生这种可逆性功能衰竭的准确机制尚不清楚，可能由于中度缺氧、缺血以及组织 pH 下降使某些神经介质系统特别容易受到损害。

脑组织中度缺血时容易释放 EAAs，使得 Ca^{2+} 于缺血早期就可通过 EAA 受体连结或配体活化通道（LOCCs）进入神经元。研究较多的 LOCCs 是谷氨酸的 NMDA 受体连结的钙通道。体外实验的间接证据表明，Ca^{2+} 通过 NMDA 受体连结的通道进入细胞内时的细胞膜去极化程度大大低于 Ca^{2+} 经电压敏感性钙通道（VSCCs）进入细胞内时的细胞膜去极化程度。这提示了在缺血性病理生理情况下，可能 Ca^{2+} 进入细胞内有一个较宽的范围，使细胞易于出现钙内环境稳定的紊乱。如果细胞能量储备足以应付 Ca^{2+} 的排出，细胞内 Ca^{2+} 浓度则将维持稳定，就不会有 LOCC 介导的 Ca^{2+} 进入的严重后果。如果通过 LOCC 进入的 Ca^{2+} 过多和（或）神经元缺乏必需的能量储备来排出 Ca^{2+}，那将会发生灾难性后果。

实验所测定的电衰竭 CBF 阈值为低于 $20 mL/(100g \cdot min)$。此时大量的氨基酸，尤其是 EAAs 谷氨酸和天冬氨酸，从不同的细胞释放到细胞外液。EAA 释放的血流阈值正好与早期组织水肿形成的 CBF 阈值 [约低于 $20 mL/(100g \cdot min)$] 相重叠。当 CBF 减少低于该水平持续约 30min 或更长时间时，神经胶质细胞会因此从 ECF 中清除有渗透活性的乳酸和 EAA 分子而发生肿胀。但这时还没有发生严重的能量衰竭，也无细胞离子内环境稳定的显著紊乱和血－脑屏障（BBB）完整性的持久破坏。

三、离子衰竭阈值

严重缺血时将会导致跨膜离子梯度的严重损害，当血流少于 $10 \sim 12 mL/(100g \cdot min)$ 或降至正常的 20% ~ 30% 时，即称为离子衰竭阈值。这种情况持续超过约 1h，小动物模型的脑组织就不可能再存活。物质的严重耗竭和磷酸果糖激酶催化过程中氢离子的负反馈作用，使糖酵解停止，高能磷酸化合物完全降解。此时，细胞外液中 K^+ 浓度明显增高，Ca^{2+} 显著减少，Ca^{2+} 进入细胞内，出现所谓"乏氧去极化"的特征表现。细胞结构的完整性遭到了损害。这些离子转移是由于多种因素引起了膜通透性的改变以及能量依赖性多种膜泵和转移系统：$Na^+ - K^+ - ATP$ 酶、Ca^{2+} ATP 酶和 $Na^+ - Ca^{2+}$ 转运体（transporter）的进行性衰竭。正常时，这些都是神经元膜维持电化学梯度保持极化所必需的。神经元维持其膜离子梯度是其生存的标志。

严重缺血区细胞外液 K^+ 浓度升高在多个方面促进了损害的发生：①细胞外液 K^+ 增高造成了一种电生理环境，导致邻近神经元去极化，触发扩散性电抑制（扩散性电抑制是去极化病理波，可影响到严重缺血灶周边损害组织的延伸部分，促进 Ca^{2+} 进入神经元）；②脑实质内细胞外液 K^+ 升高可弥散到微血管，刺激血管管腔面内皮细胞 $Na^+ - K^+ - ATP$ 酶活性，促使血管内 Na^+ 和水进入组织间隙。这一现象也见于各种程度的组织氧和作用，引起脑实质 $Na^+ - K^+ - ATP$ 酶活性下降，导致 Na^+ 和水从血管进入神经元和神经胶质，造成细胞毒性水肿；③细胞外液 K^+ 过高会引起血管收缩，危及严重缺血区残存的血流。

细胞外 K^+ 浓度升高到 $10 \sim 15mmol$，Ca^{2+} 开始突然经 VSCC 大量涌入神经元。此外，第二信使介导的 Ca^{2+} 从细胞内 Ca^{2+} 库释放出来；神经元膜 $Na^+ - Ca^{2+}$ 转运体在细胞 Na^+ 超载时发生逆转；严重损伤使细胞发生离子通道非特异性的漏隙传导，也都引起 Ca^{2+} 浓度增加。静息时 Ca^{2+} 的膜通透性很低，Ca^{2+} 浓度一过性生理性升高通常很快经各种消耗能量的调节机制和细胞内缓冲作用而恢复正常。然而在乏氧去极化出现大量 Ca^{2+} 经 VSCC 涌入时，会严重损害细胞保持 Ca^{2+} 浓度正常的能力，出现 Ca^{2+} 超载。

Ca^{2+} 浓度升高可能介导许多病理过程。其中许多与细胞坏死的改变（如线粒体、细胞膜和酶系统的不可逆损害）密切相关。首先，细胞试图扭转 Ca^{2+} 超载需要 ATP 供应，而此时的能量储备却非常缺乏。尤其是 Ca^{2+} 与 H^+ 竞争线粒体膜上的封闭部分，Ca^{2+} 可以直接诱发氧化磷酸化作用的失偶联。同时又因氧供应不足，使能量生产变成了离子跨线粒体嵴的无效循环。其次，Ca^{2+} 浓度持续性增加导致广泛酶系统（包括磷脂酶 A_2 和磷脂酶 C、核酸内切酶、钙蛋白酶以及其他各种蛋白酶）激活紊乱。这些酶系统功能的改变对细胞膜结构的完整、基因物质、神经丝和其他结构蛋白广泛的影响。另外，Ca^{2+} 进入血管平滑肌引起 CVR 增高，也可威胁残余血流。

据报道，使用 Ca^{2+} 通道特异性拮抗剂可以改善周边灌流组织的 CBF，逆转细胞能量代谢紊乱，减少某些动物脑卒中模型的梗死范围，但不是对所有的动物模型都有效。在脑缺血后，宜尽早使用 Ca^{2+} 通道拮抗剂以提高疗效。假如在梗死前预先用药则效果会更好，可这会使治疗效果的机制很难确定，因为多方面阻断 Ca^{2+} 的进入都可影响损害的形成。

由于许多因素（例如血中氧和葡萄糖含量、缺血区神经元的密度）都对缺血区阈值有很重要的影响，而且缺血阈值还会随缺血时间而变化，因此上述测定的缺血阈值并不是一成不变的。

（李光宏）

第二节　侧支循环

侧支循环在脑血管病发生中表现有有益的方面，也有不利的方面。当血管发生阻塞时，侧支循环良好者，脑损害较轻。而当不该出现的侧支循环出现时，反而导致脑损害。

一、侧支循环与缺血性脑损伤

在脑血管的解剖中已述及：颅内外的侧支循环比较丰富，但是个体差异较大，尤其是某些个体存在较大的变异。在导致脑血管病的原因中，除了对动脉或静脉产生损害外，有的还累及侧支循环，甚至毛细血管。因此，一旦出现动脉或静脉的血管腔阻塞，脑损害是否发生及其发生的程度与侧支循环的状态明显相关。侧支循环不良者的缺血性脑损伤严重，否则较轻，甚至不发生损害。

二、侧支循环与盗血现象

由于颅内有丰富的侧支循环，当某段动脉闭塞后，该闭塞的动脉向邻近的动脉盗取血液而导致被盗血的动脉所支配的脑区发生缺血性损害，出现供血不足的临床表现。

（一）锁骨下动脉盗血现象

由于无名动脉或锁骨下动脉近心端闭塞，当上肢做剧烈运动时，同侧椎动脉血液向锁骨下动脉逆流，导致该侧的椎动脉供血相对不足，以致出现脑干的缺血性损害。

（二）颈动脉与椎动脉相互盗血现象

颈动脉系统与椎 - 基底动脉系统之间有后交通动脉等侧支通道。当颈动脉发生严重狭窄或阻塞时，通过上述侧支循环使椎 - 基底动脉的血液向颈动脉区域过多流动，引起继发的椎 - 基底动脉供血不足的表现。如果椎 - 基底动脉系统出现严重狭窄或阻塞时，颈动脉系统同样也出现供血不足的表现。

（三）颈动脉系统间的盗血现象

两侧颈动脉之间存在着前交通支和软脑膜动脉的侧支通道。当一侧的颈动脉系统发生严重狭窄或阻塞时，通过侧支循环，使对侧的颈动脉血液倒流，导致对侧颈动脉系统供血不足的表现。

（四）颈内、外动脉盗血现象

当颈外动脉发生闭塞时，通过眼动脉和脑膜中动脉、椎动脉的肌支与枕动脉，使颈内动脉向颈外动脉供血，而出现颈内动脉的供血不足。当颈内动脉阻塞时，颈外动脉通过侧支颈内动脉供血。但是，因颈外动脉还有其他丰富的侧支循环，一般不出现颈外动脉缺血症状。

（五）脑内局部盗血现象

脑梗死发生后，梗死区的脑组织出现最大限度的血管反应性扩张和血流代偿性增加，以尽量改善局部的脑缺血状况。如果此时应用血管扩张剂，可引起其他正常区域的血管扩张，导致梗死区的血液外流而加重梗死，甚至扩大病变范围，此种情况称为脑内局部盗血现象。但是，这是理论上的推测，在临床实践中并非经常见到。

（李光宏）

第三节 脑血管储备功能

脑血管储备功能（cerebrovascular，CVR）又称脑血流储备、脑血流动力学储备、脑灌注储备、脑循环储备等，是指在生理或病理刺激作用下，脑血管通过小动脉和毛细血管的代偿性扩张或收缩（Bayliss效应）维持脑血流正常稳定的能力。脑血管储备功能的检测对脑血管疾病等的早期诊断、临床治疗方案的确定以及预后和疗效的评价均具有重要意义。

一、脑血管储备功能的途径

脑血管储备能力发挥历经4个途径，即脑结构储备、脑血流储备、脑功能储备和脑化学储备。
（1）脑结构储备是通过脑血管侧支循环的开放发挥代偿能力。
（2）脑血流储备指大脑通过血管最大限度扩张来增加脑血流量的能力。
（3）脑功能储备。脑血管有自动调节能力，即在一定灌注压范围内维持脑血流量恒定不变。
（4）脑化学储备。在反复缺血的时候，局部产生一系列抗缺血、缺氧的化学物质，提高脑组织的抗缺血缺氧的能力。这个过程也称为缺血预适应，或者缺血耐受。

二、代偿过程的分期

按照脑储备能力发挥的程度和机制的不同，把脑缺血后的代偿过程分为4期：
1. 脑侧支循环储备期 在这一期主要代偿机制是建立侧支循环。此期脑血流量（CBF）、脑血容量（CBV）以及氧摄取分数（OEF）维持在正常范围。
2. 脑血流储备期 这一期的主要代偿机制是血管反应性增加、毛细血管扩张、脑自动调节能力提高。此期CBF正常，CBV升高，OEF正常。
3. 脑代谢储备期 这一期的主要代偿机制是脑能量生成能力增加、能量消耗下降，体内产生抗缺血、缺氧的化学物质。此期CBF下降，CBV升高，OEF升高。
4. 脑梗死期 这一时期脑组织已经处于失代偿能力阶段，所有的代偿机制都不能抵制缺血所造成的损害，脑组织出现不可逆死亡。此期CBF下降，CBV下降，OEF进一步升高。

（肖琰萍）

第四节 脑的微循环

大脑前、中、后动脉的终末分支通过软脑膜吻合支相互连接。这种连接的一部分小动脉分支穿过表面，在形成终末毛细血管网之前分出动脉和小动脉，供给脑组织不同深度的灰质和白质养分。在灰质中，毛细血管的密度较白质大得多（脑皮质和深部核团占脑重量的60%），因此，脑灰质的血流量为白质的3~5倍，耗氧量为白质的5~7倍，其原因可能为灰质中的神经元细胞体较白质内的轴索和树突需要更多的血液供给以维持其高代谢需要。在皮质的第3，4，5层包含密集的神经元细胞群，其代谢率最高，因而毛细血管网也最丰富。

脑组织内的毛细血管网之间的吻合支并无实质性作用。因为当小动脉阻塞时，几乎无一例外地引起其供应区脑组织的死亡。许多疾病均可以改变小动脉维持毛细血管网内恒定压力的作用，导致血流供给中断。

在脑实质的不同区域，脑微循环的结构也不尽相同。在旧皮质区，动脉网明显稀疏且分化差；而在新皮质区，小动脉、毛细血管及神经元之间的相互联系更为复杂，血管分布也更加丰富。由此可以推测，小动脉和小静脉的血管周期性收缩和舒张，能通过毛细血管网传递给细胞微柱（microcolumn），因此，血管管径的周期性改变导致流经脑实质各部分的血流量相应的增加或减少，即血管运动（vasomotion）。这也提示：小动脉和小静脉具有重要的生理功能，它们能将静脉血中 CO_2、乳酸，腺苷，其他代谢产物含量以及静脉血流温度变化的信息传递给小动脉，从而作为反馈信息重新调整小动脉灌注入毛细血管床的血流量。

一、层流

在所有动脉和静脉中，血液均是分层流动的，即靠近血管壁的血流速度较血管中心缓慢。在大动脉内，血浆和细胞处于充分混合的状态，但在较小的血管中，血浆往往贴近血管壁流动，细胞成分则流动于速度较快的血管中心。当毛细血管以一定角度从小血管分出时，该处的红细胞流动速度较血浆低。

二、血液黏滞度

在血管口径和灌注压不变的情况下，脑血流量与血液黏滞度呈反比，即黏滞度升高时血流量降低，反之增高。目前认为血细胞比容以及纤维蛋白原含量是影响血液黏滞度的主要因素。贫血时，红细胞数量减少，自动调节作用致力于保证氧的运输，从而使脑血流量增加；相反红细胞增多时，血液黏滞度增高，血液流速及脑血容量下降，可出现脑缺血综合征。血浆纤维蛋白原和血脂升高，血液黏滞度也随之升高，此时血小板、白细胞和（或）红细胞容易出现聚集形成血栓，阻塞血液通道。

根据脑局部微循环的变化程度将脑梗死前期脑局部低灌注分为两期：

Ⅰ期：脑血流动力学发生异常变化，脑血流灌注压在一定的范围内波动时，机体可以通过小动脉和毛细血管平滑肌的代偿性扩张或收缩来维持脑血流相对动态稳定。I_1 期：脑血流速度发生变化，脑局部微血管尚无代偿性扩张。I_2 期：脑局部微血管代偿性扩张。

Ⅱ期：脑循环储备力失代偿。CBF 达电衰竭阈值以下，神经元的功能出现异常，机体通过脑代谢储备力来维持神经元代谢的稳定。II_1 期：CBF 下降，由于缺血造成局部星形细胞足板肿胀，并开始压迫局部微血管。II_2 期：星形细胞足板明显肿胀并造成脑局部微血管受压变窄或闭塞，局部微循环障碍。

（肖琰萍）

第五节　缺血半暗区

在急性局灶性脑缺血的严重缺血部位和正常部位之间存在一个过渡区，称之为缺血半暗区。其CBF中等程度减少，处于电衰竭和离子衰竭阈值之间。缺血半暗区的细胞无电活动，同时有反复的一过性膜离子梯度和高能代谢产物的丧失。有专家认为这种状态下的细胞可引起临床症状，但仍能存活，并能对治疗产生反应。然而，关于缺血半暗区的稳定程度以及这种对动物所采用的病理生理学定义的情况是否也适用于人类急性脑卒中仍有激烈的争议。

已经明确，在体循环稳定的情况下，梗死周边组织可以逐渐发展成脑梗死。脑和血管有许多内在的因素会影响到缺血半暗区的恶化。任何一个缺血半暗区 CBF 的情况取决于侧支血管的张力、数量和距缺血中心区的远近、血黏度以及 CPP。其中 CPP 特别重要，其极易受到治疗的影响。CPP 是动脉压和静脉压之差。由于脑组织和脑脊液的压力可以迅速传递，其变化能有效地传递到薄壁的脑静脉，因此通常 CPP 是用平均动脉压（MABP）和颅内压（ICP）之差来表示。即 CPP = MABP － ICP。

即使脑缺血时体循环 MABP 稳定，如果 ICP 全面增加或梗死局部压力增加引起了缺血半暗区的血流受阻，仍可使 CPP 降低。当 CBF 降至离子衰竭阈值以下，组织生存力丧失。有报道称急性实验性缺血脑卒中常存在有大的局部组织压力梯度，范围在 1.33 ~ 2.66kPa（10 ~ 20mmHg）；但却未发现其对局部 CBF 有影响。另有人报道水肿组织确有 CBF 下降，但其中的关系很复杂，有可能是脑血管反应性和张力的改变，这些改变与组织压力本身无关。由于测定组织微血管 CBF 和氧运输较困难，进一步实验还无法进行。

对常见的缺血性脑卒中资料进行比较显示，水肿的机械压迫作用不可能对原发性缺血性脑损害及灌流压和 CBF 产生大的影响。原发性损害被认为是神经元的破坏和整合神经功能的能力丧失。传统上认为，原发性损害发生在进展性脑梗死之前，即发生在神经胶质细胞和内皮细胞破坏、白细胞浸润、血管崩溃和其他继发性过程之前。组织压力梯度的发展与组织继发性损害密切相关。继发过程所致损害在临床上的意义在于其对水肿形成、颅内压升高和脑疝的影响。然而继发过程发生在原发性神经元损害之后，为后期改变。

在特殊情况下，例如高温时缺血、严重缺血再灌注以及栓塞时发生的血－脑屏障内皮结构的早期崩溃、组织白细胞浸润和迅速发生的血管源性水肿的资料显示：早期形成的水肿与原发缺血性脑损害之间有因果关系。神经元发生的原发性病理改变和其他脑组织成分的继发性病理改变之间的区别是人为划分的。

值得注意的是，缺血半暗区的恶化不依赖于 CBF 的进一步减少。在许多脑卒中动物模型中梗死发展的整个时间里，CBF 是比较稳定的或仅有非常缓慢的变化。这就排除了由于缺血进展导致梗死中心区增大的可能。然而实验时常常可以观察到，随组织 pH，糖酵解代谢产物，ATP 浓度和组织学的改变，持续低灌注组织逐渐形成了梗死。似乎脑灌流一旦有了临界性减少，残余血流量的作用就会以一种时间依赖性方式减弱。例如，将灵长目动物缺血的时间限定为 1h，只有当 CBF 降至 5 ~ 6mL/（100g·min）或更少时才会发生梗死；而持续性缺血，其引起脑组织损害的 CBF 阈值则为 17 ~ 18mL/（100g·min）。

引起持续性低灌流组织生存力出现时间依赖性改变的原因有：由于钙超载和（或）糖酵解产物扰乱了残存的需氧代谢，BBB 早期损害使有潜在毒性的血浆成分能够作用于周边组织，毒性物质的弥散改变了缺血神经元离子内环境稳定以及严重缺血区扩散性抑制对缺血半暗区的侵扰。因此，决定半暗区恶化的关键因素是邻近易受损组织受到了这些来自于缺血中心区的特殊威胁，而不是周边血流的自发性下降。

脑缺血时组织发生损害的根本原因是脑血流减少引起了能量代谢障碍。因此，缺血后尽早恢复再灌注才有可能防止接踵而来的组织损害。如果在缺血后的某一段时间里及时开始治疗，就可能减少患者的缺血性脑损害，改善其神经功能的恢复，这一段时间被称为治疗窗。缺血性脑损害的治疗窗包括：再灌流治疗窗和细胞保护性治疗窗。如果在某一段时间里恢复脑血流可以使脑的功能完全恢复，则称这一段时间为再灌流时间窗。然而，经一段时间后恢复脑血流，仍然会选择性地出现某些神经元迟发性损害。但若能在某一段时间里积极使用细胞保护治疗就可阻止某些因素对脑缺血性损害的影响，减轻脑损害。这一段时间被称之为细胞保护性治疗窗。细胞保护性治疗窗可以包括全部或部分再灌流治疗窗。

局灶性缺血和全脑缺血的治疗窗时间不一样：局灶缺血时由于各处缺血的程度和缺血的时程不同，其各处的治疗窗也不相同，并且大多数细胞保护性治疗亦有不同的治疗时间窗。例如，在啮齿类和灵长目动物中，缺血中心区的再灌注治疗窗在缺血后的 1h 内；而缺血半暗区的再灌注治疗窗则在缺血后 4h 内。在缺血中心区如果没有再灌流和能量代谢的恢复，细胞保护性治疗是不可能使缺血性脑损害逆转的；而在缺血半暗区的脑血流和能量代谢可接近正常，细胞保护性治疗会改善脑损害。人类脑梗死时的情形与灵长目动物相似，持续性局灶缺血的再灌流治疗窗约4h，整个治疗窗可达8~12h。

治疗窗是基于人们目前对缺血性脑损害的认识而确定的。随着人们对缺血性损害机制认识的逐步深入，对治疗窗的时间限制也会随之改变。但是有一点是明确的，再灌注和保护性治疗开始得越早，病理损害越轻，临床的恢复越好。

（肖琰萍）

第三章

神经外科常用诊疗技术

第一节　神经系统体格检查

体格检查是指医师对患者的客观检查。实际上，医师在询问病史时已经做了初步的客观检查，如对患者的精神状态、体位、姿势、表情、发音、言语、反应能力等已经做了观察。

神经系统体格检查的核心要求是检查者必须应用熟练、精确的基本功来获取正确的能反映患者本来现象的临床资料。这种信息的可靠性如何，直接关系到能否对疾病有一个正确诊断，因此，必须重视和熟练地掌握这一最重要的基本功。除此之外，还需要医师耐心细致地取得患者的信任和配合，这也是取得正确结果的重要一步。

检查前需准备一些必要的工具。普通用具：叩诊锤、棉絮、大头针、音叉、双规仪、试管（测温度用）、电筒、压舌板、带尺、皮肤铅笔、听诊器、视力表、眼底镜、视野计。特殊用具：嗅觉试验瓶（薄荷水、樟脑油、香水、汽油）、味觉试验瓶（糖、盐、奎宁、醋酸）、失语症试验箱（梳子、牙刷、火柴、笔、刀、钥匙、各种颜色板、各式木块、图画本等）。

神经系统检查顺序一般先查精神和认知，然后是头部和脑神经（包括头皮上的触诊、叩诊和听诊）、颈部、四肢运动和反射及各种感觉功能，最后查步态及小脑机能（如指鼻、Romberg 征等）。检查既要全面，又要根据病史掌握重点。如患者病情较重或处于昏迷状态，在必要检查后应立即抢救，待患者病情稳定后再做补充检查。

一、一般检查

神经系统症状仅为全身性疾病的一部分，因此不应忽视全身体检。本节只对与神经系统疾病密切相关的全身检查做简要介绍。

（一）一般情况

首先，观察患者意识是否清晰，检查是否合作，是否有发热、抽搐、全身或局部剧烈疼痛等，有无血压、脉搏、呼吸等生命体征的变化。另外应注意有无精神症状，对话是否正确，情绪是否紧张，有无痛苦面容，异常步态或不自主运动等。

然后，观察患者全身发育状态及有无畸形，有无肢端肥大或矮小、侏儒，有无明显的骨骼畸形，有无消瘦、恶病质或明显肌肉萎缩，有无肥胖或不均匀的脂肪组织增多。观察畸形时，让患者解开衣服，一些明显的畸形便会看得很清楚，如遗传性共济失调的弓形足、神经纤维瘤病的体积和外形以及咖啡斑，脊柱畸形的侧凸、后凸、前凸等。另外，对脊柱可做压触和叩诊，检查有无压痛和叩痛。

（二）意识状态

意识状态的判定，首先应观察患者是否属于正常的清醒状态。患者意识异常一般分为两种情况：一是以觉醒状态改变为主的意识障碍如嗜睡、昏睡、昏迷等；二是以意识内容改变为主的意识障碍如意识模糊、谵妄和醒状昏迷等。临床上可根据具体的标准来进行判定。

（三）精神状态

脑部疾病常常出现精神症状，因此精神状态检查是一个重要项目，下面简述精神状态检查的几个步骤。

1. 一般仪表和行为　观察患者精神是充沛还是倦怠，以及个人卫生、衣着、举止等，得出一个大略印象。

2. 精神状态检查　具体如下。

（1）意识水平的确定。在精神状态检查中，首先进行觉醒水平的确定。正常的意识应该是机体处于觉醒状态，对痛、触、视、听及言语等刺激均能迅速、正确地做出反应。

（2）精神异常的确定。需进行粗略的语言功能检查。两项检查较为敏感：命名能力（视物命名、色命名、反应命名、列名等）和写一句话，如有一项不正常，则应进一步进行全面语言功能测试，包括回答问题、叙事、复述、命名、听理解、阅读和书写等。

（3）定向功能。主要包括时间、地点和人物定向检查。

（4）视空间功能。这一活动要求大脑半球许多不同静区的功能，而这些区域遭受破坏时，一般的神经病学或精神状态检查方法常不能发现，可用临摹立体图形的方法来检查。

（5）运用能力。运用是人类在内外神经冲动的刺激下，做出有目的的、合乎要求的活动。这种反应必须具备先天的各种感觉、运动系统的完整和自幼生活的实践。失用是后天获得性运用功能障碍，由于脑损害而不能按指令做有目的的或熟练的动作，而患者无运动障碍、无共济失调或震颤、无严重听理解障碍、无明显意识障碍、无严重痴呆。检查方法是患者能不能用面、口、手、足等做出已习得的灵巧的运动动作。

（6）记忆力。记忆是指生活经历和学习经历在脑内的储存和保留能力。有许多检测记忆功能的成套测验，现介绍几种简便的方法。①立即回忆测验（注意力测验）：典型方法为数字距即数字广度实验。检查者说出一串数字令受试者复述，能说出5个以上为正常，低于5个为注意力不集中。另一方法是说4个不相关的词，如紫颜色、图书馆、足球场、西红柿，立即要求受试者说出这4个词，正常应能立即说出3~4个词。只能说出1个，甚至1个也说不出，视为异常。②近记忆力测验：检测近记忆有许多方法。可用上述4个无关词（紫颜色、图书馆、足球场、西红柿），让患者重复2~3次，几分钟后回忆。正常应能记住3个词以上，只记住1~2个词视为异常。另一个简单的方法是检查者告诉患者自己的姓名，几分钟后问患者"我叫什么？"，有近记忆障碍者不能回忆，甚至说未告诉他。③远记忆测验：可提问个人重要经历，但这需要亲属或知情者证实患者说得是否对；也可问社会重大事件，但这也需注意患者文化水平及生活经历。

（7）情感。检查是否有情感淡漠、低落、欣喜、兴奋、不稳、稚气等。情感包括心境和表情两个方面。心境指内在的感受，而表情是感受的外在表现，情绪是上述二者的联合。心境如何可通过询问"你内心感受如何？""你现在感觉怎么样？"来判断。另外，还要注意患者有无抑郁，现在或过去有无自杀的念头。最后，检查患者对未来的计划和预见。

（8）人格。人格是整个行为的体现，检查时观察是礼貌、热情、大方，还是粗暴、冷漠、刻薄，以及衣着和举止等。通过这些检查，对患者的人格做出一个客观评价。

（9）思维内容。检查有无错觉、幻觉、妄想等。

（四）脑膜刺激征和神经根征

1. 颈强直　检查时嘱患者仰卧，用一手托住枕部，并将其颈部向胸前屈曲，使下颏接触前胸壁，正常人应无抵抗存在。颈强直为脑膜受激惹所致，表现为颈后肌痉挛，尤其以伸肌为重，被动屈颈时遇到阻力，严重时其他方向的被动动作也受到限制。主要见于各种脑膜炎、蛛网膜下腔出血、脑脊液压力增高等。另外还可见于颈椎病、颈椎关节炎、颈椎结核、骨折、肌肉损伤等。

2. Kernig征　嘱患者仰卧，先将一侧髋关节和膝关节屈成直角，再用手抬高小腿，正常人膝关节可被伸至135°以上。阳性表现为伸膝受限，并伴有疼痛与屈肌痉挛（图3-1）。

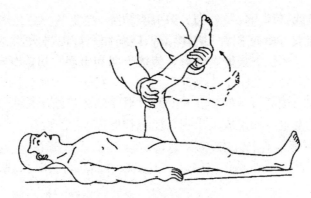

图 3-1 Kernig 征检查方法

3. Brudzinski 征 嘱患者仰卧，下肢自然伸直，医生一手托患者枕部，一手置于患者胸前，然后使头部前屈，阳性表现为两侧髋关节和膝关节屈曲（图 3-2）。

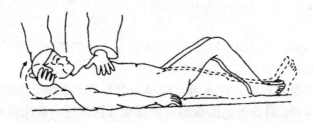

图 3-2 Brudzinski 征检查方法

4. Lasègue 征 检查时嘱患者仰卧，双下肢伸直，医师一手置于膝关节上，使下肢保持伸直，另一手将下肢抬起。正常人可抬高至 70°角以上，如抬不到 30°，即出现由上而下的放射性疼痛，表现为 Lasègue 征阳性，为神经根受刺激的表现，多见于坐骨神经痛、腰椎间盘突出或腰骶神经根炎等。

（五）头部和颈部

1. 头颅 观察头的形状、对称性、大小和有无畸形及发育异常。头颅的大小异常或畸形常成为一些疾病的典型体征，常见类型如下：

（1）小颅：小儿囟门多在出生后 12～18 个月内闭合，如过早闭合即可形成小头畸形，并伴有智能发育障碍。

（2）尖颅：头顶部尖突而高起，与颜面比例失调，多见于先天性疾患如尖颅合并指（趾）畸形，即 Apert 综合征。

（3）方颅：前额左右突出，头顶平坦呈方形，多见于小儿佝偻病或先天性梅毒。

（4）巨颅：额、顶、颞及枕部突出膨大呈圆形，对比之下颜面很小，多见于脑积水。

（5）长颅：头顶至下颏部的长度明显增大，多见于肢端肥大症。

（6）变形颅：发生于中年人，以颅骨增大变形为特征，同时伴有长骨的骨质增厚与弯曲，多见于变形性骨炎。

2. 面部 面部需要观察的内容很多，从神经科角度主要检查有无口眼歪斜、血管色素斑、皮脂腺瘤、皮下组织萎缩、肌病颜面、重症肌无力的特征性面容和帕金森病的面部表情减少。

3. 五官 观察眼部有无眼睑肿胀、眼睑下垂、眼球突出、眼球下陷、巩膜黄染、结膜炎、角膜 K-F 环等；耳部有无外形异常、脓血流出和乳突按痛；鼻部有无畸形、鼻出血和副鼻窦按痛；口部有无口唇颜色苍白或青紫、溃疡、唇裂和疱疹样病变。

4. 颈部 检查时应取舒适坐位，解开内衣，暴露颈部和肩部。检查内容主要有：

（1）颈部的外形：有无粗短和后发际低，如有则多见于先天性畸形疾病，如颅底凹陷症。

（2）颈部的姿势与运动：正常人坐位时颈部直立，伸屈转动自如。如检查时头不能抬起，多见于重症肌无力、肌炎、脊髓前角灰质炎、进行性脊肌萎缩或严重消耗性疾病的晚期。头部向一侧偏斜称为斜颈，见于先天性颈肌痉挛或斜颈、颈肌外伤、瘢痕挛缩等。

5. 头颈部杂音　患者取坐位，应用钟形听诊器，详细和系统地对头顶、眼眶、乳突、锁骨上窝进行听诊。如有杂音，应注意其部位、强度、音调、传播方向和出现时间，以及颈部位置和姿势变化对杂音的影响。脑动静脉畸形的患者可在眼眶或颅部听到杂音。在颈部大血管区若听到血管性杂音，应考虑颈动脉或椎动脉狭窄。区别颅颈部杂音的生理和病理性对于临床诊断十分重要。正常儿童颅骨杂音的出现率较高，并非代表疾病的发生。如果成人出现，应查找原因。

6. 躯干及四肢观察内容　如下所述。

（1）胸部：胸廓有无畸形，呼吸动作的幅度、力度和对称性，同时须观察两侧胸部肌肉有无萎缩，并触摸腋下淋巴结有无肿大。

（2）腹部：是否膨隆，触摸是否柔软，有无肝、脾肿大，有无腹股沟压痛和淋巴结肿大。

（3）背部：有肩胛骨异常或后突见于肌营养不良，有脊柱弯曲和伸直等运动受限见于强直性脊柱炎，有脊柱前凸、后凸和侧凸见于先天性异常、灰质炎、脊髓空洞症和外伤，有脊柱关节压痛见于感染性疾病，有脊柱局部强直见于坐骨神经痛和腰椎间盘突出，有下背部皮肤凹陷和异常毛发见于隐性脊柱裂或脊膜膨出。

（4）四肢：四肢有无瘫痪，有无陈旧骨折、关节强直、杵状指和弓形足，有无双侧肢体发育失对称。注意四肢尤其是末端的颜色和温度，触摸桡、足背等动脉的搏动。

（5）皮肤：有无皮肤多发性肿瘤、色素斑、毛细血管扩张、紫癜、褥疮、痤疮、带状疱疹等。注意皮肤粗细程度、颜色深浅和出汗多少。触摸有无硬皮病皮肤过紧、松皮病的皮肤过松和囊虫病的皮下结节。

二、脑神经检查

脑神经检查是神经系统检查中的一个重要部分，异常的发现往往是神经系统疾病中最早出现的症状，结合其他体征，对定位有重要意义。检查者应耐心地取得患者合作，以取得正确的检查结果。

脑神经检查应注意以下问题：①脑神经损伤是在脑干内还是在脑干外颅腔内（如小脑桥脑角或海绵窦）。②脑神经损伤是否由全身性疾病所引起（如重症肌无力）。③脑神经损伤是否为多发性损害（如多发性硬化、脑血管病、颅底脑膜炎）。在中枢神经系统疾病诊断中，脑神经的损伤有极为重要的定位意义，比如检查眼即能推断从视神经到枕叶的全部通路上的异常。而且，脑干内脑神经核的损伤可作为病变水平的一个标志，尤其是第Ⅲ、Ⅳ、Ⅵ、Ⅶ和Ⅻ对脑神经。比如当舌和面受到损伤并且和偏瘫同侧，病变一定在第Ⅻ和Ⅶ神经核以上。

（一）嗅神经

检查时须两侧鼻孔分开试验。将对侧鼻孔填塞，请患者闭目，用松节油、醋、酒、香皂置于鼻孔前，让患者用力嗅闻，说出气味的名称，然后检查另一侧。有些物质如氨水、福尔马林等，因刺激三叉神经末梢，不能用于嗅觉试验。有鼻腔炎症或阻塞时，也不宜做此检查。

嗅觉正常时可明确分辨测试物品的气味。一侧不能正确识别称单侧嗅觉丧失，双侧不能称双侧嗅觉丧失。单侧嗅觉丧失见于鼻塞、嗅球和嗅丝损害，前颅凹占位病变、颅底脑膜结核等。双侧嗅觉丧失的常见原因是：鼻塞（如感冒）、创伤、老年人嗅觉减退、帕金森病等。

（二）视神经

1. 视力　视力改变可有黑矇（失明）、光感、指动、指数、减退（以视力表上的数字表示程度）或正常，临床上以视力减退多见。

视力分为近视力和远视力两种，检查时应两眼分别测试。查近视力时，以国内通用的近视力表，置于患者眼前 30cm 处，两眼分别按顺序自上而下认读表上符号，直到不能辨认的一行为止，前一行即代表患者的视力。视力表视力有 0.1～1.5，小于 1.0 为视力减退。远视力检查用国际远视力表，通常用分数表示其视力，分子表示检查患者的距离，一般为 5m，分母表示正常人看到该行的距离。例如 5/10

指患者在 5m 处仅能看清正常人在 10m 处应能看清的一行。

视力减退到不能用视力表检查时，可嘱患者在一定距离内辨认检查者的手指（数指、手动），记录为几米数指、手动。视力减退更严重时，可用手电筒检查，以了解有无光感，完全失明时光感也消失。

视力减退的常见原因为眼部本身疾病，如屈光不正、玻璃体混浊、白内障等。即使中枢神经病变引起的视力变化也可能混杂有眼部病变。在视神经疾病中，视力的检查很重要，如球后视神经炎时视力的变化较眼底变化为早。另外，视力检查也可作为视盘水肿或视神经萎缩的随访方法。

2. 视野　视野是眼睛保持固定位置时所能看到的空间范围。当用单眼向前凝视时，正常人均可看到向内约 60°，向外 90°～100°，向上 50°～60°，向下 60°～75°，外下方视野最大。检查方法分为两种：

（1）手试法：①视野双眼测定：嘱患者双眼注视检查者的双眼，检查者将双手向外伸出约 50cm，高于眼水平 30cm 左右，并伸出双示指，此时检查者双手指应出现在患者双上颞侧视野。询问患者说出哪一侧手指在动，是左、右还是双侧。然后在眼水平以下 30cm 重复本动作。如果检查者双手运动而患者只看到一侧，即有视野缺损存在（图 3-3）。②视野单眼测定：大的物体比小的物体容易看到，白色比红色容易看到，因此视野也随物体的大小和颜色而变化。检查时嘱患者相距约 60cm 面对而坐，双方同时闭合或用手指遮住相对应的眼（如患者为左眼，则检查者为右眼），另一眼互相固定直视。检查者用棉签或其他试标在两者中间分别自上、下、颞侧、鼻侧、颞上、颞下、鼻上、鼻下 8 个方向，从外周向中心移动，请患者一看到试标时立即说明。检查者以自己的视野作为标准而与患者比较，即可测知患者的视野有无缺损（图 3-4）。

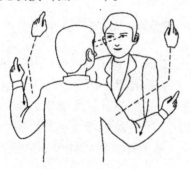
图 3-3　视野双眼测定方法

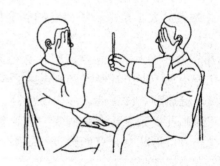
图 3-4　视野单眼测定方法

（2）视野计：患者单眼注视视野计中央的一点，然后把试标循着视野计某子午线逐步向中央点移动，瞳孔与中央点或试标间的距离固定在 330mm。试标的大小，一般白色的直径在 1～5mm。白色的视野为最大，依次为蓝色、红色、绿色（最小）。用颜色视标常可较早地发现视野变化。

视野的变化可分为视野缩小和盲点两类。视野向心性缩小严重时呈管状视野，可见于视神经萎缩或色素性视网膜变性，但更提示疲劳、照明不足或癔病。局部性缩小可分为偏盲（占视野的一半）和象限盲（占视野的 1/4）。单眼全盲常见于视神经的病变（血管和炎症病变），双颞侧偏盲见于垂体瘤、颅咽管瘤的压迫，一侧鼻侧盲见于一侧视交叉侧部病变（如颈内动脉粥样硬化时压迫视交叉的外侧部），双眼对侧同向偏盲见于颞叶肿瘤向内侧压迫时，双眼对侧同向上象限盲见于颞叶后部肿瘤或血管病，双眼对侧同向下象限盲见于顶叶肿瘤或血管病，双眼对侧同向偏盲但有黄斑回避（偏盲侧光反射仍存在，同时视野的中心部保存）见于枕叶肿瘤或血管病。

盲点表示正常或相对正常的视野中间的视力缺失区。生理盲点扩大见于视盘水肿和视神经炎。病理盲点，亦称暗点，有许多种类。中心暗点见于黄斑区或其纤维病损，如球后视神经炎和中毒性黑矇。环状暗点常见于视网膜细胞的病变，如色素性视网膜变性。弓形或楔状暗点见于视网膜神经纤维的病变。

3. 眼底　眼底检查应在不散瞳的情况下进行，以免影响瞳孔反射的观察。检查时，宜使患者背光而坐，固视正前方，勿移动眼球。检查右眼时，检查者可用右手持眼底镜，并用右眼观察眼底。检查左眼时，检查者用左手持眼底镜，并用左眼观察眼底。检查者与患者眼睛的距离不能超过 2.5cm。检查时应注意：①视盘的形态、大小、色泽、隆起、边缘等。②血管的粗细、弯曲度、动静脉粗细比例、动静脉交叉处情况等。③视网膜的水肿、出血、渗出物、色素沉着等。正常眼底视盘呈圆形或卵圆形，淡红色，边缘清楚，有一中央凹陷，外围常有一圈色素沉积。视盘的病理变化主要为水肿和萎缩。

（1）视盘水肿：早期视盘水肿在眼底检查时常不易发现，需结合临床表现和颅高压征象。常见的眼底改变有：①视盘边缘模糊，先见于鼻侧，后为颞侧。②视盘充血。③静脉充盈，静脉与动脉之比可为 4∶2 甚至 5∶2（正常为 3∶2）。

重度视盘水肿可见生理凹陷全部消失，视盘边缘十分模糊，直径增大，静脉怒张，并可出现迂曲。视盘及其周围的血管因水肿而不甚清楚，视盘也有不同程度隆起，周围可出现片状出血或渗出物斑块。视盘隆起的高度可用屈光度（D）记录，即视盘突出的最高点的屈光度和周边视网膜的屈光度的差距，例如用眼底镜片黑字 2（+2）看清视盘，而用镜片红字 1（-1）看清周边视网膜，则可得出差距为 3 个屈光度（3D），即视盘水肿为 3D，相当于实际高度 1mm。

（2）视神经萎缩：视神经萎缩是视神经纤维变性的结果，主要表现为视力减退和视盘苍白。原发性视神经萎缩时视盘呈白色或灰色，边缘整齐，筛板结构常清晰可见，萎缩经常出现于两眼，但有早晚和轻重之别。初期引起的视野缺损以向心性缩小为多。眼底常无其他改变（如视盘水肿、视网膜病变等）。在继发性视神经萎缩中，视盘呈苍白或边缘模糊，苍白程度常较原发性者稍轻，因胶质组织增生致使筛板结构不复见，生理凹陷也不明显，血管变得细小。

（三）动眼、滑车和展神经

1. 眼睑　嘱患者平静地睁眼，观察双眼裂是否等大，有无增大或变窄，眼睑有无下垂。睑下垂常见于动眼神经瘫痪、重症肌无力、肌营养不良等。

2. 瞳孔　瞳孔的大小是由动眼神经的副交感纤维和颈上交感神经节的交感纤维调节，主要检查其外形和反射。

（1）瞳孔外形。①大小：正常人瞳孔直径为 3～4mm，小于 2mm 为瞳孔缩小，大于 5mm 为瞳孔扩大。单侧瞳孔缩小见于动眼神经受到刺激或颈交感神经破坏。双侧瞳孔缩小可见于婴儿、老年、动脉硬化、桥脑病变、糖尿病、深昏迷、颅内压增高，以及睡眠状态等。单侧瞳孔扩大见于天幕裂孔疝、动眼神经损伤。双侧瞳孔扩大见于中脑病变、脑缺氧、疼痛、深昏迷、阿托品中毒等。②形状：正常人瞳孔为圆形，边缘整齐。形状变化有卵圆、不规则、切迹、锯齿等，见于虹膜睫状体炎、虹膜前或后粘连、手术后或先天异常。

（2）瞳孔反射。①光反射检查有两种方法：一种是嘱患者向光亮处注视，检查者用手掩盖其双眼，然后交替地移开一手，观察瞳孔变化。另一种方法是用电筒照射患者瞳孔，观察检查侧（直接）和对侧瞳孔（间接）是否收缩、敏捷程度及收缩持续时间。检查侧有视神经损害时，表现为双瞳不收缩或反应迟钝。检查侧动眼神经损害时，直接光反射消失，但对侧间接光反射仍存在。②调节反射：嘱患者先向远处直视，然后注视放在眼前仅数厘米距离的物体，引起两眼球会聚（内直肌收缩）及瞳孔缩小，是为调节反射。调节反射的缩瞳反应丧失见于白喉（损伤睫状神经）、脑炎（损伤中脑）。会聚动作不能见于帕金森综合征（由于肌强直）等。缩瞳反应和调节反射不一定同时被损害。阿－罗瞳孔（Argyll－Robertson pupil）为光反射丧失，调节反射存在，见于神经梅毒、糖尿病、脑炎、脑外伤、中脑肿瘤、多发性硬化、酒精性脑病等。

3. 眼球运动　检查眼球动作时，先请患者注视检查者移动着的手指向各个方向转动眼球，最后检查其辐辏动作。在检查中注意有无眼球向某一方向运动障碍。眼球运动神经的损害有周围性、核性、核间性和核上性 4 种。如眼肌麻痹仅限于眼外肌而瞳孔括约肌功能正常者，称为眼外肌麻痹；相反，则称为眼内肌麻痹；两者都存在则称为完全性眼肌麻痹。

（1）周围性眼肌麻痹。①动眼神经麻痹：上睑下垂，外斜视，瞳孔散大，对光及调节反射消失，眼球不能向上、向内运动，向下运动亦受到很大限制。②滑车神经麻痹：即上斜肌麻痹，临床上少见，眼球活动限制较少，但向下向外运动减弱，并有复视。③展神经麻痹：内斜视，眼球不能向外侧运动。④动眼、滑车、展神经合并麻痹较为多见，此时眼球固定于中央位置，各方运动均不能，并有瞳孔散大、对光及调节反射消失。

（2）核性眼肌麻痹。其多伴有邻近部位神经组织的损害。例如展神经损害常累及面神经、三叉神经和锥体束，产生同侧的展神经、面神经、三叉神经麻痹和对侧偏瘫（交叉性瘫痪）。动眼神经核病变可选择性损害个别眼肌功能如内直肌、上直肌，而其他动眼神经支配的肌肉则不受影响。

（3）核间性眼肌麻痹。主要表现为眼球的水平性同向运动遭到破坏，一侧眼球外展正常，另一侧眼球不能同时内收，但两眼内直肌的内聚运动仍正常。病因为连接一侧眼球的外直肌和另一侧眼球的内直肌的脑干内侧纵束受到损害所致。

（4）核上性眼肌麻痹。主要表现为两眼同向偏斜。眼球水平性同向运动的皮质中枢（侧视中枢）位于额中回后部（第8区），该区一侧的刺激性病灶（如癫痫）引起两眼向对侧偏斜，破坏性病灶（如脑卒中）则向同侧偏斜。脑桥的侧视中枢在展神经核附近，支配两眼向同侧的侧视，受对侧皮质侧视中枢来的纤维的控制，故破坏性病灶引起眼球向健侧（对侧）同向偏斜，方向关系同皮质中枢相反。

（四）三叉神经

1. 运动功能　首先观察双侧颞肌及咬肌有无萎缩，然后以双手触按颞肌及咬肌，嘱患者做咀嚼动作，如果双侧咀嚼肌瘫痪，则下颌下垂，不能完成这一动作。另嘱患者露齿，以上下门齿的中缝线为标准，观察张口时下颌有无偏斜，以测试翼内、外肌的功能。一侧三叉神经运动支受损时，病侧咀嚼肌力弱或出现萎缩，张口时下颌偏向病侧，为核性或核下性病变。双侧三叉神经运动支病变时，肌萎缩不明显，下颌前后左右运动受限，下颌反射亢进，见于双侧皮质延髓束病变。

2. 感觉功能　以针、棉絮以及盛冷、热水的玻璃管等测试面部三叉神经分布区域内皮肤的痛觉、触觉及温度觉，并进行两侧对比，评定有无过敏、减退或消失，并判定出感觉障碍的分布区域，是三叉神经的周围分布，还是节段性分布。

3. 角膜反射　嘱患者向一侧注视，以捻成细束的棉絮轻触其对侧角膜，由外向内，避免触碰睫毛、巩膜或直接触碰瞳孔前面，检查另一只眼时嘱患者调换注视方向，方法相同。正常反应为双侧的瞬眼动作。角膜反射的传入通过三叉神经眼支，至脑桥经面神经传出，故三叉神经感觉和面神经运动支病变、三叉神经和面神经病变均可使角膜反射消失。

4. 下颌反射　患者略微张口，检查者将手指放在其下颌中部，以叩诊锤叩击手指。反应为双侧咬肌和颞肌的收缩，使口部闭合。反射中枢在桥脑，传入和传出均经三叉神经。正常反应大都轻微，双侧皮质延髓束病变时反应亢进。

（五）面神经

1. 运动功能　先观察患者额纹及鼻唇沟是否变浅，眼裂是否增宽，口角是否低垂或向一侧歪斜，然后嘱患者做睁眼、闭眼、皱眉、示齿、鼓腮、吹哨等动作，以判断两侧是否对称及有无瘫痪。怀疑瘫痪时，可在闭眼或鼓腮时施加阻力，以观察肌肉收缩有无减弱。一侧面神经周围性（核或核下性）损害时，病侧额纹减少，眼裂较大，闭眼不拢，鼻唇沟变浅，示齿时口角歪向健侧，鼓腮及吹口哨时病变侧漏气。中枢性（皮质延髓束或皮质运动区）损害时，只出现病灶对侧下半部面肌瘫痪，上半部面肌因受两侧皮质运动区支配，皱眉及闭眼动作不受影响。

2. 味觉　嘱患者伸舌，检查者用棉签蘸取白糖、食盐、醋或奎宁溶液涂在舌前部的一侧，为了防止舌部动作时溶液流到对侧或舌后部，辨味时不能缩舌和说话，可令患者指出事先写在纸上的甜、咸、酸、苦四字中的一个，每次用过一种试液要漱口，舌的两侧要分别对照，面神经损害时舌前2/3味觉丧失。

（六）听神经（耳蜗神经和前庭神经）

1. 耳蜗神经　耳蜗神经的检查基本上限于听力。用手掩住一侧耳后，对另一侧耳用耳语、表音或音叉检查，声音由远及近，至听到声音，测其距离，再同另一侧比较，并和检查者比较，必要时可做电测听检查。

音叉（128Hz）检查可鉴别传导性聋（外耳或中耳病变引起）和神经性聋（内耳或蜗神经引起），常用两种方法。①Rinne试验：将震动的音叉放在耳后乳突上，患者听不到后再移至耳旁，如能听到，则为Rinne试验阳性。正常为气导大于骨导。神经性耳聋时，气导也大于骨导，但两者时间均缩短。检查时应两侧分别试验。如震动的音叉骨导声音消失，置于耳旁仍听不到，则应先试气导，再试骨导，若骨导大于气导，则为 Rinne 试验阴性，为传导性聋。②Weber 试验：将震动的音叉放在患者的前额或颅顶正中。正常时两侧感受相同，传导性耳聋时感到病侧较响，是为 Weber 试验阳性，神经性耳聋时健侧较响，是为Weber试验阴性。

2. 前庭神经 损害时主要产生眩晕、呕吐、眼球震颤和平衡失调。

（1）平衡障碍。其主要表现为步态不稳，向患侧倾倒，Romberg 征和指鼻试验均向患侧偏倚等，这些症状主要是由于前庭与小脑有联系纤维。

（2）眼球震颤。眼球震颤多见于前庭及小脑病变。前庭性眼震的方向因病变部位、性质和病程而不同。急性迷路病变（如内耳炎症、出血）引起冲动性眼震，慢相向病侧，快相向健侧，向健侧注视时重，向病侧注视时轻。中枢性前庭损害（如脑干病变）时眼震方向不一，可为水平、垂直或旋转性，两眼眼震可不一致。

（3）前庭功能检查。①旋转试验：让受试者坐转椅中，头前倾30°，两眼闭合，将椅向左旋转 10 次（20s 内）后急停，并请患者睁眼注视远处，正常时可见水平冲动性眼震，其快相和旋转方向相反，持续约30s，少于15s 时表示前庭功能障碍。②变温试验：以冷水（通常为15～20℃）灌洗外耳道，可产生眼球震颤，快相向对侧。眼球震颤停止后，可用温水（35℃左右）灌洗外耳道，也产生眼球震颤，但快相向同侧。眼球震颤在冷、温水灌洗后可持续 1.5～2min。前庭受损后反应减弱或消失。

（七）舌咽、迷走神经

舌咽、迷走神经因解剖生理上关系密切，常同时受累，一般同时检查。

1. 运动 检查时注意患者有无声音嘶哑和鼻音，询问有无饮水呛咳和吞咽困难。然后令患者张口，发"啊"音，观察两侧软腭是否对称，扁桃体是否居中。一侧麻痹时，该侧软腭变低，发音时扁桃体偏向健侧，同时咽后壁由患侧向健侧运动，称幕布征。声嘶者必要时可用间接喉镜检查声音运动情况，以排除外迷走神经的分支——喉返神经麻痹。

2. 感觉 主要检查两侧软腭和咽后壁的感觉，常用棉签进行测试。舌后 1/3 味觉为舌咽神经所支配，可用铜丝作为阳极导入微弱的直电流（0.2～0.4mA），正常时引起酸味觉。舌咽、迷走神经损害时，可有软腭、咽后壁和舌后部的感觉减退或消失。

3. 咽反射 嘱患者张口，发"啊"音，用压舌板分别轻触两侧咽后壁，观察有无作呕反应。此反射传入和传出均为舌咽及迷走神经，故此两神经损害时，患侧咽反射减退或消失。

（八）副神经

副神经由单纯运动神经、支配胸锁乳突肌和斜方肌组成。胸锁乳突肌的功能在于将头部旋向对侧，双侧同时收缩时颈部前屈，检查时可在头部向两侧旋转时施加阻力，同时注意收缩时肌肉的轮廓和坚硬度。斜方肌的功能为将枕部向同侧倾斜，抬高和旋转肩胛并协助臂部上抬，双侧收缩时头部后仰。斜方肌的下部功能为将肩胛骨向中线固定。检查时可在耸肩或头部向一侧后仰时加以阻力，并请患者将臂部高举。斜方肌瘫痪时该侧上臂不能抬过水平位，强举时肩胛内缘离开胸壁，称为翼状肩胛。副神经由双侧皮质支配，一侧瘫痪现象提示核性或核下性病变，或者肌病。

（九）舌下神经

舌下神经也是单纯运动神经，支配所有舌外和舌内肌群。检查时观察舌在口腔内的部位及其形态，然后请患者伸舌，并向各个方向做动作，并隔着腮部顶住检查者的手指，感觉其力量是否正常。在核下性病变中，可见明显的束性颤动，伸舌时健侧的颏舌肌将舌前部推向病侧。在核上性病变时，伸舌有偏斜，亦因健侧颏舌肌将舌推向偏瘫侧，但偶因伴舌部失用症而不能伸舌。双侧舌肌瘫痪者舌部完全不能动作。

三、运动系统检查

（一）肌肉体积和外观

注意有无萎缩和肥大，如有则应确定其分布及范围，是全身性、偏侧性、对称性还是散发性，是限于某个周围神经的支配区还是限于某个关节的区域。而后则应确定具体部位是舌部、颈部、肩部、手部、腿部还是足部，具体肌肉则应确定是胸锁乳突肌、斜方肌、冈上肌、冈下肌、三角肌、二头肌、三头肌、骨间肌、股四头肌、胫前肌、腓肠肌还是伸趾短肌等，并做两侧对称性比较。右利手者，右侧肢体略粗，一般不超过 2cm，检查时应注意这些生理变异。

（二）肌张力

指肌肉静止松弛状态下肌肉的紧张度，检查时可根据触摸肌肉的硬度及被动伸屈肢体时的阻力来判断。肌张力减低时肌肉松弛，被动运动时阻力减少，关节运动的范围增大。锥体束损害时痉挛性肌张力增高，特点为上肢的屈肌和下肢的伸肌增高明显，被动运动开始时阻力大，终了时变小（折刀现象）。锥体外系损害所致的肌张力增高，伸肌和屈肌均等增高，被动运动时所遇到的阻力是均匀的，呈铅管样肌张力增高，伴有震颤者，出现规律而连续的停顿，犹如两个齿轮镶嵌转动，称为齿轮样强直。

肌张力减低见于肌源性疾患如进行性肌营养不良和肌炎，周围神经病变如格林－巴利综合征和多神经炎或单神经炎，后根和后索疾患如脊髓痨，脊髓疾患如前角灰质炎，小脑疾患等。肌张力增高见于锥体束病变如脑出血，锥体外系疾患如帕金森病，脑干病变如炎症和脱髓鞘等，以及其他疾患如破伤风等。

（三）肌力

肌力指患者在主动运动时肌肉的收缩力。因为有些肌肉部位过深，肌肉的功能又常有重叠，临床上只能对一部分主要肌肉或肌群进行检查。一般以关节为中心检查肌群的伸屈力量或外展、内收、旋前、旋后等功能。这些检查适用于上运动神经元病变或多发性周围神经损害引起的瘫痪，但对单个的周围神经病变（如尺神经、正中神经、桡神经、腓总神经麻痹等）或较局限的脊髓前角病变（如脊髓灰质炎等），尚需对相关肌肉进行检查。

检查时嘱患者做某种运动并施以阻力，以判断其肌力的级别。或让患者维持某种姿势，检查者用力使其改变，也可观察肌力的强弱。如患者肌力明显减弱达不到抵抗阻力时，则应观察肌肉能否产生动作和能否抗引力而抬起肢体，如无抗引力肌力，则应观察肢体在平面上的运动程度。

常用的肌力分级标准为如下。0 级：完全瘫痪；1 级：肌肉可轻微收缩，但不能产生动作，仅在触摸中感到；2 级：肢体能在床面上移动，但不能抬起，即所产生的动作不能胜过其自身重力；3 级：肢体能抬离床面，但不能抵抗一般阻力；4 级：能做抗阻力动作，但较正常差；5 级：正常肌力。

1. 肌群肌力检查　测定肌群的肌力时，可选择下列运动。①肩：外展、内收。②肘：屈、伸。③腕：屈、伸。④指：屈、伸。⑤髋：屈、伸、外展、内收。⑥膝：屈、伸。⑦踝：背屈、跖屈。⑧趾：背屈、跖屈。⑨躯干：仰卧位抬头和肩，检查者给予阻力，观察腹肌收缩力量；俯卧位抬头和肩，检查脊柱旁肌肉的收缩情况。

2. 肌肉肌力检查　和测定肌群肌力不同的是，各块肌肉的检查方法需要具体的动作才能完成，应根据病情重点检查。例如手部肌肉的检查仅在发现手部周围神经或有关节段的病损时施行，而一般情况下，仅用握力即可满足临床需要。

3. 轻度瘫患检查　有些轻度瘫痪（以下简称"轻瘫"）用一般方法不能肯定时，可用下列方法帮助诊断。

上肢。①上肢平伸试验：患者平伸上肢，掌心向下，数秒钟后可见轻瘫侧上肢逐渐下垂而低于健侧，并有旋前和掌心向外动作。②轻偏瘫侧小指征：双上肢平伸，掌心向下并维持这种状态时，常见轻瘫侧小指轻度外展。③数指试验：嘱患者手指全部屈曲，然后依次伸直，做计数动作，或手指全部伸直后顺次屈曲，轻瘫侧动作笨拙或不能。④手指肌力试验：嘱患者拇指分别与其他各指组成环状，检查者以一手指快速将其分开，测试各指肌力。

下肢。①外旋征：嘱患者仰卧，两腿伸直，轻瘫侧下肢呈外展外旋位。②膝下垂试验：嘱患者俯卧，膝关节屈成直角，数秒钟后轻瘫侧下肢逐渐下落。③足跟抵臀试验：嘱患者俯卧，尽量屈曲膝部，并使足跟接近臀部，病侧往往不能完成这一动作。④下肢下落试验：嘱患者仰卧，两下肢膝、髋关节均屈曲成直角，数秒钟后轻瘫侧下肢逐渐下落。

（四）共济运动

协调作用的障碍称为共济失调，主要见于小脑半球本身病变或其与对侧额叶皮质间的联系损害、前庭功能障碍、脊髓后索病变以及周围神经疾病。另外，不自主运动、肌张力增高和轻度瘫痪者也会影响动作的正常执行，检查前需排除。

共济运动可以通过患者的日常生活来观察，如穿衣、系扣、取物、进食等。共济失调患者在空间和时间上的控制失常导致了辨距不良、动作分解、语言迟缓或讷吃、书写字体过大或笔画不匀等，共济运动的检查方法有下列几种：

1. 指鼻试验　嘱患者将一侧上肢外展，用伸直的示指尖端触及自己的鼻尖，然后再试另一侧上肢。以不同的方向、速度、睁眼、闭眼重复进行，并进行两侧比较。小脑半球病变可看到同侧指鼻不准，接近鼻尖时动作变慢，或出现动作性震颤，且常常超过目标（辨距不良）。感觉性共济失调的特征是睁眼和闭眼时有很大差别，睁眼时仅见轻微障碍，而失去视力帮助时则很难完成动作。

2. 误指试验　患者上肢向前平伸，示指放在检查者固定不动的手指上，然后将手指抬至一定高度的垂直位置，再下降至检查者的手指上，始终维持上肢伸直。先睁眼，再闭眼检查。两侧可分别或同时试验。前庭性共济失调者，双侧上肢下降时均偏向病变侧。小脑病变者，患侧上肢向外侧偏斜，感觉性共济失调者，闭眼时寻找不到目标。

3. 轮替动作试验　嘱患者快速、反复地做下列动作：①前臂的内旋和外旋，例如用手的掌侧和背侧交替地接触床面或桌面。②伸指和握拳，或其他来回反复动作。小脑性共济失调患者动作速度缓慢和节律不匀。

4. 跟膝胫试验　嘱患者仰卧，抬起一侧下肢，然后以足跟置于对侧的膝盖上，最后沿胫骨向下移动。小脑性共济失调在抬腿触膝时呈现辨距不良，沿胫骨下移时摇晃不稳。感觉性共济失调患者寻找膝盖困难，下移时不能和胫骨保持接触。

5. 反跳试验　嘱患者用力屈肘，检查者握其腕部向相反方向用力，随即突然松手，正常人因为有对抗肌的拮抗作用前臂屈曲迅即终止。小脑病变时缺少这种拮抗作用，屈曲的前臂可碰击到自己的身体。

6. 平衡性共济失调实验　①Romberg征：嘱患者双足并拢站立，双手向前平伸，然后闭目，观察其姿势。感觉性共济失调特征为闭目后站立不稳，而睁眼时能保持稳定的站立姿势，称Romberg阳性。小脑性共济失调特征为睁闭眼都站立不稳，但在闭眼时更为明显。具体地说，一侧小脑病变或一侧前庭病变向病侧倾倒，小脑蚓部病变则向后倾倒。②无撑坐起试验：嘱患者从仰卧位不用手支撑而试行坐起，正常人于屈曲躯干的同时下肢下压，而小脑性共济失调患者反而将髋部（患侧尤为明显）和躯干同时屈曲，称为联合屈曲现象。

（五）不自主运动

观察有无舞蹈样运动、手足徐动、震颤（静止性、动作性）、抽搐、肌束颤动、肌阵挛等骨骼肌的病态动作。如果发现这些异常，必须注意其部位、范围、时限（经常还是间歇发生）、强度（是否几个关节甚至整个身体）、规律和过程，以及与各种生理状态如休息、情绪、寒冷、疲劳和睡眠的关系。

（六）姿势和步态

观察患者平卧、站立和行走的异常。平卧时可见上运动神经元病变引起的上肢瘫痪，呈肘部、腕部、指部屈曲，前臂内旋的姿态，患者常用健侧的手持物。下肢的瘫痪，即使是轻微时一般也有小腿外旋的倾向。站立时的姿势异常主要依靠视诊，帕金森病患者头部前倾、躯干俯曲；小脑蚓部病变常前后摇晃；小脑半球或前庭病变向病侧倾倒。

步态检查时可嘱患者先做普通行走，然后根据需要可直线行走、后退行走、横向行走、跑步等，必要时做闭目行走。检查者观察起步和停止情况、抬足和落下的姿势、步基的大小、行走的节律和方向。另外需要观察身体的动态，包括肢体和骨盆部的动作。常见的步态异常有以下几种（图3-5）。

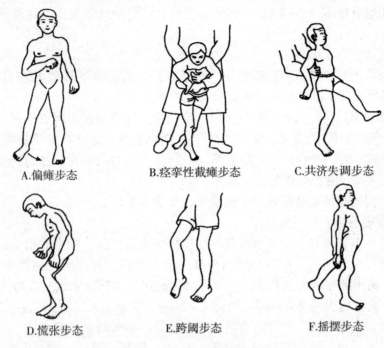

A.偏瘫步态   B.痉挛性截瘫步态   C.共济失调步态

D.慌张步态   E.跨阈步态   F.摇摆步态

图3-5　常见的步态异常

1. 偏瘫步态　患侧上肢内收、旋前，肘、腕、指关节呈屈曲状。下肢伸直并外旋，行走时患侧骨盆部提高，足尖拖地，向外做半圆形划圈动作，又称划圈步态。主要由于一侧锥体束损害引起，见于脑卒中等脑性偏瘫（图3-5-A）。

2. 痉挛性截瘫步态　行走时双下肢强直内收，交叉呈剪刀样，故又称"剪刀步态"。主要见于先天性痉挛性截瘫和脑性瘫痪等患者（图3-5-B）。

3. 共济失调步态　行走时两腿分开，因重心掌握困难，故左右摇晃，前扑后跌，不能走直线，方向不固定，上下身动作不协调，犹如酒醉，又称"醉汉步态"。小脑半球或前庭病变时向患侧偏斜，直线行走时尤甚。深感觉障碍时可有抬腿过高和落地过重状态，但睁眼时明显改善（图3-5-C）。

4. 慌张步态　全身肌张力增高，起步和停步困难，走路时步伐细碎，足擦地而行，双上肢前后摆动的联带运动丧失。由于躯干呈前倾状而重心前移，致患者行走时不得不追逐重心而小步加速前冲，形似慌张不能自制，故又称"小步步态"或"前冲步态"。主要见于震颤麻痹（图3-5-D）

5. 跨阈步态　周围神经病变时常出现足部下垂而不能背屈，行走时或拖曳病足，或将该侧下肢抬得很高，落脚时足尖先触地面，主要见于腓总神经麻痹（图3-5-E）。

6. 摇摆步态　行走时有明显的脊柱前凸，常因臀中、小肌软弱而致骨盆部摇摆过度，称为"摇摆步态"，见于肌营养不良症（图3-5-F）。

四、感觉系统检查

感觉系统检查是神经系统检查中最为冗长而又最容易发生误差的部分，需要耐心和细致。由于检查的结果主要根据患者表述，开始前应给患者解释检查的全过程和要求，以取得合作。检查中切忌暗示和提问，以免影响患者的判断。在检查中要注意两侧、近远的对比，一般从感觉缺失区向正常区进行检查。

（一）感觉检查

1. 浅感觉　具体如下。

（1）触觉：用一束棉絮在皮肤上轻轻掠过，或在有毛发处可轻触其毛发，嘱患者说出感受接触的次数。

（2）痛觉：以大头针轻刺皮肤，嘱患者感到疼痛时做出反应，须确定感觉到的是疼痛还是触觉。如发现痛觉减退或过敏的区域，需从各个方向用针尖在患区皮肤向外检查，以得到确切的结果。

（3）温度觉：用盛有冷水（5～10℃）及热水（40～45℃）试管交替接触皮肤，嘱患者报告"冷"或"热"。

2. 深感觉　具体如下。

（1）运动觉：患者闭目，检查者轻轻夹住患者指趾的两侧，上下移动5°左右，嘱其说出移动的方向，如发现有障碍可加大活动的幅度，或再试较大的关节。

（2）位置觉：患者闭目，将患者一侧肢体放一定位置，让患者说出所放位置，或用另侧肢体模仿。

（3）振动觉：应用128Hz的音叉，振动时置于患者的手指、足趾，以及骨隆起处如桡尺茎突、鹰嘴、膝盖、锁骨、髂前上棘、胸骨、脊椎棘突等，询问有无振动的感受，注意感受的时限，两侧对比。老年人足部振动觉常减退，并无明确的临床意义。

（4）压觉：用不同的物体交替轻触或下压皮肤，令患者鉴别。

3. 复合感觉（皮质感觉）　具体如下。

（1）触觉定位觉：患者闭目，以手指或其他物体轻触患者皮肤，嘱患者用手指点出刺激部位。

（2）两点辨别觉：患者闭目，用钝脚的两角规，将其两脚分开达到一定距离，接触患者皮肤，如患者能感觉到两点，则再缩小两脚的距离，一直到两脚的接触点被感觉成一点为止。正常身体各部位辨别两点的能力不尽一致：指尖为2～4mm，指背4～6mm，手掌8～12mm，手背2～3cm，前臂和上臂7～8cm，背部、臀部、大腿更大。检查时应注意个体差异，必须两侧对照。

（3）形体觉：患者闭目，将常用物体如钥匙、纽扣、钢笔、硬币、圆球等放在患者一侧手中，任其用单手抚摸和感觉，并说出物体名称和形状，左、右手分试。

（4）重量觉：用质量不同（相差50%以上）的物体先后放入一侧手中，令患者区别。有深感觉障碍者不做此检查。

（二）感觉障碍的类型

1. 周围神经型　周围神经型感觉障碍为限于该神经支配皮肤区域内各种感觉的缺失。如果损害是部分性的，则可表现为该区域中的感觉减退、感觉过度、感觉异常或自发性疼痛。多发性周围神经病变中，感觉障碍以四肢末端最为明显，呈手套、袜套型分布。

2. 后根型　脊神经后根的损害可产生区域性的感觉缺失、减退或过敏，其范围按节段分布。后根受到压迫或刺激时常有放射性疼痛。

3. 脊髓型　横贯性脊髓病变出现损伤平面以下各种感觉缺失，但脊髓不完全损害则可出现分离性感觉障碍，如白质前联合的病变损害两侧的痛、温觉交叉纤维，后角的病变损害一侧尚未交叉的痛、温觉纤维，相应地产生双侧或单侧的痛、温觉缺失，而其他感觉正常或仅轻度受损。周围神经病变也偶有分离性感觉障碍，但如障碍呈节段型分布，则病变应在脊髓。

4. 脑干型　桥脑下部和延髓病变也可发生分离性感觉障碍，偏外侧病变（主要包括三叉神经及其脊束核、外侧脊丘束）可产生同侧面部和对侧身体痛温觉缺失。中央的病变可能损害一侧或双侧内侧丘系产生深感觉障碍。脑干上部病变，内侧丘系、三叉丘系和脊丘束已经聚合，多产生面部和半身麻木。

5. 丘脑型　丘脑病变感觉障碍的特征是偏身麻木、中枢性疼痛和感觉过度。

6. 内囊型　内囊病变也可以产生对侧偏身麻木，一般不伴有中枢痛。

7. 皮质型　顶叶感觉皮质的病变一般产生部分性对侧偏身麻木。复合感觉和深感觉的障碍比较严重，浅感觉变化轻微，分布也多不完整，往往仅限于一个肢体，即使偏身感觉障碍，也常以肢体远端部分明显。

五、反射系统检查

检查时应将被检查部位暴露，肌肉放松，并进行两侧反射的比较。在神经系统检查中，反射检查比较客观，但有时受到紧张情绪的影响，仍需患者保持心态平静、身体松弛。反射活动还有一定程度的个体差异，在有明显改变或两侧不对称时意义较大，一侧增强、减低或消失有重要的定位意义。

（一）深反射

又称腱反射，强弱可用下列来描述：消失（－）、减弱（＋）、正常（＋＋）、增强（＋＋＋）、阵挛（＋＋＋＋）及持续阵挛（＋＋＋＋＋）。

1. 肱二头肌反射（$C_{5\sim6}$，肌皮神经）　患者坐或卧位，前臂屈曲90°，检查者以手指（右侧时中指，左侧时拇指）置于其肘部肱二头肌腱上，以叩诊锤叩击手指，反应为肱二头肌收缩、前臂屈曲（图3－6）。

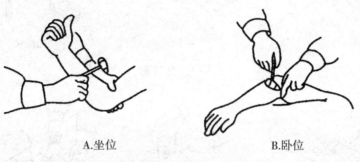

A.坐位　　　　　　B.卧位

图3－6　肱二头肌反射

2. 肱三头肌反射（$C_{6\sim7}$，桡神经）　患者坐或卧位，肘部半屈，检查者托住其肘关节，用叩诊锤直接叩击鹰嘴上方的肱三头肌腱，反应为肱三头肌收缩、肘关节伸直（图3－7）。

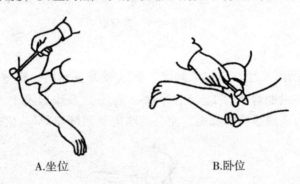

A.坐位　　　　　　B.卧位

图3－7　肱三头肌反射

3. 桡反射（$C_{5\sim6}$，桡神经）　又称桡骨膜反射。患者坐位或卧位，前臂摆放于半屈半旋前位，叩击桡侧茎突，反应为肱桡肌收缩，肘关节屈曲、旋前，有时伴有指部的屈曲（图3－8）。

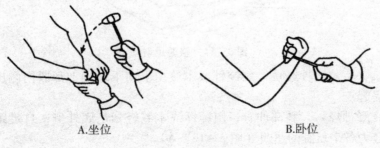

A.坐位　　　　　　B.卧位

图3－8　桡反射

4. 膝反射（$L_{2\sim4}$，股神经）　患者坐于椅上，小腿弛缓下垂与大腿呈直角，或取仰卧位，检查者以手托起两侧膝关节，小腿屈成120°，然后用叩诊锤叩击膝盖下股四头肌腱，反应为小腿伸展。如患者对小腿注意过度不易叩出时，可一腿置于另一腿上，嘱其互相两手勾紧向两方用力牵拉，此为常用的加强方法（图3-9）。

5. 踝反射（S$_{1~2}$，胫神经）　又称跟腱反射。患者仰卧位，股外展，屈膝近90°，检查者手握足，向上稍屈，叩击跟腱，反应为足向跖侧屈曲。如不能引出，令患者俯卧，屈膝90°，检查者手的拇指和其他各指分别轻压两足足跖的前端，而后叩击跟腱。也可嘱患者跪于凳上，两足距凳约20cm，检查者用手推足使之背屈，再叩击跟腱（图3-10）。

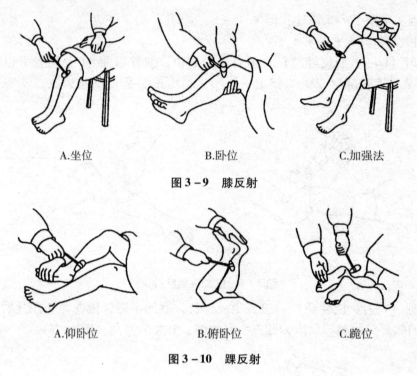

A.坐位　　　　　　　　B.卧位　　　　　　　　C.加强法

图3-9　膝反射

A.仰卧位　　　　　　　B.俯卧位　　　　　　　C.跪位

图3-10　踝反射

（二）浅反射

1. 腹壁反射（T$_{7~12}$，肋间神经）　患者仰卧，下肢膝关节屈曲，腹壁完全松弛，双上肢置于躯体的两侧。检查以钝针或木签沿肋缘下（T$_{7~8}$）、平脐（T$_{9~10}$）及腹股沟上（T$_{11~12}$）的平行方向，由外向内轻划腹壁皮肤，反应为该侧腹肌的收缩，使脐孔略向刺激部位偏移（图3-11）。

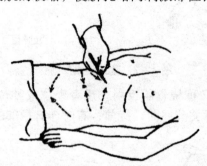

图3-11　腹壁反射

2. 提睾反射（L$_{1~2}$，生殖股神经）　用钝针或木签由上向下轻划上部股内侧皮肤，反应为同侧提睾肌收缩，睾丸向上提起。

3. 跖反射（S$_{1~2}$，胫神经）　膝部伸直，用钝针或木签轻划足底外侧，自足跟向前方至小趾根部足掌时转向内侧，反应为各个足趾的屈曲（图3-12-A）。

4. 肛门反射（S$_{4~5}$，肛尾神经）　用大头针轻划肛门周围，反应为肛门外括约肌收缩。由于肛门括约肌可能受双侧中枢支配，故一侧锥体束损害，不出现肛门反射的障碍，而双侧锥体束或马尾等脊神经损害时，该反射减退或消失。

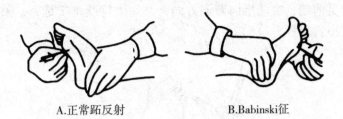

A.正常跖反射　　　　　　B.Babinski征

图 3 - 12　跖反射和 Babinski 征的检查方法

（三）病理反射

传统意义上病理反射有 Babinski 征、Chaddock 征、Oppenheim 征、Gordon 征、Schäeffer 征、Gonda 征等。但临床中习惯把阵挛和牵张反射如 Hoffmann 征、Rossolimo 征等也列入病理反射之列。

1. Babinski 征　方法同跖反射检查，但足趾不向下屈曲，足趾反而较缓地向足背方向背曲（也称跖反射伸性反应），可伴有其他足趾呈扇形展开，是为 Babinski 征阳性。一般认为本征为上运动神经元病变的重要征象，但也可见于两岁以下的婴儿和智能发育不全、昏迷、深睡、中毒、严重全身感染、足趾屈曲肌瘫痪、疲劳，甚至少数正常人。临床意义需结合其他体征一并考虑（图 3 - 12 - B）。

2. Chaddock 征　用钝针或木签轻划外踝下部和足背外侧皮肤，阳性反应同 Babinski 征（图 3 - 13）。

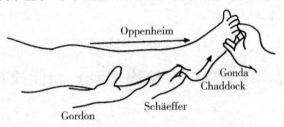

图 3 - 13　病理反射的各种检查方法

3. Oppenheim 征　以拇指和食指沿患者胫骨前面自上而下加压推移，阳性反应同 Babinski 征（图 3 - 13）。

4. Gordon 征　以手挤压腓肠肌，阳性反应同 Babinski 征（图 3 - 13）。

5. Schäeffer 征　以手挤压跟腱，阳性反应同 Babinski 征（图 3 - 13）。

6. Gonda 征　紧压足第 4、5 趾向下，数秒钟后再突然放松，阳性反应同 Babinski 征（图 3 - 13）。

以上 6 种测试，方法虽然不同，但阳性结果表现一致，临床意义相同。一般情况下，在锥体束损害时较易引出 Babinski 征，但在表现可疑时应测试其余几种以协助诊断。

7. Hoffmann 征　患者腕部略伸，手指微屈，检查者以右手示、中指夹住患者中指第二指节，以拇指快速地弹拨其中指指甲，反应为拇指和其他各指远端指节屈曲然后伸直的动作。如检查者用手指从掌面弹拨患者的中间三指指尖，引起各指屈曲反应时，称 Trömner 征（特勒姆内征）（图 3 - 14）。

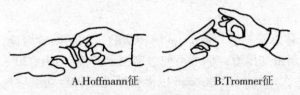

A.Hoffmann征　　　　　B.Tromner征

图 3 - 14　Hoffmann 征和 Trömner 征检查法

8. Rossolimo 征　患者仰卧，两腿伸直，用叩诊锤叩击足趾基底部跖面，亦可用手指掌面弹击患者各趾跖面，阳性反应同 Babinski 征（图 3 - 15）。

9. 阵挛　阵挛是在深反射亢进时，用一持续力量使被检查的肌肉处于紧张状态，则该深反射涉及的肌肉就会发生节律性收缩，称为阵挛。①髌阵挛：检查时嘱患者下肢伸直，医生用拇指和示指捏住髌骨上缘，用力向远端方向快速推动数次，然后保持适度的推力。阳性反应为股四头肌节律性收缩，致使髌骨上下运动，见于锥体束损害（图 3 - 16）。②踝阵挛：嘱患者仰卧，髋关节与膝关节稍屈，检查者左手托住腘窝，右手握住足前端，突然推向背屈方向，并用力持续压于足底，阳性反应为跟腱的节律性收缩反应，多见于锥体束损害（图3-16）。

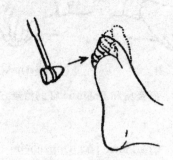

图 3-15　Rossolimo 征

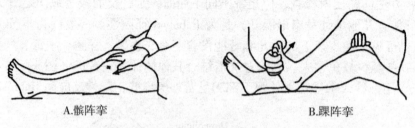

A.髌阵挛　　　　　　　　　　　　　　　　　　B.踝阵挛

图 3-16　阵挛的检查方法

六、自主神经（植物神经）功能检查

（一）一般观察

1. 皮肤与黏膜　注意观察以下内容：有无色泽变化如苍白、潮红、红斑、紫绀、色素减少或沉着等；有无质地变化如变硬、增厚、脱屑、潮湿、干燥等；有无水肿、溃疡、褥疮等。

2. 毛发与指甲　毛发有无过度增生或脱失，有无分布异常。指甲有无变脆、失去正常光泽和起条纹等。

3. 排汗与腺体分泌　观察有无局限性多汗、少汗或无汗，有无泪液和唾液等腺体分泌物过多或过少。

4. 体温、血压、呼吸、心率变化　注意24h内体温变化情况，观察各种体位的血压变化，以及心率和呼吸在不同条件下的变化。

（二）括约肌功能

有无排尿障碍如尿急、费力、潴留、充盈性失禁、自动膀胱，有无膀胱膨胀及其膨胀程度，有无排便困难等。

（三）自主神经反射

1. 眼心反射　患者仰卧休息片刻后，数1min脉搏次数，然后闭合眼睑，检查者将右手的中指及示指置于患者眼球的两侧，逐渐施加压力，但不可使患者感到疼痛，加压20~30s后计数1min脉搏次数，正常每分钟脉搏可减少6~8次，减少12次/min以上提示迷走神经功能增强，减少18~24次/min提示迷走神经功能明显亢进。如压迫后脉率不减少甚至增加，称为倒错反应，提示交感神经功能亢进。

2. 卧立位试验　在患者平卧时计数1min脉搏数，然后嘱患者起立站直，再计数1min的脉搏数，如增加10~12次/min为交感神经兴奋增强。由立位到卧位称为立卧试验，前后各计数1min脉搏数，若减少10~12次/min为副交感神经兴奋增强。

3. 竖毛反射　将冰块放在患者的颈后或腋窝皮肤上数秒钟之后，可见竖毛肌收缩，毛囊处隆起如鸡皮状。竖毛反射受交感神经节段性支配，颈$_8$~胸$_3$支配面部和颈部，胸$_{4~7}$支配上肢，胸$_{8~9}$支配躯干，胸$_{10}$~腰$_2$支配下肢。根据反应的部位可协助交感神经功能障碍的定位诊断。

4. 皮肤划纹征 用钝针或木签适度加压在皮肤上划一条线，数秒以后皮肤就会出现白色划痕（血管收缩）并高起皮面，正常持续 1～5min 即自消失。如果持续时间超过 5min，提示有交感神经兴奋性增高。经钝针或木签划压后很快出现红色条纹，持续时间较长（数小时），而且逐渐增宽或皮肤隆起，则提示副交感神经兴奋性增高。

（姜振威）

第二节 脑脊液检查

一、腰椎穿刺术

（一）指征

（1）当怀疑任何形式的脑炎或脑膜炎时，必须经腰穿做脑脊液检查。

（2）怀疑多发性硬化以及评价痴呆和神经系统变性病时，腰穿也是一种有用的检查手段。

（3）怀疑蛛网膜下隙出血时，不能做头颅 CT 或不能与脑膜炎鉴别时，有必要作腰穿。

（4）评价炎性神经病和多发性神经根病时，脑脊液检查可提有价值的信息。

（5）怀疑占位性病变时，腰脑脊液检查有时可以找到肿瘤标志。

（6）脊髓病变，需做脑脊液动力学检查。

（7）需要向椎管内注射药物时。

（8）通过腰椎穿刺术做特殊检查如气脑造影、脊髓造影或蛛网膜下隙镜。

（二）禁忌证

（1）实施腰穿取脑脊液时，一定要考虑是否有颅内压升高，如果眼底检查发现视盘水肿的话，一定要先做头颅 CT 或 MRI 检查。影像学上如脑室大小正常且没有移位，后颅凹没有占位征象，方可腰穿取脑脊液，否则不能做腰穿。

（2）病情危重已处于休克状态，心力衰竭以及呼吸功能严重障碍者。

（3）穿刺部位有化脓性感染。

（4）躁动不安难以合作者。

（5）凝血酶原时间延长、血小板计数低于 50 000/mm³、使用肝素或任何原因导致的出血倾向，应该在凝血障碍纠正后行腰穿。

（6）脊髓压迫症做腰穿时应该谨慎，因为腰穿可以使脊髓压迫症状加重。

（7）开放性颅脑损伤或有脑脊液漏者。

（三）操作方法

（1）体位：合适的体位是决定腰穿成功与否的重要因素，有时医师对自己的穿刺技术过分自信而忽视了患者的体位，结果导致穿刺失败。患者要求侧卧位，至于是左侧卧位还是右侧卧位对穿刺效果影响不大，身体尽可能靠近床边，屈颈抱膝以增加脊柱前屈，使得椎间隙张开，背部与检查床垂直，脊柱与检查床平行。如果患者不能配合做充分前屈体位，可以让助手在检查床另一侧帮助保持患者膝部和头颈部的正确体位。

（2）穿刺点：一般选择腰₄、腰₅椎间隙或腰₅、骶₁椎间隙作为穿刺点，如穿刺失败后可以选用腰₃、腰₄椎间隙为穿刺点。沿双侧髂嵴最高点做一连线，与脊柱中线相交处为腰₄棘突，其上为腰₃、腰₄椎间隙，其下为腰₄、腰₅椎间隙。

（3）消毒：同一般手术操作的皮肤消毒。用质量分数 3% 的碘酒消毒，体积分数为 75% 的酒精脱碘。操作医师戴无菌手套，消毒完毕后在操作部位铺无菌洞巾。无论在病房、腰穿室、诊室还是在其他环境做腰穿，要保持环境的相对清洁，避免人员的走动，以减少感染机会。

（4）麻醉：用质量分数 1%～2% 的普鲁卡因或 0.25%～0.5% 的利多卡因 1～2mL 在穿刺点做皮

内、皮下麻醉，然后将针头刺入韧带后向外抽出，同时注入麻药。

（5）穿刺：操作者用左手固定穿刺部位的皮肤，右手持穿刺针，针头斜面向上刺入皮下，方向与背平面横轴垂直，针头略向头端倾斜，缓慢刺入，刺入韧带时可感受到一定阻力，当阻力突然减低时提示已刺入蛛网膜下隙，可抽出针芯让脑脊液流出，如没有脑脊液流出，可转动针尾 180°，个别患者因压力过低可能需要用针筒吸一下。有时由于穿刺过浅或过深不能获得脑脊液，可将针芯重新插入后略微推进再拔出，观察有无脑脊液。如仍未见到脑脊液流出，可将穿刺针缓慢分几次退出少许，直到脑脊液流出为止。如实在没有脑脊液流出，可考虑重新穿刺。

（6）测压和留取脑脊液：穿刺流出脑脊液后，可接测压管或测压表做压力测定。测压时，让患者放松身体，伸直头和下肢，当脑脊液压力上升到一定水平后可以看到压力随呼吸有轻微波动，此时可让患者咳嗽，见咳嗽时压力迅速上升，之后又迅速下降，这提示穿刺针没有黏堵或梗阻。测压完毕以后，拔出测压管或测压表，留取化验所需要的脑脊液。如果脑脊液压力过高时不要留取脑脊液，以防诱发脑疝。

留取的脑脊液送化验，不要超过 1h，如果时间过长，以下因素会影响检测结果：①脑脊液放置时间过长，细胞可能被破坏或与纤维蛋白凝集成块，导致细胞分布不均匀，使得细胞计数不准确。②脑脊液中的细胞离体后迅速变形，而且逐渐消失，影响分类计数。③随着时间的延长，脑脊液中的葡萄糖分解，造成含糖量降低。④细菌在体外溶解，影响细菌的检出率，尤其以脑膜炎双球菌最为明显。⑤在室温下，一些抗体活性降低，影响抗体的阳性率。

（7）留取脑脊液后，插入针芯，拔出穿刺针，用消毒纱布覆盖穿刺处，稍加压以防止出血，再用胶布固定。嘱患者去枕平卧 4～6h。

（四）并发症

1. 腰穿后头痛　腰穿后头痛是最常见的一种并发症，发生机制是由于腰穿放出脑脊液后使颅内血管扩张、充血或静脉窦被牵拉而引起的头痛，或者是由于放出脑脊液过多造成颅内压减低时由三叉神经感觉支支配的脑膜及血管组织牵拉、移位引起的头痛。腰穿后头痛多在腰穿后 24h 出现，最迟发生于 2～5 天。头痛以枕部及前额为主，为跳痛或胀痛，当坐起或站立、咳嗽、喷嚏、牵引时头痛加重，而头低位或平卧数分钟后头痛明显减轻。头痛剧烈时伴有恶心、呕吐、头晕、面色苍白、多汗、颈肩部疼痛，有时出现轻度脑膜刺激征，有时头痛持续 5～8 天，最长可达 8 周。出现腰穿后头痛时，让患者取头低位，平卧休息，鼓励多饮水，必要时静脉滴注生理盐水。

2. 腰背痛及神经根痛　腰穿后的腰背痛多是由于穿刺造成局部软组织损伤所致，当穿刺不得当时，穿刺针斜面与韧带呈垂直方向时可切断韧带的纵行纤维，使韧带失去正常张力从而产生腰背部的酸痛，这种疼痛有时可持续数月之久。有时穿刺可以损伤神经根而引起急性根痛或感觉障碍，少数病例可遗留较长时间。

3. 脑疝　颅内压增高是腰穿的相对禁忌证，这是因为腰穿留取脑脊液时可使椎管内压力减低，颅内容物借压力差而被推向椎管方向，结果小脑蚓部组织嵌入枕骨大孔形成小脑扁桃体疝。脑疝是腰穿最危险的并发症，因此必须严格掌握腰穿的指征，如颅内压增高者必须做腰穿时，应该在腰穿前先用脱水剂。

4. 出血　一般腰穿有创伤性出血时，大多是刺破蛛网膜或硬膜的静脉，出血量少，很少引起临床症状。当刺破大血管，如马尾的根血管时，即可能产生大量出血，临床上类似原发性蛛网膜下隙出血。如果腰穿后患者主诉背部剧烈疼痛，迅速出现截瘫症状时，提示有硬膜下血肿的可能。因此对于有出血倾向的一定要在纠正凝血障碍后方可进行腰穿。

5. 感染　由于消毒不彻底或无菌操作不严格，可能导致腰穿时的感染，包括脊柱脊髓炎、椎间盘感染、硬膜外脓肿和细菌性脑膜炎。

6. 植入性表皮样肿瘤及神经根的带出　有文献报道，用无针芯的穿刺针时，将小的表皮栓子带入蛛网膜下隙，数年以后形成一个缓慢生长的植入性表皮样肿瘤。无针芯穿刺针穿刺撤出时可吸入一些神经根纤维，或者插入针芯时把神经根纤维夹入针孔内，带出硬膜外，引起疼痛。

7. 鞘内注入异物或药物造成的并发症 由于操作不慎，把一些异物或药物注入蛛网膜下隙可引起一系列临床表现，注入鞘内的异物和药物包括滑石粉、酒精、棉花纤维、麻醉药。这些物质进入蛛网膜下隙后可以引起急性化学性脑膜炎，慢性粘连性蛛网膜炎和惊厥发作。

二、侧脑室穿刺术

（一）指征

（1）因各种原因，不适于其他方法穿刺，而又急需了解脑脊液情况时。

（2）临床需要了解脑室液情况，或需要与腰穿时的脑脊液情况做对比时。

（3）颅内压增高明显，需要放脑脊液减压时。

（4）需要做颅内压检测时。

（5）脑室内有血液需要清除时。

（二）禁忌证

（1）穿刺部位皮肤感染。

（2）因脑水肿导致脑室变得极小。

（三）操作方法

患者取仰卧位，剃发备皮，用3%碘酒消毒，体积分数为75%酒精脱碘。患者头下铺消毒巾，操作医师戴无菌手套，消毒完毕后在操作部位铺无菌洞巾。麻醉用质量分数1%～2%的普鲁卡因或0.25%～0.5%的利多卡因1～2mL局部浸润麻醉。选择的穿刺部位有三个，即侧脑室前角、后角和下角。

1. 侧脑室前角穿刺 用质量分数1%煌绿液在头皮上画出矢状缝及冠状缝线，穿刺点位于矢状缝外侧2cm及冠状缝前2cm处。在穿刺点用骨锥钻一个孔，穿刺针向与矢状缝平行方向刺入，针尖稍向后，即沿两侧外耳道方向前进，一般于5～5.5cm处穿入脑室，拔出针芯，见有脑脊液流出。

优点是侧脑室额角较大，易刺中，且无脉络丛组织，便于操作脑室外持续引流术。其缺点是此处皮质血管较多。

2. 侧脑室后角穿刺 患者取侧卧位，用1%煌绿液画出矢状窦线及横窦线，横窦线是枕外粗隆至两侧外耳道的连线。穿刺点位于枕外粗隆沿矢状缝向前4～5cm，向外侧3cm处。在穿刺点用骨锥钻一个孔，穿刺针方向向同侧眼眶外上角，一般5～6cm即刺入脑室。

此部位的优点在于三角部最大，容易刺中，发生移位机会少，或不严重，而且此处脑皮质血管较少。缺点是穿刺时可能伤及脉络丛而引起脑室内出血，做脑室持续外引流时，引流管容易被头颅压迫而闭塞及伤口受压疼痛等。

3. 侧脑室下角穿刺 穿刺点位于外耳道向上3cm，向后3cm，在穿刺点用骨锥钻一个孔，穿刺针针头与骨面垂直刺入，一般刺入4～5cm时即是脑室。

（四）并发症

（1）颅内感染。

（2）刺破血管导致颅内出血。

（3）损伤脑组织，导致穿刺后癫痫。

三、脑脊液结果判断及临床意义

（一）压力

成人脑脊液压力正常值为腰椎穿刺（卧位）0.59～1.76kPa（60～180mmH$_2$O），脑室穿刺0.69～1.18kPa（70～120mmH$_2$O）；不同年龄脑脊液压力也有差别，新生儿为0.13～0.64kPa（13～65mmH$_2$O），婴儿为0.29～0.79kPa（30～80mmH$_2$O），儿童为0.49～0.98kPa（50～100mmH$_2$O）。无压力计可测流速，正常在60滴/min以下。

临床意义：升高提示颅内炎症、出血性脑血管病、颈内动脉血栓、颅内占位病变、尿毒症、高血压脑病、胸腹腔内压力增高、良性颅内压增高等情况；降低提示脑脊液循环受阻、脑脊液鼻漏、分泌减少、良性低颅压、穿刺位置不当、反复穿刺放液、使用脱水药等情况。

（二）外观

正常应为无色透明。红色提示出血性脑血管病、穿刺外伤；黄色可能为陈旧出血、蛋白升高、重度黄疸；白色米汤样提示化脓性脑膜炎。

（三）比重

正常在 1.005～1.009。升高见于脑膜炎、尿崩症、糖尿病等。

（四）蛋白

定性：Pandy 试验阳性提示脑脊液中球蛋白含量增高。有脑组织和脑膜疾患时常呈阳性反应，脑出血时多呈强阳性反应，但穿刺损伤有血液混入时也可呈强阳性反应。

定量：因穿刺部位不同而有差别。脑池中正常值儿童为 0.10～0.25g/L（10～25mg/dL），成人为 0.15～0.25g/L（15～25mg/dL）。脑室中正常值为 0.05～0.15g/L（5～15mg/dL）。脊髓腔中正常值新生儿为 0.4～1.5g/L（40～150mg/dL），婴儿为 0.4～0.8g/L（40～80mg/dL），儿童为 0.16～0.56g/L（16～56mg/dL），成人为 0.15～0.45g/L（15～45mg/dL）。脑脊液中的蛋白质 80% 为白蛋白，20% 为球蛋白。

临床意义：脑脊液蛋白升高见于中枢神经炎症、脑血管疾病、颅内肿瘤、脊髓肿瘤、多发性硬化、Guillain－Barre 综合征、糖尿病、甲状腺和甲状旁腺功能低下、铅中毒等；蛋白降低见于良性颅内压增高、低蛋白血症、慢性脑脊液漏、甲状腺功能亢进等。

蛋白电泳：白蛋白正常值为 0.55～0.69（55%～69%），升高多见于颅内肿瘤、椎管梗阻、脑血管疾病。

α_1 球蛋白正常值为 0.03～0.08（3%～8%），升高时见于炎症，降低多是在脑外伤急性期；α_2 球蛋白正常值为 0.04～0.09（4%～9%），升高时见于脑转移瘤、脑膜癌、胶质瘤；β 球蛋白正常值为 0.10～0.18（10%～18%），升高时见于多发性硬化、亚急性硬化性全脑炎、帕金森病、手足徐动、运动神经元病、胶质瘤；γ 球蛋白正常值为 0.04～0.13（4%～13%），升高时见于多发性硬化、亚急性硬化性全脑炎、病毒性脑炎、脑脓肿、Guillain－Barre 综合征、浆细胞瘤、胶质瘤、结节病、脑外伤、血清 γ 球蛋白增高（肝硬化、结缔组织病、多发性骨髓瘤），降低则见于脑外伤急性期。

免疫球蛋白（Ig）正常值：IgA 为 0～6mg/L（0～0.6mg/dL），IgG 为 10～40mg/L（1～4mg/dL），IgM 为 0～13mg/L（0～1.3mg/dL）。免疫球蛋白（Ig）升高见于化脓性脑膜炎、亚急性硬化性全脑炎、神经梅毒、风疹脑炎、多发性硬化、病毒性和细菌性脑膜炎、小舞蹈病、红斑狼疮、急性化脓性脑膜炎、病毒性脑膜炎。

（五）葡萄糖

脑脊液葡萄糖正常值由于不同部位和不同年龄而有差别。成人腰穿脑脊液葡萄糖正常值为 450～800mg/L（45～80mg/dL），脑室脑脊液为 500～750mg/L（50～75mg/dL）。10 岁以下儿童腰穿脑脊液葡萄糖正常值为 350～850mg/L（35～85mg/dL），10 岁以上儿童为 500～800mg/L（50～80mg/dL），新生儿为 700～900mg/L（70～90mg/dL）。

脑脊液和血清葡萄糖比在新生儿和婴儿为 0.8～1.0，在成人为 0.6～0.7。

临床意义：升高时见于病毒感染、脑或蛛网膜下隙出血、丘脑下部病变、糖尿病、精神分裂症。早产儿及新生儿因血脑屏障通透性高故无临床意义。

降低时见于细菌或霉菌的颅内感染、脑寄生虫病、癌性脑膜病、神经梅毒、低血糖。

脑脊液和血清葡萄糖比降低可见于细菌性、霉菌性、梅毒性脑膜炎或癌性脑膜病，红斑狼疮，蛛网膜下隙出血（10d 内）。

（六）氯化物

脑脊液中氯化物的含量高于血中，是血中氯化物含量的 1.2~1.3 倍。成人脑脊液氯化物的正常值是 197~212mmol/L（700~750mg/dL），儿童是 195~203mmol/L（690~720mg/dL）。

临床意义：脑脊液中氯化物升高见于麻痹性痴呆、脊髓腔肿瘤、小儿浆液性脑膜炎、尿毒症、肾炎等。脑脊液中氯化物降低见于结核性、化脓性及霉菌性脑膜炎，脑出血，急性梅毒性脑膜炎，流行性脑脊髓膜炎。

（七）白细胞计数

正常值因年龄不同而有差异，成人为 $0~8\times10^6$/L（0~8/mm³），儿童为 $0~1\times10^7$/L（0~10/mm³），婴儿为 $0~2\times1^7$/L（0~20/mm³）。其中淋巴细胞占（64.1±9.1）%，单核细胞占（33.8±8.3）%，中性粒细胞占（0.4±0.6）%，组织细胞占（1.2±1.4）%。

临床意义：淋巴细胞计数增高见于结核性、霉菌性及病毒性脑膜炎，麻痹性痴呆，乙型脑炎恢复期，脊髓灰质炎，脊髓痨，脑膜血管梅毒，脑肿瘤；单核细胞增多见于脑肿瘤；中性粒细胞增多见于化脓性脑膜炎、乙型脑炎急性期；组织细胞增多见于浆液性脑膜炎。

四、动力试验

颅内无淋巴系统，静脉为唯一的回流通路。压迫颈静脉时脑脊液回流受阻，颅内压迅速上升。压迫腹腔使脊髓静脉丛淤滞，脊髓蛛网膜下隙压力增高。颅内压增高为禁忌证。

（一）压腹试验（Stookey 试验）

以手用力压腹部 15s，脑脊液压力迅速上升，放松后在 15s 内下降至原有水平。如压力不上升表明腰穿局部蛛网膜下隙有阻滞。此时不需再做压颈试验。

（二）压颈试验（QuecKenstedt 试验）

分别压两侧颈静脉 15s，然后再同时压双侧颈静脉 15s，脑脊液压力迅速上升至 2.95~3.9kPa（300~400mmH₂O），比初压高 0.98~2.95kPa（100~300mmH₂O）。放松后应在 15s 内下降至原有水平。或用血压计围于患者颈部，充气至 2.67kPa（20mmHg），每 5s 报告一次压力，至不再上升为止，或维持 30s。迅速放气降压，仍每 5s 报告一次压力，至降到原水平为止。而后再分别加压到 5.33kPa（40mmHg）及 8.0kPa（60mmHg）重复试验。

临床意义：①无梗阻，加压 15s 脑脊液压力上升至最高点，放松后 15s 内降至原水平。部分梗阻，颈静脉加压后，腰穿处脑脊液压力上升及下降均缓慢，或上升快而下降慢，或解除压力后不能降至原水平。②完全梗阻，加压至 60mmHg（8.0kPa），压力仍无变化。③若一侧颈静脉加压后脑脊液压力不上升，而如压对侧或双侧均可使脑脊液压力上升，压力不上升侧可能有横窦血栓形成。

（三）Ayala 指数

Ayala 指数 = 终压 × 放出脑脊液量（mL）* / 初压

＊不少于 10mL

正常值 5~7。小于 5 提示脑脊液储量小，常见于蛛网膜下隙梗阻或脑瘤使脑脊液循环通路有梗阻时，如梗阻性脑积水；大于 7 提示脑脊液储量大，常见于交通性脑积水、脑萎缩、脑膜炎（尤其是浆液性脑膜炎）。

（姜振威）

第三节　周围神经活检术

一、适应证

周围神经活检主要用来显示病变的轴索和髓鞘，因此，活检的目的是明确周围神经病变性质和病变程度，如糖尿病性周围神经病、急慢性脱髓鞘神经病、类淀粉沉积症、血管炎等。

二、取材

一般取表浅、后遗症轻微的神经进行活检，如腓肠神经、枕大神经、前臂外侧皮神经等。但一般临床患者的活检取材主要是取小腿的腓肠神经，腓肠神经的走行比较表浅，易于手术取材，手术取材后无大的感觉和运动障碍，对疾病的预后无直接影响。手术时常规消毒，局部麻醉，沿神经走行切开皮肤，找出神经，切取 2~3cm。

三、实验室技术

（一）固定

（1）用石蜡切片 HE 染色，采用中性缓冲甲醛液固定 24~48h。
（2）用于髓鞘染色的采用 Flemming 液固定 3~6d。
（3）用于半薄切片和超薄切片的采用戊二醛及锇酸双重固定。

（二）脱水与包埋

1. 用于石蜡切片　常规 HE 染色和 Flemming 染色需石蜡包埋，包括纵横两个切面。
2. 用于半薄和超薄切片　采用环氧树脂混合液包埋。

（三）切片和染色

电镜采用超薄切片 0.5~1.0μm。

1. 石蜡切片　①HE 染色髓鞘和纤维组织染成红色，细胞核染成蓝色。②Masson 三色染色胶原纤维染成蓝色，弹力纤维染成棕色，肌纤维、纤维素及红细胞染成红色，细胞核染成黑蓝色。临床用于显示脱髓鞘后胶原纤维的增生。③Flemming 染色周围神经及正常的髓鞘染成黑色，变性纤维不着色。

2. 半薄切片　甲苯胺蓝染色正常脂肪和髓鞘呈黑色，变性髓鞘不着色。

（姜振威）

第四节　肌肉组织活检术

一、适应证

（1）代谢性肌病：不但提供组织学证据，还可获得生化改变的依据。如线粒体肌病、脂质沉积性肌病等。
（2）先天性肌病：如中央轴空病等。
（3）局部或弥漫性炎症性肌病：如多发性肌炎等。
（4）鉴别神经源性与肌源性损害：如进行性肌营养不良与脊髓性肌萎缩的鉴别。
（5）不明原因的静止性或进行性肌无力。
（6）确定病情严重程度及累及范围。

二、取材

（一）活检部位

多数肌病以肢体近端肌肉受累为重，故临床上多首选上肢肱二头肌和下肢股四头肌外侧肌，上述肌肉活检后较少影响患者活动。对急性肌病如多发性肌炎，应选压痛明显或肌无力较重的部位；对慢性肌病应选中等损害的部位，因为萎缩严重的部位肌纤维常常被脂肪组织代替，如肌营养不良患者，股四头肌受累较重，则选肱二头肌。另外肌电图改变明显的部位也可作为参考条件，但不宜在肌电图检查的部位活检，可在肌电图检查的对侧取活检，以免针电极对肌组织的损伤造成病理判断上的困难而影响结果。

（二）手术

按常规外科无菌手术操作，获得肌肉组织标本大小为 0.5cm×1cm×0.5cm，取材时注意局部麻醉药不能注射到肌肉，切取肌肉标本时动作要轻柔，不可过度牵拉或挤压肌肉，避免钳夹，一般用刀背分离肌肉，两端用线结扎后再用刀片切断。

需送电镜的从一端留取少许，放入戊二醛固定液中为电镜检查备用，其余部分快速冰冻切片供光镜检查使用。

三、实验室技术

（一）制片技术

为避免肌肉中的酶被破坏，目前多采用液氮快速冷冻法制片。冰冻过程是肌肉活检的关键步骤，肌肉组织中水分含量高，制片过程中易出现冰晶，给诊断造成困难。使用异戊烷间接制冷可防止冰晶伪差的形成。在恒冷箱式冰冻切片机（−20℃）条件下切片，厚度 8～10μm，免疫组化为 5μm。

（二）染色

根据不同需要做免疫组化染色。

（赵昌平）

第五节　脑血管造影术

一、适应证

（1）脑血管疾病，如动脉瘤、血管畸形、动静脉瘘及脑血管栓塞和狭窄。
（2）弄清某些颅内外病变的血供情况，如颈动脉瘤、头皮血管畸形，及脑膜瘤等的血供和回流静脉。
（3）血管内介入治疗手术。

二、禁忌证

（1）患有严重出血倾向者。
（2）老年性动脉硬化者。
（3）有严重肝、肾、心脏疾病患者。
（4）对碘过敏者。
（5）脑疝或脑干功能衰竭或休克者。

三、术前准备

（1）应做好出、凝血时间检查，普鲁卡因和碘过敏试验。
（2）将造影的一些情况向患者及家属交代清楚，取得患者的配合和家属的同意签字。
（3）穿刺部位皮肤准备。
（4）术日禁食、除去假牙及发夹。术前半小时注射苯巴比妥和阿托品。
（5）不合作者或患儿拟用全身麻醉。

四、造影技术

动脉穿刺部位有颈动脉、肱动脉、腋动脉、锁骨下动脉以及股动脉等。常用为颈动脉和股动脉。

1. 经皮颈动脉造影　患者仰卧位，肩下垫薄枕，头略低，颈伸展，皮肤常规消毒，铺消毒孔巾。穿刺部位于胸锁乳突肌内缘甲状软骨水平或稍下，颈总动脉搏动处。局部麻醉后以左手示指、中指固定动脉或稍加压将动脉远端固定，右手持穿刺针（普通腰穿针刺入 1 ~ 2cm，在针头感觉到血管动脉前后壁，退出针芯后，再缓慢退出针鞘，一旦针尖退入动脉内即有鲜血喷出，此时将针鞘送入动脉内 1 ~ 2cm，插入针芯。以后按需要注入造影剂或药物）。

若要经颈动脉行脑血管造影时，待摄影准备就绪后，左手固定穿刺针，右手拔出针芯，换上装有含碘水溶液的注射器用质量分数为 50% 泛影酸钠或 60% 泛影葡胺、60% 康锐（conray）8 ~ 10mL，在 2s 钟内迅速注入动脉内，立即摄影，即为颈动脉造影的动脉期。摄影前将头置屈曲位，使下颌尽量接近胸骨柄，以免眼眶干扰影像，注药后 2s 时摄影为毛细血管及皮质静脉期。注药后 4 ~ 5s 时摄影为静脉期。动脉造影常规投照位置为颅前后位和侧位。

2. 腹股沟股动脉穿刺置导管造影术（血管内治疗）　患者平仰卧，下肢略外展，穿刺部位在腹股沟韧带下方 2 ~ 3cm 股动脉搏动处，通常需要局部麻醉下先用尖刀于进针点做一小切口，用 Seldinger 技术套针将导管插入股动脉，随后在电视或荧光增强屏监视下将导管送进颈总动脉或椎动脉系统，进行颈动脉或椎动脉造影。椎动脉造影的投照位置为头颅前半轴（汤氏）位和侧位。还可用此法进行脊髓血管造影。

（赵昌平）

第六节　开颅术

开颅术（craniotomy）是手术治疗颅内各种疾病的必要步骤，也是神经外科医生需要掌握的基本功。开颅术按手术部位一般分为大脑半球开颅和颅后窝开颅，按手术方式又分骨瓣开颅和骨窗开颅。大脑半球病变多采用骨瓣开颅，颅后窝病变多采用骨窗开颅。

一、体位

1. 仰卧位　主要适用于大脑半球额、颞和鞍区病变的手术治疗。可根据病变的实际位置，将头偏向对侧以利暴露。

2. 侧卧位　主要适用于大脑半球顶、枕、颅后窝病变以及脊髓病变的手术治疗。

3. 俯卧位　主要适用于大脑半球枕部、颅后窝、松果体区病变以及脊髓病变的手术治疗。

4. 坐位与半坐位　坐位主要适用于颅后窝病变以及高颈髓病变的手术治疗。半坐位适用于蝶窦鞍区手术。

二、切口设计和手术入路

1. 切口设计　如下所述。

（1）单额切口：用于额叶、鞍区、嗅沟、三脑室前部等部位的病变手术（图 3 - 17）。

（2）冠状切口：用于额叶、嗅沟、胼胝体、大脑镰等部位的病变手术，尤其是累及双侧的病变。有时为保持美观，手术切口设计在发际内，也采用冠状切口（图 3 - 18）。

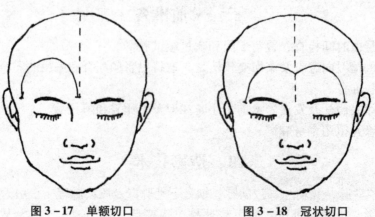

图 3 - 17　单额切口　　　　　　　图 3 - 18　冠状切口

（3）额颞切口：用于累及额颞的病变以及蝶骨嵴脑膜瘤、鞍旁肿瘤、前循环动脉瘤等（图3-19）。

（4）颞部切口：主要用于颞叶、中颅窝、基底节、丘脑、中脑、上斜坡等部位的病变手术（图3-20A、B）。

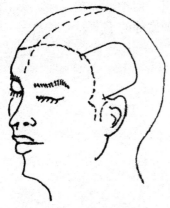
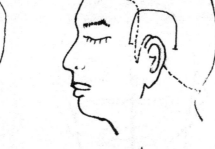
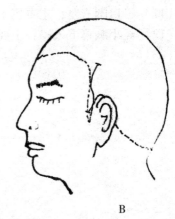

图3-19　额颞切口

图3-20　颞部切口
A. 马蹄形；B. S型

（5）顶部切口：用于顶部、中线部位病变手术，可根据病变位置选择偏外侧或近中线（图3-21）。

（6）枕部切口：主要用于枕叶、松果体区、小脑上部的病变手术（图3-22）。

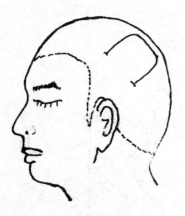
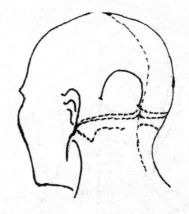

图3-21　顶部切口

图3-22　枕部切口

（7）颅后窝正中切口：用于小脑蚓部、小脑半球偏中线部位、枕骨大孔区及第四脑室内的病变手术（图3-23）。

（8）颅后窝旁正中切口：用于小脑半球及桥小脑角病变手术（图3-24A、B）。

（9）幕上下联合切口：用于累及小脑幕上下的病变手术（图3-25）。

2. 手术入路　如下所述。

（1）经额入路：适用于单侧颅前窝、鞍区、颅眶沟通肿瘤、脑脊液鼻漏及前循环动脉瘤等的手术治疗。

（2）经翼点入路：适用于鞍区、斜坡、蝶骨嵴、丘脑前下部病变、前循环动脉瘤及基底动脉分叉处动脉瘤等的手术治疗。

（3）经颞入路：适用于颅中窝底、颞叶深部、丘脑中部病变、三叉神经鞘瘤、大脑后动脉瘤、椎-基动脉瘤等的手术治疗。

（4）经大脑纵裂入路：主要用于胼胝体、三脑室前部、松果体区病变的手术治疗。

（5）经侧脑室入路：用于侧脑室内、丘脑前部、三脑室前部、三脑室顶部及室间孔后方的肿瘤手术；鞍区肿瘤突入三脑室伴脑积水时，也可采用此入路，例如颅咽管瘤。

（6）经乙状窦后入路：主要用于桥小脑角、脑干偏侧病变手术。

（7）经迷路入路：主要用于内听道内的小型听神经瘤手术。

（8）经小脑延髓裂入路：主要用于小脑下蚓部、四脑室内以及脑干背侧的病变手术。

（9）经蝶窦入路：主要用于垂体瘤手术和脑脊液鼻漏手术修补。

（10）经远外侧入路：主要用于下斜坡的枕骨大孔区肿瘤手术。

（11）经口咽入路：主要用于斜坡、脑干腹侧的肿瘤手术，有时也用于切除齿状突。

（12）经小脑幕下入路：主要用于小脑幕、小脑幕孔切迹、松果体肿瘤等的手术。

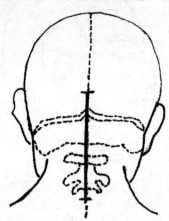

图 3－23　颅后窝正中切口

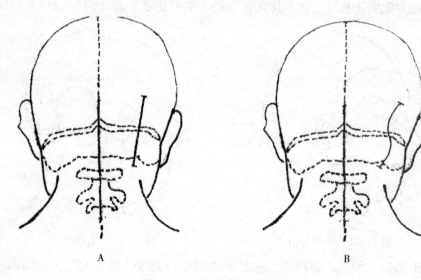

A　　　　　　　　　　　　　　　　B

图 3－24　颅后窝旁正中切口

A. 直切口；B. S 形切口

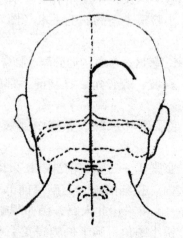

图 3－25　幕上下联合切口

三、标准开颅术步骤

1. 大脑半球骨瓣开颅术 具体如下。

（1）切开头皮：术者与助手用手指沿切口线两侧压迫头皮，依次切开头皮各层，头皮夹夹住头皮与帽状腱膜的边缘止血；沿骨膜下游离皮肌瓣，并翻向皮瓣基底侧；用皮瓣拉钩固定皮瓣。

（2）骨瓣形成：显露好颅骨后，钻颅骨孔 4~5 个，线锯锯开骨瓣，取下骨瓣，骨边缘涂骨蜡止血。

（3）剪开硬脑膜：先用脑膜钩钩起硬脑膜，再用尖刀挑开硬脑膜一小口，然后根据需要按"U"形或"十"字剪开硬脑膜，并将硬脑膜向四周翻开。

（4）切开脑皮层：用双极电凝电灼病变处的皮层表面的小血管，然后剪开皮层，钝性与锐性分离相结合，分离皮层进入病变区。

（5）关颅：切除病变后，若减压充分，严密缝合硬脑膜，并悬吊。放置引流管一条于病灶腔内，骨瓣复位并固定；依次缝合肌肉、皮下与皮肤。外接引流袋。

（6）注意事项：①在切开头皮前，可用 1：1 000 浓度的肾上腺素盐水适量沿切口注入头皮内，可减少头皮出血。②切开的头皮边缘活动性动脉出血应电凝止血。③没有肌肉的头皮处可以一刀切开至骨膜，有肌肉处切到肌筋膜。④钻骨孔顺序是先钻安全不易出血的部位，然后钻靠近静脉窦或脑膜中动脉处。注意钻颅时勿用力过度，以防钻入颅内。⑤线锯导板在导入有阻力时不可强行导入，以防损伤硬脑膜进入颅内；拉线锯锯开颅骨时，要向外偏斜，使骨瓣外板大于内板；肌蒂侧颅骨一般不需要锯开，撬开即可；在撬起骨瓣时，如果骨瓣与硬脑膜有粘连，可先用骨膜剥离子分离，勿用力翻开，以免撕破硬脑膜。⑥硬膜外出血要在硬脑膜外与颅骨之间垫上明胶海绵悬吊止血。⑦剪开硬脑膜时，要距骨缘 1cm 左右，以便于缝合悬吊。⑧切开脑皮层部位的选择原则是兼顾脑非重要功能区和距离病变最近的部位，两侧要用湿棉片覆盖。⑨硬脑膜不能缝合需要修补时，可选择适当的脑膜修补材料；缝合硬脑膜时应将术腔内充满生理盐水，以防积气。⑩确切固定骨瓣是防止术后骨瓣移位、浮动的主要措施。

2. 颅后窝骨窗开颅术 具体如下。

（1）切开头皮：术者与助手用手指沿切口线两侧压迫头皮，依次切开头皮各层，头皮夹夹住头皮的边缘止血，沿骨膜下游离皮肌瓣，用牵开器撑开切口。

（2）咬除骨窗：在枕骨鳞部钻一个孔，咬骨钳咬除骨质，扩大骨窗，骨窗范围上达横窦下缘，向下咬开枕骨大孔，骨边缘涂骨蜡止血。

（3）剪开硬脑膜：先用脑膜钩钩起硬脑膜，再用尖刀挑开硬脑膜一小口，然后以"Y"形剪开硬脑膜，并将硬脑膜向四周翻开拉起。

（4）切开脑皮层：用双极电凝电灼病变处的小脑皮层表面的小血管，然后剪开皮层，钝性与锐性分离相结合分离皮层进入病变区。

（5）关颅：切除病变后，根据需要确定是否缝合硬脑膜，但应悬吊硬脑膜。放置一条引流管于手术腔内，依次严密缝合肌肉、皮下与皮肤。外接引流袋。

（6）注意事项：①皮肤切开时，要沿中线韧带切开，可以减少出血。②枕动脉出血要充分电凝或结扎止血，枕骨导血管出血用骨蜡封闭止血。③要钝性与锐性分离相结合分离附着在枕骨上的肌肉；显露枕骨大孔或寰椎后弓时，要轻柔地进行锐性分离。④骨窗的左右范围要根据病变的大小、位置，适当扩大、偏侧。⑤剪开硬脑膜时，注意剪刀尖要翘起，不要损伤皮层，尤其是脑压力较高时；勿大幅度剪开硬脑膜，以免损伤横窦；在剪开枕窦时，也要注意结扎，防止有粗大的枕窦时盲目剪开后造成大出血。⑥由于颅后窝手术多数不需要缝合硬脑膜，因此，要严密缝合肌肉、皮下和皮肤，以防术后切口漏。⑦打开枕大池时，释放脑脊液不要太快，以防幕上压力骤降，引起出血或积气。

（赵昌平）

第四章

颅内监测技术

第一节　颅内压

一、概述

对于颅内压（颅内压）的监测被认为是颅内监测的金标准。特别是在最新的重度创伤性脑损伤治疗指南中，对于 CT 扫描有异常表现的创伤性脑损伤昏迷患者实施颅内压监测被认定为 2 级推荐指南（即中度临床确定性）。是否应在 CT 扫描正常的创伤性脑损伤或者其他疾病导致昏迷的患者中施行颅内压监测至今未有定论（3 级推荐，临床确定度未建立），尽管神经外科经常在蛛网膜下隙出血、脑膜炎，甚至肝衰竭等许多情况下都建议使用颅内压监测。然而，CT 扫描的表现并不能够一定反映出颅内压的变化。因此，不同的医疗中心使用颅内压监测的频率有相当大的差别。对于需要进入神经重症监护病房（NCCU）的神经急症患者是否需要基于颅内压的治疗，以及在颅内压升高和患者死亡率之间是否存在可精确描述的联系，都存在着极大的生理学争议。能够连续监测颅内压，便能够尽量避免"经验主义的"颅内压治疗以及盲目的预防性治疗。此种手段有极大重要性，因为许多针对颅内压的治疗，尽管能有效地降低颅内压，但可能具有其他有害的反应。

二、门罗 - 凯莱（Monro - Kellie）原理

门罗 - 凯莱原理解释了颅内压的基本概念。此原理是建立在颅内容积恒定的基础上，即颅内压是颅内生理性内容物——脑组织、血液、脑脊液，以及肿块性病变（如果存在）——所占"容积"的函数（图 4 - 1）。外伤之后，由于血管源性或者细胞毒性脑水肿（主要为后者），脑组织体积增大。颅内的血管组成中主要容纳静脉血，所以血液容积可随血液流出的梗阻而增大。这种梗阻的原因可以是颅外的（例如，升高的胸内压或者颈静脉系统的流出受阻），也可以是颅内的，例如矢状窦的引流血管扭曲（Starling 阻力），压力相关的静脉压迫或者血栓。动静脉系统的总容积可以随高代谢状态的血流募集而主动增加，也可在压力自我调节功能受损时由于过度充血或高血压而被动升高。脑脊液的生成一般是恒定的，所以此部分组成的体积增大多是由于流出道梗阻或者再吸收异常而导致的。

颅腔内容物中一种成分的体积增大（或者出现一种新的成分，如出血）可由其他成分的体积代偿性减小而得到缓冲。当体积增加足够缓慢时，代偿反应在达到临界值之前都可以维持一个稳定的颅内压（图 4 - 2）。在临界点处，颅内压即随着脑组织成分的进一步增大而迅速升高。如果在初期颅内诸内容物体积增大的速度就极快，其代偿机制就可能更早达到极限。

此代偿机制的一种可能的结果为当容积缓冲能力达到极限时脑组织顺应性随即发生改变。这意味着对于一个特定容积的改变，其最终的颅内压水平随顺应性的降低而进一步升高。因此即使容积缓冲机制能够保持颅内压相对稳定，脑组织的顺应性值也是描述缓冲系统状态的一个有意义的指标。

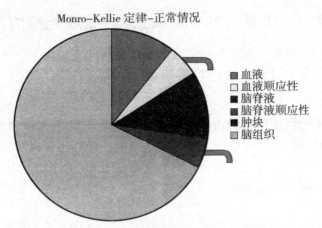

图4-1　正常条件下的门罗-凯莱原理

颅内容物的容积固定，包括脑组织、血液、脑脊液及肿块性病变（如果存在）。这些成分的总体积决定了颅内压的大小。血液和脑脊液可以通过一些固有途径改变其体积，因此允许了其他几种成分在一定程度上体积的增加

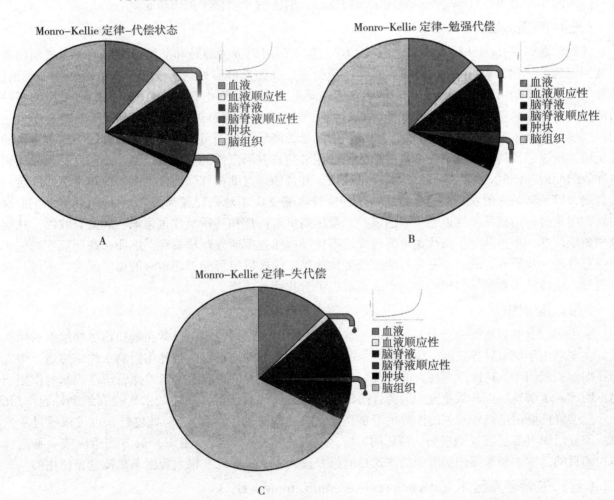

图4-2　容积代偿

一种或几种脑内容物成分的体积增加，或者占位性病变导致的体积增加，开始时是通过将脑脊液转移入脊髓蛛网膜下隙或者加快颅内静脉血液的流出来达成代偿的（A）。这时对颅内压的影响是很小的。当体积不断增加时，其代偿的能力逐渐下降，颅内压开始升高（B）。当超出代偿的极限时，体积更进一步的增加则造成颅内压大幅度地上升（C）

三、门罗－凯莱（Monro Kellie）原理及颅内压管理

门罗－凯莱原理可帮助解释颅内压，并且与目前治疗手段的支持框架一致，其治疗目的均为降低一种或几种颅内容物成分的体积或者至少防止其进一步增加。

（一）占位性病变

最简单的针对成分体积的纠正即是对占位性病变的处理。移除该占位病变（如脑血肿）是控制颅内高压的最古老的手段，其能够直接促进颅内容积达到平衡。颅脑创伤以及其他几个能够根据病因去直接、明确的处理神经急重症疾病就是典型例子，同时也肯定了 CT 在此方面的确切价值，手术干预可以避免对占位性病变因一味内科治疗而延误。

（二）脑脊液成分

固有的颅内脑脊液缓冲系统可将很大一部分体积的脑脊液分流入脊髓蛛网膜下隙（即此循环系统是受到流出道开放度调节的）。如果第四脑室的通路和出口受到堵塞（例如后颅窝血肿），此系统则功能丧失。此种情况，或者临床需要进行脑脊液引流时，可通过建立脑室外引流来发挥作用。当脑脊液容量过多，并且脑室系统不会因为引流而塌陷时，这种手段是非常有效的。然而，开放的脑室引流术将导致颅内压的测量值不再可靠，所以在测定颅内压时，引流管必须处于关闭状态。

（三）脑血流量

针对脑血容量（cerebral blood volume，CBV）的管理可以分为静脉和动脉两个部分。促进颅内静脉血液回流的最优化方案如下：①抬高床头；②避免施加在颈部静脉处的压迫（例如绷紧的颈部矫治器，或者气管造口术约束带）；③通过细致的通气管理降低胸内压，防止静脉压力的升高，或者容积缓冲能力的受损。脑血容量可通过血管收缩而降低，而血管收缩通常通过过度通气而导致低碳酸血症来达成的。过度通气会影响动脉血管的阻力，造成脑血流量的降低，从而可能导致脑缺血。因为这种潜在的不良反应，所以以预防性过度通气来进行颅内压的调节是具有局限性的。例如，在治疗过度如果处理因充血导致的颅内高压时，过度通气治疗要谨慎规划，并且如果过度换气强度较大时，应该考虑实施进一步的监测，以预防缺血的发生。过度通气导致的血管收缩反应相对来说较为短暂，一般认为不超过 24h，并且在终止时有造成回弹性血管扩张的风险。常压高供氧治疗和高压氧疗也可能引起血管收缩，从而导致颅内压改变，不过其对于脑代谢可能造成的不良反应比过度通气疗法要轻。然而，高压氧疗的临床效果还有待进一步研究。最后，甘露醇能够改变血液黏度，所以也可能引起暂时的血管收缩，不过其对脑血流量、脑血液容积和颅内压的影响程度还取决于自我调节功能。

（四）脑组织

脑组织固有的容积缓冲能力是有限的，且在较长时间内保持恒定。通常在脑损伤后脑组织的体积增大，主要是由于脑水肿导致的。细胞毒性水肿和血管源性水肿均可发生于外伤后脑水肿。然而，多方面的证据都更倾向于支持细胞源性，并涉及一种由水乳蛋白介导的跨膜水通道。血管源性机制的作用至今仍不明确。了解这一点非常重要，因为目前常用的渗透剂（甘露醇，高渗盐水）是在细胞外起作用的。唯一能够降低脑内细胞外水肿的治疗手段是高渗疗法（即渗透压治疗）。除此之外，也可以通过手术移除一部分组织（如已经受到损伤、液化的实质，或者正常的"沉默"组织）的方式达成减少脑内容物体积的目的。手术切除损伤脑组织的方式目前仍有很大争议，所以在很大程度上是被禁止使用的。

（五）去骨瓣减压术（decompressive craniectomy，DC）

根据门罗－凯莱原理，最后解决脑内容物体积增加的治疗手段是去骨瓣减压术（DC），此方法是打破该原理的前提条件，这意味着颅内容积将不再是一个恒定的值。较大面积的开颅、硬脑膜切除以及后颅窝成形术使得脑部的容量增大，缓冲能力也加大（因为无骨瓣的区域不是硬质的），以达到代偿颅内容物体积的增加。去骨瓣减压术在脑卒中、创伤性脑损伤、蛛网膜下隙出血等情况中都可有效地预防颅内压的升高。然而，实施去骨瓣减压术的准确时机和其对预后的影响（尤其是在创伤性脑损伤中）尚

待商榷。

四、基于门罗-凯莱定律的治疗（Monro-Kellie-driven therapy）指征

门罗-凯莱定律为实施脑损伤后的内外科治疗提供了极其有价值的框架。但这一原理主要集中于针对颅内压的临床治疗，而现在已有的治疗模式多为现象学的，且多基于其明确的降低颅内压的能力。然而，这些治疗手段中并没有一种特异性地针对于创伤性脑损伤或者其他急性脑损伤的病理生理学机制。渗透压疗法的原理是减少扩张性最小的成分中水的体积。减低脑血容量是基于现象学的，因为在成人中，原发的动静脉充血通常并不是潜在的病理学事件，而其引发的血管收缩可能导致氧气运输的阻碍，所以对机体是有害的。在流出受阻时，脑脊液的外引流能够特异性地解决其导致的病理生理异常，但在没有明确脑积水的情况下，这仍旧是基于现象学的。例如镇静、止痛、神经肌肉阻滞等治疗手段，或大剂量巴比妥类药物等二线疗法，甚至去骨瓣减压术，均是集中针对颅内压的，而并不是其潜在的病理学原理。低温治疗，如果早期就开始使用并且不是作为针对颅内高压的治疗，那么其目的则是解决脑外伤导致的一些病理生理异常，但不幸的是，这种治疗手段并不能提高成人或儿童创伤性脑损伤的预后。反之，诱导低温（induced hypothermia）在心脏骤停中的疗效是很肯定的；然而，此疗法却不用于特异性的颅内压治疗。

这种怀疑论的重要性是为了提醒临床工作者，因为这些治疗手段并不是基于特异的、并且在分子或生化机制方面是可逆性的，所以必须注意在选择或维持个体治疗方法时一定要避免对患者造成伤害。显然，有许多手段可以用来调控颅内压和脑灌注。当一种已有的治疗手段无效，甚至开始出现系统性伤害时，这种治疗手段或策略必须立刻停止，换用另一种疗法。当然这是以恰当应用颅内压监测为前提条件的；在现代 NCCU 中，针对颅内压的治疗应当以此技术作为指导，而不是根据经验主义来施行。针对颅内压的治疗手段是没有一定之规的，并且在理想上，我们需要一种由综合监测和追求重症患者整体平衡的观点来引导实际临床操作和管理。

五、颅内压监测的作用及创伤性颅脑损伤的治疗

针对颅内压的监测和治疗在创伤性脑损伤的研究得最为透彻，而对于其他情况，例如蛛网膜下隙出血、脑出血、缺血性脑卒中、脑炎和代谢性脑病中的颅内压升高的治疗和预期在很大程度上都是基于创伤性脑损伤的经验。因此其核心内容即是针对颅内压和创伤性脑损伤的。颅内压的数据可以帮助推测预后及颅内病理变化、计算和控制脑灌注压、指导治疗策略，以及避免有潜在伤害的疗法。颅内压监测可以说是严重创伤性脑损伤的必要组成部分。然而，在临床应用的过程中，关于颅内压监测的争议也从未间断。此外，同样需要讨论的是如果将颅内压的数据同其他治疗手段整合起来——例如在严重创伤性脑损伤（或其他导致颅内高压的病理过程）中，对基于颅内压的治疗、基于脑灌注压的治疗、隆德疗法（Lund therapy）和优化的过度通气疗法等进行整合。颅内压监测的加入是从"观察主义""临床主义""经验主义"的治疗迈向基于数据监测的治疗的第一步。即使是追溯到 20 世纪 60 年代，对创伤性脑损伤患者施行基于颅内压监测的治疗也备受争议。

六、颅内压的阈值

在研究如何能够最好地理解并治疗颅内压变化的几个方面中，其中一个需要讨论的就是开始治疗的阈值，尤其是同一个阈值是否能够应用于所有的患者，或者应用于同一个患者的不同阶段。阈值太高可能造成漏诊的神经损伤，而阈值太低则可能导致过度治疗或者医源性并发症。目前最常使用的阈值为 20mmHg 约合 2.67kPa，即来自于腰穿测得的脑脊液压力的正常上限（Lundberg 的早期工作所得）。现在采用的颅内压治疗阈值是 20 或 25mmHg 约 2.67 或 3.33kPa，这就容易混淆在颅内压等于或大于 20mmHg 情况下的疗效和治疗不良反应的分辨。然而，目前确定一个高于 20mmHg 的治疗阈值对于颅内压的调控是极为关键的，因为基于因果分析的研究显示，20mmHg 为治疗的触发点（目前尚未有针对最佳颅内压治疗阈值的对照研究）。这一阈值如此重要是由于以下几个原因：第一，其他监测手段所使用

的观察数据——颈静脉球导管、脑氧或者微量透析——显示即使在颅内压和脑灌注压正常情况下，脑的代谢也可能已经出现问题。第二，20mmHg 的颅内压阈值是在人们认为系统性高血压是颅内高压的危险因素之一的时期建立的，这时患者都常规性地被保持于较"干"的状态，而脑灌注压不是一个被监测的变量。最后，许多 ICU 病房中，创伤性脑损伤患者血压都相对较低，唯一真正的限制是尽量避免收缩压低于 90mmHg（约 12.0kPa），相当于 MAP70mmHg（约 9.3kPa）。因为正常的自我调节功能在颅内压接近 50mmHg（约 6.67kPa）的时候受到损伤，因此颅内压为 20mmHg 的时候即达到缺血的临界点；换言之，此阈值可能就是当时治疗理念的副产物之一。当时，治疗的中心并不仅仅在于颅内压，脑灌注压也是治疗中心之一，当然一些治疗机构也非常看重脑氧或其他一些指标。以上这些与降低脑代谢率的镇静剂联合，意味着能够保证脑血流灌注的颅内压的值（20mmHg 或更高）在现今和此阈值刚确立的时候已经发生了改变。

或许比单纯一个颅内压阈值更加重要的是，颅内压的变化趋势、波形分析，或者颅内压的数值是否与其他有害反应相关。颅内压阈值在不同患者当中，或者在同一个患者的不同时期均可能发生变化的理念并不是全新的。

七、颅内压监测的价值

尽管目前对于颅内压的理解尚不完备，治疗手段也仍需改善，但是颅内压监测仍有许多潜在的益处。首先，不进行颅内压监测，就无法得知脑灌注压的值。即使是非常短暂的脑缺血，对于已经遭受外伤的大脑而言，其伤害也可能是毁灭性的，因此准确而连续地监测脑灌注压至关重要。因为向脑实质内插入颅内压监测装置非常安全，其本身监测脑灌注压的能力对于广泛应用的颅内压监测也构成一个有力的论据。第二，脑疝的形成也是由于压力，而颅内压的监测能够更早发现。想要经验性（即神经检查）地预测压力（或压力梯度）为多少时会引发脑疝是不可能的，尽管当脑疝真正发生的时候就完全清楚了。与其发生了脑疝后再去治疗，不如首先避免脑疝的发生。第三，颅内压监测可以提供重要而敏锐的信息，很好地指导患者护理和 ICU 资源。例如，一个 CT 图像表现异常但是并没有颅内高压的患者，并不一定需要与一个 CT 表现相同但是颅内压升高的患者采用相同力度的治疗。类似地，如果一个颅压升高的患者，对于逐渐升级的治疗手段效果均不明显，那么就成为"二线"治疗方案的初步候选者，或者如果颅内压非常高，甚至要撤除现有的治疗。第四，颅内压的趋势可能是占位性病变扩增、新的损伤出现或者水肿的发展、缺血，或脑积水的早期预警，并且使得这些情况能够在临床表现变化或者被定期的影像学检查发现之前得到有效的处理。最后，由于颅内压数值具有预测预后的价值，它能够指导与患者家属间关于治疗和预后的讨论。

八、颅内压监测技术

技术的革新对于循证医学来说并不是一个理想的话题。然而，不同的颅内压监测系统在严重创伤性脑损伤的治疗指南中的颅内压监测技术部分得到了充分的描述。在临床上能够互换应用的技术：①连接着外部计量器的脑室内插管；②导管尖端放置应变器的装置；③导管尖端光纤技术。这 3 种系统的每一种都能够放置入脑室中。导管尖端应变器或者光纤的导管也可以放入脑实质中。气动性的 Spiegelberg 颅内压监测不像其他实质内的监测手段允许体内校准和颅内顺应性监测。非侵入性的颅内压监测技术是基于一系列不同的技术，例如超声、颅内多普勒、颅骨的声学性质、鼓膜移位、心率变异性，而心脏耦合、视网膜血管血压测定法和视神经直径测定法还处在研究阶段。尽管自 20 世纪 90 年代以来，已经有超过 30 种非侵入性的颅内压监测方法获得了专利，但是其中大部分仅太繁杂或者准确性不够高，所以还不能投入临床使用。

脑室内导管的另一端连接着一个外部的液体耦合的应变器，是颅内压监测的金标准，因为除了监测外，它还可以通过脑脊液引流来进行针对颅内压的治疗。在其他测量手段失败后，实行脑室外引流术（external ventricular drain，EVD）的患者，其中约 50% 患者升高的颅内压都得到了控制。传统的脑室内导管的外部转换器只允许间歇性的颅内压监测，因为只有在引流关闭的情况下才能测量颅内压，然而也有些导管设计有内部的转换器，可以在监测颅内压的同时允许脑脊液的引流。脑室外引流术可能在引流的时候漏掉一些短暂的颅内压升高的情况。不过，这一技术，由于是第一个能够实践应用的监测系统，还是优先考虑的。况且，并没有临床预后的研究显示哪一种监测技术优于其他的。因为脑室内导管是放置入脑室内的，所以"从逻辑上"可认为它能够最准确地反映颅内压的值。然而，虽然脑实质和脑室系统是存在压力梯度的，但是都未发现其具有临床意义。实质内的装置更容易放置，尤其是当脑室解剖结构有所变化时，可能限制了脑室内导管的放置。然而，实质内的光纤或电子的应变器系统太过昂贵，且不能在原位进行重新校准。最后，除了脑室内导管监测装置具有引流脑脊液的能力，可以作为一项潜在的治疗策略外，颅内压监测方式的选择主要还取决于准确性、可靠性、并发症概率、插入难易程度和费用等因素。

九、颅内压监测的潜在并发症

脑室内导管和颅内压螺栓传统上是由神经外科医师来放置的。然而，神经内科医师现在也更加频繁地施行插入性监测。操作由谁施行，操作者是否接受过充分的训练等诸多因素均和并发症情况相关，因此，颅内压监测并发症发生率实际上更取决于操作的技术和装置类型（脑室内导管相对于实质内监测）。

（一）感染

颅内压监测与感染的相关性颇有争议。比起实质内监测，脑室内导管更容易发现细菌的潜入，因为脑脊液可以定期地获取。在缺乏明确脑室炎征象的情况下，阳性的培养结果理解为"定植（colonization）"更为妥善。当使用这一概念（定植，而非感染）分析时，阳性的培养结果可见于8%脑室穿刺术的脑脊液培养，以及14%的移除引流装置后来自其导管尖端的培养。然而，在临床实践中，实质内的常规监测是不会应用的。相反，通过脑室内导管的脑脊液取样则非常普遍。阳性的脑脊液培养结果提示应该拔除植入的装置，抗生素的使用可能会延长住院时间，患者暴露于肠外抗生素的潜在危险下，也暴露于导管置换的风险中。因此尽管两种监测手段相似，其结果却显著不同。这必须与脑脊液的引流保持平衡。

医源性的导管相关性脑室炎和脑膜炎发生于5%~20%的脑室外引流术，感染可能是因为植入时导管直接的污染，因为逆行性的细菌定植。总体的设备感染率是每1 000个引流中存在6~8个。感染的危险因素包括：并发的其他系统性感染、监测时间过长、脑室内出血或蛛网膜下隙出血的存在、开放性颅骨骨折（并发或不并发脑脊液漏）、外伤、导管冲洗，以及穿刺部位的脑脊液漏。因为绝大部分数据来源于病例分析，预防或处理感染的最佳手段仍不明确。但是，如果我们采取关闭引流系统、设计较长的皮下隧道、缩短脑室内导管的植入时间（即不需要时立刻移除）等策略，尽量避免导管的冲洗（如一定需要冲洗则要求严格的无菌技术操作），也要避免其他部位可能出现脑脊液漏。持续的抗生素预防似乎并不需要。用银离子或者抗生素浸润的导管可能减少导管相关性脑脊液感染的发生率，尽管这些导管的确切作用仍然存有争议。因为脑脊液样本极易污染，取样操作本身也极易引起感染，所以应按特殊的临床标准而不是常规步骤来留取样本。如果取样频率自每天留取样本减到每3天留取一次，也可以使脑室炎的发生率从10%降至3%，标准治疗程序尤其是成套方案的应用也可以帮助降低感染率。常规更换导管似乎是不必要的，因为更换导管的风险比潜在的益处更大。当并发系统性感染或者开放性颅骨骨折时，应该考虑使用实质内颅内压监测，因为无论在儿童还是成人中都尚未有这些装置导致感染的文献汇报。

（二）出血

颅内压监测装置植入后发生出血性并发症的精确发生率取决于选择何种装置、穿刺的技术和如何定义出血。理想状态下，此类研究在颅内压监测装置植入的前后都应该完善影像学检查，但是极少有研究具备完善的影像学资料。回顾性病例分析显示，成人置入脑室外引流后颅内出血发生的风险为2%~10%。在儿童中这种风险更大（17.6%）。绝大多数出血量都低于15mL，并不具有"临床意义"。脑室穿刺后发生具有临床意义出血的可能性约为1%。在成人中植入实质内颅内压监测装置后颅内出血的发生率预计为0% ~11%。其在儿童中的发生率与成人类似。

（三）技术问题

脑室内导管移位、意外脱出和封闭都有可能发生。当组织碎屑或者血凝块堵塞导管导致其封闭，或者导管移位至实质中时，脑脊液引流在导管管腔和脑室内形成一个很大的压力梯度。在这种情况下，当颅内压在引流的同时受到监测时，其数值往往被低估，并且脑脊液的波形也变得更平坦。如果发生这种情况，应该关闭引流系统，观察波形是否能恢复。如果不能，可用 1 ~2mL 生理盐水轻柔地冲洗该引流系统。溶栓剂对于接触脑室内出血后明确的血栓的作用目前仍不明确。其中类似导管破裂或者移位等的技术性并发症在实质性装置中的发生率大约为 4.5%。这些并发症大多发生于移动患者、护理操作或患者自行活动的时候，但似乎均不会影响到患者的病程和预后。目前可行的实质内装置包括光纤、应变器和气动学技术。只有气动性的 Spiegelberg 颅内压监测装置允许体内校准。床旁监测显示实质内监测具有极其出色的准确率；然而，研究认为零点漂移率对于应变器监测具有重要的临床意义，而光纤导管中漂移的发生非常少见。此外，在使用 Codman 仪器和 Raumedic 颅内压传感器中，有报道阐述静电放电可导致基线压力受到干扰。

十、脑实质内监测探头的最优放置

实质内颅内压监测设备是通过一个小的颅骨钻孔和颅内接入设备或螺栓植入脑实质中的，总共可以放置 1 ~3 个监测装置。当损伤或变性区域非常广泛时，通常这些监测装置是植入额叶的非主要区域。然而，在局部损伤中，监测设备最好放置在损伤或变性的脑实质附近区域，因为与脑室内导管不同，当幕上梯度存在的时候，实质内装备可以反映局部"区域"的压力。尤其是，当实质内监测设备放置在占位性病变对侧的大脑半球时，即使已经存在脑疝，也可能低估颅内压的数值。

创伤性脑损伤后部分患者应用老式技术——如蛛网膜下隙螺栓的临床研究均表示大脑半球间梯度的存在。Sahuquillo 等人应用实质内光纤监测设备也发现局部脑损伤的患者的半球间压力梯度可以超过10mmHg。其中四分之一的梯度可以对脑灌注压的计算产生等于甚至超过 5mmHg 的偏差，学者们认为此偏差甚至有改变治疗方案的可能。因此作者们总结"为得到占位性病变超过 25mL 或者有中线移位的患者的颅内压的最优化数值，测量装置应该放置于脑实质的两侧和病变处"（表 4 −1）。

表 4 −1 脑室内及实质内颅内压监测的优势和缺陷

脑室内监测	实质内监测
优势	优势
·参考标准（默认情况下）	·易于植入
·可以重新归零	不需机械减震也能够
·价格便宜	准确地复制脑脊液
·可以治疗性地引流脑脊液	脉冲波形
缺陷	缺陷
·容易堵塞	·只有移除才可能重新调零——发生漂移的可能
·容易断裂	·容易出现技术故障（导管破裂、脱出等）
·当引流开放时无法准确测量颅内压	·与 MRI 不能兼容
·可能引起脑室炎	·价格昂贵
·脑组织必须被穿透	
·当脑室移位、压缩或体积太小时难以植入	
·过度引流会引起并发症	
·当头部距离创面的距离发生改变后系统必须重新调零以避免偏差	
·由于管道的机械性能或者空气的漏入，颅内压波形会受到抑制	

十一、凝血功能异常患者植入颅内压监测装置的研究

需要颅内压监测装置的患者可能具有异常的凝血指标。许多治疗中心在脑室外引流和放置颅内压监测设备之前都有纠正凝血功能的常规方案和步骤。然而，凝血因素的调整可能会延误治疗时机。研究认为，创伤性脑损伤患者中若 INR 小于或等于 1.6 是可接受脑室内导管植入的。许多内科医师认为当血小板计数必须高于 100 000 时才能够比较安全地植入颅内压监测装置；然而，针对这个问题仍旧存有争议。

十二、如何监测颅内压及监测时程

连续的数字记录是获取颅内压数据的最佳方案，因为这种方式可以和其他检测手段相互联系，从而计算出派生指数，并且不会遗漏短暂的颅内压变化。但这种手段在 ICU 中是不可行的。相反地，NCCU 的医护人员定期记录颅内压的数值。每小时记录的方式通常能够与连续记录的数值很好地相关联；然而，为了能辨认出突发事件，一般需要每 10min 记录一次。即使是短至 5min 的颅内压升高也可能导致预后的恶化；警报系统的应用能够帮助医生及时发现这些事件。在创伤性脑损伤后发生颅内高压的患者通常在第一周施行监测，尽管颅内压升高的时机有几种不同的模式，仍有 20% 的患者在 72h 之后开始出现颅内压升高。当有临床指征时，颅内压监测设备应该固定好位置，但通常当患者能够遵从指令时就可以移除了。如果患者持续处于昏迷状态，但 72h 之内若其颅内压一直保持正常，也可考虑移除监测。如果颅内压曾有升高，但患者在除了呼吸机治疗及镇静剂外未接受任何其他治疗的情况下，若颅内压保持正常范围持续 24h，也可以考虑移除监测设备。后续的随访 CT 扫描如显示占位效应妥善解决的话，也能指导此撤除监测的决定，而其他的监测手段，如脑氧合或脑电图（EEG）也能够帮助证实此决定的合理性。

十三、脑顺应性和代偿性储备（compensatory reserve）

脑顺应性指的是脑内容物的"坚硬程度"，并且是由颅内压对于颅内容物的体积变化的反应来体现的。按照门罗 - 凯莱原理，当脑顺应性很好时，颅内容物体积有小幅度增加时，颅内压的升高幅度也比较小（图 4 - 3）。当脑顺应性部分受损时，对于同样的体积增加，颅内压的升高程度会更加显著，而当脑顺应性非常差时，颅内压的升高将更加剧烈。关于颅内容物体积的改变如何影响颅内压变化的幅度，可通过一项计算多少体积的血容量改变能够引起颅内压发生 1mmHg 的升高的研究来阐述。针对创伤性脑损伤患者的研究表明，这一体积最少可为 0.42 ~ 0.5cc（0.42 ~ 0.5mL），而在脑顺应性减低时可能更小。过度通气能够使颅内压对体积改变的反应敏感性升高。

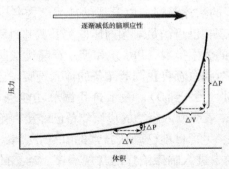

图 4 - 3　脑顺应性代表了对于单位容积变化（△V），颅内压的反应（△P）
当脑顺应性进行性受损时，压力反应的幅度也增加。当脑顺应性轻度或中度受损时，颅内压尚能够保持在可接受的范围内，尽管缓冲能力以接近极限。当脑顺应性达到极限后，很小的体积变化即可能导致严重的颅内高压甚至急性脑疝

对于体积变化的代偿是时间依赖性的。脑脊液和脑血容量的空间分布可以部分缓冲体积增大的代偿

（例如进展性的脑水肿）。然而，快速增加的体积能够被缓冲的幅度较小，所以对颅内压的影响更大。经鼻气管内吸引、患者翻身，或某些生理事件如高碳酸血症（脑血容量升高）等，在脑顺应性较差时都可引起颅内压的升高。

为了量化脑顺应性，需要传导一个可复制的体积改变，然后测量颅内压的变化。因此容积 - 压力反应（volume - pressure response，VPR）可以通过脑室切开术后快速向患者脑室中注入小容积（如 1cc）的液体，然后测量颅内压的直接反应（VPR = 颅内压变化/注入液体的体积）来衡量。这种方式可以得出脑顺应性的一个瞬时的数值，但是并不能描绘体积 - 压力曲线的形状，而且其在不同患者或者同一患者不同阶段之中可能是不同的。假设这两者之间是单指数关系，而通过对数据的对数转换，能够得到压力容积指数（pressure - volume index，PVI），从而得出体积的改变使颅内压产生 10 倍于体积变化的结论 $PVI = V/\log_e [Po/Pm]$。压力容积指数描述了脑顺应性曲线的形状，但是却不能显示患者目前在此曲线的位置。这显示了 PVR 和 PVI 互补的价值。

然而，向脑室内注入液体，首先需要"打开"脑室系统。这似乎与更高的感染风险相关联。而且在注射了液体之后，颅内压不一定总能够很快地恢复到基线值，从而导致颅内高压。虽然同样的计算也可以通过抽出液体来完成，但是此操作难以实践，也极少应用。因此通过脑室切开术来测量 PVR 和 PVI（脑顺应性）并不是临床实践中的常规方式。一些简单而间接的方式，如压迫患者腹部并观察颅内压变化等，可以对脑顺应性的状态起到定性评估的作用。

SPiegelberg 颅内压传感器和脑顺应性装置也可起到测量脑顺应性的作用。脑室引流管插入后，导管的尖部是一个很小（0.1cc）的球状结构，在循环周期中可以自动地膨胀或塌陷。虽然由于颅内压监测设备固有的噪声干扰，导致颅内压对于小体积变化的反应难以探测到，但是信号触发的均值法可以提取并分析信号，从而得出脑顺应性的数据。试验和临床（在脑积水患者中）的证实试验与 VPR/PVI 值不同，充分地支持了此手段的可靠性。然而，这种方法在临床并没有得到广泛应用。

临床上对于脑顺应性的评估是基于对颅内压波形的观察而定性的。颅内压脉冲波形中最先出现的 3 个小型波峰被标记为 P_1，P_2 和 P_3（图 4 - 4）。第一个波峰（P_1）是由收缩期的脉搏波产生的。第二个波峰（P_2，即"谐波"）是能够反映脑顺应性的谐波。而第三个波峰（P_3，即"重搏波"）代表了主动脉瓣关闭而形成的重搏的静脉波。另外，这三个波峰之后可跟随数个更小的波形。在正常情况下（指脑顺应性较好）P_1 应该是脉冲波形中最高的波峰（图 4 - 5A）。当脑顺应性受损时——常常是由颅内高压导致，P_2 的波幅往往会逐渐升高，直到与 P_1 平齐甚至超过 P_1（图 4 - 5B），其性状也类似动脉脉冲波形。这种改变可能是持续的，也可能随时间而变化（指随着呼吸节律）。P_2 的高度超过 P_1 对于随后出现与护理策略相关的颅内压升高是一个极为敏感（99%）但并非特异（1% ~ 17%）的指标。出现异常波形的患者往往意味着较差的预后。而诸如高频重心波及波形传输等的波形标志则与更高的死亡率相关。然而，定性的颅内压波形分析在临床上效果却并不突出，因为波形经常受到其他因素的影响。波形分析如何能够更准确地指导对患者的治疗策略，以及帮助预测颅内高压的发生，仍需继续探索。

电子化监测和数据处理的进展现在已可满足对颅内压监测及调整过程的相互关系进行在线、实时的分析。这也促进了脑血管压力反应性的派生指数（PRx）和脑 - 脊髓代偿储备（RAP）的发展。这些指数提供了对于颅内容物的代偿储备以及对脑血管自我调节储备的深入理解。当 RAP 指数接近 0 时，表现具有良好的代偿储备，而当 PRx 为负数时（-1 到 0），表示自我调节功能也有储备。反之，当 RAP 指数较高（+1），或者 PRx 较高时（>0.3），表明颅内容物的代偿储备已经接近殆尽，这时即使颅内体积发生极小的改变也将造成颅内压的迅速升高。尽管目前已确认异常的 RAP 及 PRx 数值和较差的预后相关，但这些指数仍主要应用于科研环境，而尚未进入临床治疗的常规程序。动态的自我调节功能也可以通过分析颅内压对于临床诱导的或者生理性的体积变化的反应来评估。最后，对于脑的代偿储备的深入分析可以通过对治疗强度水平（therapeutic intensity level，TIL）评分来评估。这是对颅内压治疗需要的定性评估。较高的 TIL 评分表示需要联合更多治疗手段或者应用更复杂的治疗技术才能控制颅内压。

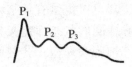

图4-4 正常颅内压的波形，即第一个波峰（P_1）高于紧随的两个波峰（P_2和P_3）

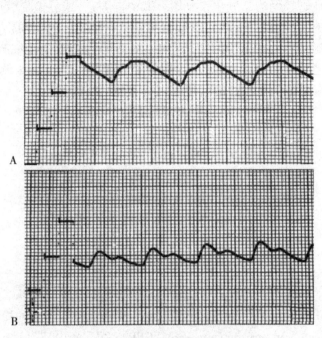

图4-5 颅内压波形对治疗的反应

颅内压的记录，其中A代表异常的脑顺应性，即P_2和P_3高于P_1。例如渗透疗法或改善血压等治疗手段可降低颅内压，从而亦能改善波形，于是P_1重新高于P_2及P_3

十四、总结

颅内压升高在多种形式的急性脑损伤中均非常常见，而对高颅压的预防和治疗对于进入NCCN的许多患者往往至关重要。显著的颅内压升高和较差的临床预后之间具有相当确定的关联，而作为计划性治疗的一部分，避免颅内压升高的快速治疗手段明确能降低发病率和死亡率。然而，对于治疗阈值的准确界定、降低颅内压的最佳方案，以及在成人及儿童中轻度升高的颅内压是否均需要治疗等问题，还存在着不少争议。其他的一些参数——例如CPP等，其重要性可能丝毫不弱于颅内压，并且这些变量之间的互相作用以及对于它们的调控方式也都需要进一步探索。再加上综合性监测手段的出现，更显著地说明颅内压数值需要与其他临床或者影像学参数结合起来综合分析并解读。然而，由于颅内压在创伤性脑损伤治疗的过程中已经成为最基本的角色，并且在大部分NCCU患者的护理当中，得到准确的颅内压数值对于直接治疗、分配资源、评估预后和预防（而不仅仅是治疗）继发脑损伤都是必要的。由于目前已有许多安全且有效的颅内压监测技术，经验性的颅内压治疗已经退出历史舞台。并且，对于机体状态及治疗反应的准确监测可以帮助我们制定最佳的治疗方案。

（赵　彬）

第二节　脑氧监测

一、概述

就重症医学领域总的原则来说，保持充足的组织氧是基本的目标性治疗要求。在重症患者的管理方面，组织氧的评价和监测是个关键的步骤，其可以提供有关某特定组织氧供和利用的有价值的信息。如果组织氧水平减少至不能维持细胞的功能和代谢的状态即定义为低氧血症。组织的低氧血症根据病理生理学可以分为以下几类：①组织缺血型；②细胞病理型；③贫血型；④低氧型。

在脑组织中，导致组织缺血型低氧血症的原因多见于大血管的缺血（如脑血流的减少或者消失、脑栓塞、血管痉挛、动脉血管较低的二氧化碳分压、碱中毒等），或者微血管的缺血（血－脑屏障的破坏、脑毛细血管内皮细胞的功能障碍）。脑组织细胞病理型是指在脑原发损伤后发生的一系列复杂的级联过程（例如兴奋性氨基酸的释放、细胞内钙离子的内流、自由基及炎性细胞因子的释放），级联过程导致细胞能量传递及线粒体功能的丧失，输送到细胞内的氧有限，则会减少氧的提取，贫血以及机体损伤的体系统内部氧生成是脑组织低氧血症的其他原因（表4－2）。

表4－2 脑组织低氧的原因

病因学	病理生理学
组织缺血型	
大血管型	氧输送降低，CBF降低（血栓、血管痉挛、低 $Pa(CO_2)$）
微小血管型	BBB破坏，血管源性水肿，内皮功能障碍
细胞病理型	氧摄取降低（细胞毒性水肿、弥散限制氧输送、线粒体功能障碍）
贫血型	Hgb浓度下降
低氧型	$Pa(O_2)$、SaO_2下降

脑缺氧可导致继发性的脑损伤，因此，神经重症监护在处理急性脑损伤时，有多项证据建议进行脑组织氧分压的监测以区别正常脑组织还是严重损伤脑组织是极具临床意义的模式。此外，众多观察性研究报告，提示脑灌注压（cerebral perfusion pressure，CPP）以及颅内压（ICP）并不能替代脑氧监测，脑氧浓度的变化是相对独立于颅内压及颅脑血流动力学之外的。当然，与其他监测类似，脑氧的监测并非是要去独立的使用和理解，脑氧监测应该是ICP及微透析等其他监测数据的补充和支持。

二、定　义

脑组织氧指在脑间质空间中氧分压，其反应了用于氧化能量反应的氧的储备。但是，监测系统是否能够测量组织氧的压力和张力目前仍存争议，专家共识建议应用 $P_{bt}O_2$ 作为标准缩写。临床研究中对脑组织氧的定义沿袭如下的公式计算：

$$P_{bt}O_2 = CBF \times AVTO_2$$

$AVTO_2$ 指动脉氧分压（$Pa(O_2)$）减去静脉氧分压（PvO_2），就是说 $P_{bt}O_2$ 代表的是细胞质内氧分压和脑血流之间的相互影响。

三、技　术

测量脑组织氧的方法有四种：①颈静脉球氧含量；②直接脑组织氧测量；③近红外光谱技术；④O_{15} PET成像技术。下面主要介绍直接脑组织氧监测，其是目前神经重症监护室（NCCU）内获得脑氧状态信息最为广泛的技术方法。该项技术操作是将一根直径约0.5mm的细管植入脑组织内，主要置于脑白质部位并进行持续的 $P_{bt}O_2$ 监测。导管或者探头可以通过颅骨骨孔的单通道或者多通道固定栓插入，也可以通过皮下隧道方式植入。操作过程可在手术室，也可以在床旁完成。$P_{bt}O_2$ 探头一般与ICP探头同时经三通道固定栓毗邻置入颅内。原则上监测探头的位置和功能应该通过颅脑CT进一步确认，甚至通过氧耐受试验确认，即初始脑氧含量持续30~60min仍保持稳定则为可能异常。

在脑组织氧测量方面有两个最初的技术应用于此领域。一个基于Clark原理，另一个基于光导技术。Clark原理是应用具有电化学特点的惰性金属去测量组织中的氧的含量。Clark探头包括一层覆盖了电解液的膜以及两个金属探头，氧可以通过膜进行扩散并由于电化学反应在电极的阴极衰减。局部氧分压越高，就会有更多的氧通过膜进行扩散。参考电极与测量电极之间的电压变化与在阴极减少的氧分子数量呈正比。Licox 氧分压探头就是这样一个密闭的极谱分析 Clark 型电池，其带有可以逆转的电化学探头。氧消耗过程是温度依赖的，所以需要不断地进行患者体温的校对。这套 Licox 锂离子电池系统包括通过三通道固定并栓绑的 $P_{bt}O_2$ 探头、ICP 探头及脑温探头。温度探头测量脑温并且进行自动校准，新型的 PMO 锂电池探头只需一个探头既可以完成 $P_{bt}O_2$ 以及脑温的测量。Neurovent – PTemp 系统应用同样的锂离子电池极谱技术，可以在一根导管系统里同时测量温度和 $P_{bt}O_2$。两套系统在标准方面有显著差异，因此，不能将两套系统获得数据进行互相参阅。基于目的性设计的三通道经颅通道装置可以同时进行 ICP、$P_{bt}O_2$ 以及脑微透析监测。然而，如果脑温数据不能提供（微透析导管占据了脑温的通道），监测则需要在基线水平上人工校准，例如，每 30min 进行一次根据中心体温的校对。Licox 系统在 14 ~ 18mm^2 面积的探头表面氧的平均浓度可以维持一个良好的长期稳定状态，甚至长达 7d。Neurovent – PTemp 系统拥有达 24mm^2 表面积的探头。

测量 $P_{bt}O_2$ 的第二项技术是基于荧光淬灭技术，原理是标记物会随着周围气体数量的变化而出现颜色的变化。指标化合物的光学特点可以产生各种变化，因此可以通过光感感受器来测量光化学反应后的物质浓度。利用光学荧光技术，应用 $OxyLabPO_2$ 可以测量 $P_{bt}O_2$。这不同于 Licox 技术，此过程并不消耗氧，从而不会影响被测氧的水平。然而，探头测量的区域相对狭小。Neurotrend 采用的就是此项技术，遗憾的是目前尚未投入商业临床应用。此种方法的准确性以及临床稳定性显示仍不及 Licox 系统。Clark 原理和光学技术为代表的两种方法之间仍有众多的重要差异。首先，Licox 导管是校准前的，其不需要用前校准就可以直接置入颅内，但需要经过插入后 1h 的稳定时间方能读取可靠数值。显著不同的是，Neurotrend 探头则需要床旁进行校准以便定义氧浓度。其次，管子的长度也明显不同，较之 Licox 导管，Neurotrend 导管可以放置的深度更有优势。第三，有关低氧血症的关键性 $P_{bt}O_2$ 的阈值也不同，因此很难对采用不同方法测量的结果进行比较。

四、导管放置

针对额叶损伤的患者 $P_{bt}O_2$ 探头管路可以置于右侧额叶脑挫裂伤的白质内或者置于损伤最严重的一侧。针对 SAH 的患者，根据出血的分布以及动脉瘤的位置，建议可以将监测探头置于可能发生血管痉挛最严重的部位。有关 $P_{bt}O_2$ 探头脑内放置的建议位置见表 4 – 3。

表 4 – 3　脑氧探头置入的推荐区域

颅内病变	导管位置
TBI	
弥漫性损伤	右侧额叶
局灶性损伤（硬膜下血肿、脑挫裂伤）	脑挫裂伤周围脑组织
蛛网膜下腔出血	载瘤动脉可能的分布区，症状性血管痉挛或者迟发性脑缺血发生的高风险区域
脑缺血	病变区域，与缺血组织有一定距离

总体而言，GCS 评分不高于 8 分的患者推荐进行氧分压水平的监测，对于 $P_{bt}O_2$ 监测的时间目前尚没有特别的指南推荐。在创伤性脑损伤的患者笔者监测的时限标准是：无特异性治疗情况下 ICP 正常 24h，且撤除了为通气目的进行的镇静治疗。对重型颅脑损伤的平均监测时间为 4.5d。SAH 的患者可在整个血管痉挛的危险时期进行全程的监测。此外，持续的脑氧监测还可以通过每天两次的颈静脉氧浓度监测（SjvO$_2$），SjvO$_2$ 监测无需重新校正。研究提示，如果对 $P_{bt}O_2$ 和 SjvO$_2$ 进行比较，95% 的 $P_{bt}O_2$ 监测时段可以获得良好的数据资料，而仅有 43% 监测时段 SjvO$_2$ 可以获得高质量数据资料。导管放置后可通过 CT 平扫确定探头在脑实质内的位置，位置的确定对解读数值有重要意义；还可针对部分患者进行 CT 灌注研究。例如，当 $P_{bt}O_2$ 数值持续低下并且治疗反应性不佳时，我们需要了解监测探头周围是局部异常，还是区域性的低氧状态，在这样的患者中，临床治疗的 $P_{bt}O_2$ 的阈值或许应该比正常参考更低。在监测数值稳定前，需要进行 1h 以上的稳态和平衡的过程。对 Licox 系统来说，是不能进行探头深度调节的，而一旦监测探头移位，在置放新监测探头时需要重新放置通道，以避免潜在感染

的可能。

短暂的吸气氧浓度及相应的脑组织氧分压的增高，可以帮助我们确定脑功能状态或者排除周围微小血肿或者探头的损伤。因此，氧监测项目启动后，我们就要面对"氧"的挑战，某些情况下，可将此脑组织氧分压监测作为日常的临床常规监测，以评价氧分压探头的功能和反应性或者去评估"氧"反应性。"氧"挑战还包括将氧浓度自基线提高至100%纯氧持续5min，此项试验会导致血浆中的溶解氧成数倍的提高，从而可以导致$P_{bt}O_2$近3倍水平的提升。可是，如果探头在低灌注区域［CBF＜20mL/（100g·min）］对此种高氧状态较少出现爆发反应。

五、局部及全脑氧监测

$P_{bt}O_2$探头的样本量大约为$15mm^2$的头端的脑组织量，而且$P_{bt}O_2$的价值依赖于血管来源到少量脑组织的氧气弥散水平。因此，区域监测的价值与探头的位置有密切关系。从而导致的有关探头位置的争议性问题，即监测数据是否可以被用来代表全脑的氧水平去影响决策。很多患者$P_{bt}O_2$数据的来源是额叶皮层下白质等相对"正常"的区域，因此，此位置的局部测量值可以被理解为全脑氧水平的指标。基于此，两个临床研究揭示了$P_{bt}O_2$和$SjvO_2$之间很好的关联关系，这些研究的目的是针对TBI患者中在非病变区域测量氧的含量以评估全脑的氧含量。而在病变区域PO_2和$SjvO_2$相关性是缺失的，此时的脑组织氧的参数反映的仅是局部脑氧的状况，而非颈静脉球的氧含量。相关的其他研究也显示当监测探头置于脑挫裂伤或者其他病理组织（如硬膜下血肿）临近位置时，即使是在CPP很高的情况下获取的监测数值也是较低的，而且，当监测探头置于临近异常组织位置时，区域低氧则较正常组织附近监测持续更久，结果显示的相关性更强。

六、脑氧的正常以及病理参考值

（一）正常参考值

Licox监测系统提供的$P_{bt}O_2$测量值是张力单位（mmHg，1mmHg≈0.13kPa），而一般关于氧含量的表达单位是（mlO_2/100mL），或者是氧传递到脑组织以及脑代谢的速率（$CMRO_2$），其以每分钟mlO_2/100g脑组织来表示。转换因子：$1mmHg=0.003mLO_2$/100g脑组织，以此公式可将$P_{bt}O_2$与其他氧浓度测量方法相比较。正常$P_{bt}O_2$的测量已经通过动物实验获得了相关的数据。但是有关人类的测量参考值限定的正常范围是来自TBI后神经外科操作放置于正常区域脑组织内的测量值。在实验动物中正常的$P_{bt}O_2$范围介于30~40mmHg。在人类非重型脑损伤的患者中，$P_{bt}O_2$变化范围为37~48mmHg。在功能神经外科手术过程中的测量值平均为23mmHg。ICP正常的TBI患者的$P_{bt}O_2$范围值为25~30mmHg。

（二）低氧的阈值

如果脑组织在发生不可逆性损伤前我们能够确定低氧的脑组织，那么就存在潜在干预的可能性，意味着治疗窗的拓宽。此外，低氧阈值还可以提供治疗的结点，然而，在处理患者的过程中，时间相关的病情变化以及与$P_{bt}O_2$相关的其他监测参数如ICP、CPP等也要统筹考虑。低氧的阈值并非预后的关键因素，低氧阈值下的持续时间、脑组织低氧的深度和严重程度也是需要综合考虑在内的。重型颅脑损伤患者中局部脑氧低于10mmHg的情况下，低氧的持续时间是患者较差预后的独立影响因素，而且这种相关性也是独立于ICP的。不同种类的探头以及探头的位置变化可以有不同的阈值，且不同品牌的探头获得阈值是不能相互转化的。因此，$P_{bt}O_2$有不同的推荐范围，如果$P_{bt}O_2$小于20mmHg就意味着代偿状态的脑组织，并且常常被认为是去纠正低氧的初始干预指标。2013年在NIH发起的有关患者康复的二期临床试验中，20mmHg被定为启动治疗的干预阈值；2007年重型颅脑损伤治疗指南中推荐的治疗阈值是15mmHg（此数值被认为是缺血的关键阈值）。微透析研究显示，在此阈值状态下，相关缺血的其他指标明显升高，正常线粒体功能需要1.5mmHg的氧浓度维持细胞器的基本功能，这个数值相当正常白质内15~20mmHg的$P_{bt}O_2$。小于10mmHg的$P_{bt}O_2$是重度脑组织低氧的标志，也是与死亡率及不良预后密切相关的独立影响因素，0mmHg持续超过30min，同时对氧丧失反应性的情况下意味着明确的脑死亡。表4-4总结了正常及低氧阈值。

表4-4 人类的脑氧参考值

类型	$P_{bt}O_2$ 参考值
正常值	25～50mmHg
低氧阈值	
轻度脑缺氧	15～25mmHg
中度脑缺氧	<15mmHg*
重度脑缺氧	<10mmHg
高氧状态	>50mmHg

七、观察资料

有关 $P_{bt}O_2$ 的资料最初来自1980年，大部分临床资料来源于重型颅脑损伤患者，少部分来源于蛛网膜下隙出血患者。这些研究资料可以总结如下：第一，即使成人或儿童患者的ICP、CPP及 $SjvO_2$ 正常，$P_{bt}O_2$ 仍可出现监测的异常。此提示在颅脑损伤后 $P_{bt}O_2$ 或许是一个新的复苏目标监测值，其可以作为ICP监测以及逆向放置的颈静脉导管的补充信息。第二，在急性脑损伤的患者，即使充分脑复苏后ICP及CPP正常情况下，$P_{bt}O_2$ 受损情况也是常见的现象，$P_{bt}O_2$ 降低事件会使超过70%的患者在重症治疗期间的过程变得尤其复杂，并且再次影响着ICP及CPP。第三，对因TBI收入院的患者进行影像研究显示，我们很难通过影像学资料对未来可能发展的低氧情况进行预估。第四，$P_{bt}O_2$ 的降低是和细胞抑制状态的其他标记密切相关的，如微透析监测的乳酸/丙酮酸比值（其可因治疗变量而纠正）的升高。普遍的治疗方法多为头高位、控制机械通气、CPP的增加、镇静镇痛等，这些措施可成功地纠正那些已经出现 $P_{bt}O_2$ 降低事件的70%的患者。第五，$P_{bt}O_2$ 的参数可以帮助我们去指导治疗的干预措施，如渗透性治疗、开颅减压手术，或者确定过低换气后血管收缩、低温治疗后的寒战等其他治疗措施的不良效果。此外，$P_{bt}O_2$ 的监测还可用于患者转院过程中的脑代偿状态的风险。第六，$P_{bt}O_2$ 的压力反应监测还可用于评价脑的自主调节功能，并可以有针对性地进行个体化的CPP目标调整。第七，$P_{bt}O_2$ 监测还可以用于SAH患者迟发性脑缺血（delayed cerebral ischemia，DCI）的早期监测并且用于评价DCI治疗的效果，手术过程中暂时性动脉阻断、血管造影或者药物性血管成型。另外，SAH的研究发现，部分患者通过 $P_{bt}O_2$ 监测可以发现尼莫地平和血管内罂粟碱可产生一些意外的不良反应。最后，几项临床观察性研究显示，在TBI以及SAH的成人及儿童患者中，较低的 $P_{bt}O_2$ 和较差的预后有独立相关性。综合这些不同的研究结果提示我们：针对急性重度脑损伤的患者，基于 $P_{bt}O_2$ 监测信息的治疗策略应该是有理有据的。持续的观察性研究或者历史对照研究部分结果显示，基于 $P_{bt}O_2$ 和ICP相结合指导治疗的结果要优于单纯ICP指导的临床治疗结果。当然，这种潜在的良好效果部分归功于对每个患者进行的最优化CPP、避免不适当的ICP治疗、避免ICP轻度升高（约25mmHg）后的不良反应以及保证 $P_{bt}O_2$ 正常等一系列更好的目标化管理策略。

八、监测数值的分析

和其他的数据监测一样，$P_{bt}O_2$ 的信息解读应该根据临床查体、CT扫描结果、ICP、CPP、肺功能以及血红蛋白含量等信息综合考虑。此外，$P_{bt}O_2$ 需要温度纠正，带有脑温探头的Licox系统可以进行自动纠正，如果没有温度探头的置入系统，温度将需要人工输入设备。同时，确切知道探头的位置也是必需的。在脑内传感器读取的是探头周围区域的全部小血管的集成，所以，$P_{bt}O_2$ 的监测值与动静脉的相对主导性、血管的直径、血管的数量以及局部微血管空间的分布等相关，并且受到脑内毛细血管灌注变化的影响。由于在皮层区域的微血管系统中静脉占70%，提示 $P_{bt}O_2$ 的数值主要体现了静脉氧分压，然而，即使如此，$P_{bt}O_2$ 仍体现和充分阐明了其代表的相关情况及状态：①区域氧输送和细胞氧消耗之间的平衡；②氧的弥散能力，而非仅仅是全部氧输送和脑氧代谢；③脑组织中间的氧的集聚，因PET

研究显示氧的集聚和氧摄取分数之间呈逆相关关系。

许多因素可以影响 $P_{bt}O_2$，其中 CPP 和 CBF 是研究最多的，$P_{bt}O_2$ 和区域的脑血流量相关，这种相关性依赖于自主调节曲线的关系，即在 MAP 较宽泛的范围内的脑血流的调节，CPP 和 MAP 的增加能提高 CBF 以及 $P_{bt}O_2$，因此，在脑血流量较低区域 $P_{bt}O_2$ 是降低的。总而言之，在特定条件下，$P_{bt}O_2$ 能提供有关脑血流量以及即将发生的脑缺血事件等相关信息。然而，$P_{bt}O_2$ 不仅是脑缺血和 PET 的标志，微透析研究显示，脑内的低氧状态可以是 CPP 外的独立因素，其主要与弥散障碍有关，而非灌注异常。单位时间内通过 BBB 弥散的氧的总量可以按照如下公式计算：

$$CBF \times (CaO_2 - CvO_2)$$

或者 $CBF \times [\%SaO_2 \times (1.34) \times Hb + 0.03 \times (Pa(O_2))] - [\%SaO_2 \times (1.34) \times Hb + 0.03 \times (PvO_2)]$

$P_{bt}O_2$ 与脑血流量和动静脉氧分压差乘积值之间有着非常密切的关系，$P_{bt}O_2$ 代表了单位时间内通过一定体积脑组织溶解状态的血浆氧数量与全脑组织中稳定状态的氧浓度之间的关系。Rosenthal 等研究区域性 CBF 与监测 $P_{bt}O_2$ 的关系发现，$P_{bt}O_2$ 更能恰当地反映 CBF 与动静脉氧分压差乘积的结果（CBF × $AVTO_2$）。这种现象提示除了 CBF，Pa(O_2) 也是 $P_{bt}O_2$ 的重要决定因素，而 $P_{bt}O_2$ 本身不是缺血的监测指标。

$P_{bt}O_2$ 也不同于 $SjvO_2$，后者主要指脑血流中静脉氧的含量，其代表了氧输送和氧消耗之间的平衡。前者主要是对集聚于脑组织中氧含量的测量，基于 $P_{bt}O_2 = CBF \times AVTO_2$ 这一公式，当 CBF 降低时可以出现 $P_{bt}O_2$ 的降低（如缺血性低氧状态），在脑血流正常情况下，如果出现氧弥散梯度升高所致的氧摄取障碍、细胞能量危急、线粒体功能障碍（细胞病理性低氧）等也可以出现 $P_{bt}O_2$ 的降低。因此，$P_{bt}O_2$ 可以看作是"细胞功能"的标记物，而不仅仅是"缺血的监测指标"，其可以成为 NCCU 里面目标性治疗的合适参数。

九、安全性

Licox 系统是相对安全的，总体而言其导致的设备相关的脑挫伤发生率为 2%，而且不会造成临床后果，CT 临床随诊即可。其发生率与脑实质内 ICP 探头置入的结果类似，低于脑室外引流操作所致的脑挫伤，导管相关的感染尚没有报道。探头置入后位置异常、工作状态异常等技术性并发症可以高达 10%，但患者进行 MRI 检查时应该建议移除监测设备（包括集束性通道）。随时间延长所致的探头周围的神经胶质化可能会影响数据的读取。但是许多研究提示少许的位置移动后测量数值仍可保持准确。在 22~37℃，氧分压分别为 0、44、150mmHg 的情况下，探头显示异常的发生率在 1.07% ± 2.14% 之间。这种极小的误差对我们临床的操作和治疗没有太大的意义。

十、临床应用

（一）适应证

目前 $P_{bt}O_2$ 监测普遍被用于重型颅脑损伤以及重度 SAH 患者。同时，有关此种监测用于脑肿瘤、颅内出血性卒中、代谢异常相关的脑水肿、脑膜炎等疾病的报道也不断出现。如同 ICP 监测的现状，尚没有 1 级循证医学证据支持 $P_{bt}O_2$ 监测的应用，目前的证据仅仅来自回顾性的病例对照研究以及观察性研究（证据级别 3 级）。基于这些研究，目前 $P_{bt}O_2$ 监测主要推荐用于 GCS 评分小于 9 分、异常颅脑 CT、多发创伤、血流动力学不稳定的 TBI 患者。针对 SAH 患者，$P_{bt}O_2$ 监测主要推荐用于 GCS 评分小于 9 分且存在迟发性脑缺血高风险的患者（如患者入院时的 CT 显示较多的蛛网膜下隙出血以及脑室内的出血）。$P_{bt}O_2$ 监测还可以用于恶性大脑中动脉梗死且面临重度脑水肿的患者。表 4-5 总结了在神经重症监护中需要应用 $P_{bt}O_2$ 监测的一些重要适应证。

表 4 – 5　$P_{bt}O_2$ 监测在神经重症医学中的临床应用

1. CPP 的管理
　a. MAP 的目标
　b. 脑自动调节剂个体化 CPP 目标
　c. 诱性高血压及 3H 治疗
2. ICP 的控制
　a. 渗透性药物的选择（甘露醇和高渗盐水）
　b. 去骨瓣减压的时机
3. 输血的 Hgb 阈值
　a. 对脑血管储备受损的患者进行贫血治疗
4. 机械通气的管理
　a. Pa（O_2）/FiO_2 比率，PEEP
　b. 优化的 Pa（CO_2）目标

（二）其他监测

$P_{bt}O_2$ 监测常和其他监测手段如 ICP 及 $SjvO_2$ 等共同使用，在监测探头插入后应常规进行 CT 扫描。此外，$P_{bt}O_2$ 监测还可以作为脑微透析监测、经颅多普勒脑血流速度监测、区域脑血流量监测、近红外波谱监测、脑温监测的补充。

（三）重症监护单元管理

观察资料显示，$P_{bt}O_2$ 监测能够对 ICU 的重症患者提供有价值的信息，尤其是重型颅脑损伤、脑卒中等，其可以帮助确定个体化的 CPP 目标，指导多种干预措施如：①CPP；②诱导性高血压；③渗透性治疗；④去骨瓣减压；⑤过度换气；⑥常压高浓度氧治疗；⑦输血治疗，尤其是对那些脑血管储备已经受损伤的患者（因在综合 ICU 输血的阈值不一定适用于这些患者，所以输血标准可以界定为氧的输送得到代偿，而非以 Hgb 的阈值为标准）；⑧液体平衡；⑨对爆发抑制以及降低颅内压可以使用丙泊酚或者巴比妥类药物进行镇静治疗；⑩诱导下正常温度。

（四）蛛网膜下隙出血

持续 $P_{bt}O_2$ 监测可以帮助我们观察 SAH 后的迟发性脑缺血。其可以作为日常超声多普勒监测的补充资料。同时，$P_{bt}O_2$ 监测资料可以用来指导迟发性脑缺血的治疗以及评估脑的自主调节功能。尤其是观察性临床研究提示单独进行诱导性高血压治疗而没有高容量以及血液稀释（可有相反效果）可以提高 $P_{bt}O_2$，说明在 SAH 后的"3H"治疗方案中任何一个角色都是有限的作用。监测同样可用于脑血管造影以及药物血管成像。

（五）术中应用

$P_{bt}O_2$ 监测还可用于脑动脉瘤的手术过程中，一个正确位置放置的 $P_{bt}O_2$ 探头可以监测暂时性动脉阻断时的反应，$P_{bt}O_2$ 的降低尤其是低脑血流量导致的脑的低氧与脑缺血是密切相关的。$P_{bt}O_2$ 监测还可应用在脑 AVM 手术或者脑肿瘤手术中监测脑组织的氧。AVM 切除前 $P_{bt}O_2$ 监测值的降低提示较低的脑灌注及慢性低氧状态，AVM 切除后 $P_{bt}O_2$ 明确升高表明是高灌注状态，麻醉过程中的吸入性药物或者丙泊酚对脑血流自主调节功能及脑氧的影响也可以通过 $P_{bt}O_2$ 进行监测，这些研究显示吸入性麻醉药物所致剂量依赖性的自主调节功能的丧失，但是却由于 CPP 的改变相应地提升了 $P_{bt}O_2$，丙泊酚则没有这种效果。

（六）$P_{bt}O_2$ 反应

$P_{bt}O_2$ 升高与动脉氧分压的比值可定义为脑组织的氧反应性，相信这种反应性是受氧调节机制的控制，并且这种调节机制可被脑损伤阻断和干扰。

（七）氧反应指数

Soehle 等引入了 $P_{bt}O_2$ 自主调节的概念，其定义为与 CPP 变化无关的脑维持 $P_{bt}O_2$ 的能力。这将有利于我们确定一个适合的个体化 CPP 目标。另有研究表明，稳定的脑血流自主调节能力（脑血流速度/CPP 变化）与脑组织氧反应性（$P_{bt}O_2$ 变化率/CPP 变化）之间有显著的相关性。因此，CBF 的调节与氧的提升有密切相关性。TBI、SAH 及脑卒中后，受损的脑组织氧压力反应性往往预示较差预后，这些研究成果启示我们在进行 $P_{bt}O_2$ 监测时可以通过调整 Pa（O_2）或 CPP 去优化 CPP 的管理。在急性脑缺血患者，受损的 CPP - 脑组织氧反应性指数能够预测大脑中动脉梗死后的恶性脑水肿。

（八）结果预测

在许多有关 TBI 的观察性研究中，有关 $P_{bt}O_2$ 降低与脑缺氧的相关性，以及脑组织缺氧的深度、持续时间、严重性，和较差的预后已经多有陈述。尽管这种关联强度某种程度上依赖于探头距离病理组织之间的位置。其中包括低 $P_{bt}O_2$ 与长期神经生理学表现的相关性。更重要的是，脑组织低氧事件可以发生在 CPP 和 ICP 完全正常的情况下，因此，要强调和推荐进行双指标监测。在 SAH 患者中降低的 $P_{bt}O_2$ 与预后情况密切相关，但此种情况在 TBI 患者中并不典型。

$P_{bt}O_2$ 与预后的相关性引导了以 $P_{bt}O_2$ 为基石的重症治疗理念，许多有关 TBI 的观察性研究证明以 $P_{bt}O_2$ 为基石的重症治疗预后往往优于传统的以 ICP 及 CPP 为基础的治疗效果。当前的出版资料中，有关此议题正在进行多中心的 II 期临床试验评估中。

十一、结论

$P_{bt}O_2$ 监测目前是安全可靠的技术，其对重度脑损伤的患者可以实现细胞功能层面的临床评估。$P_{bt}O_2$ 依赖于 CBF、动静脉氧分压差、Hgb 浓度、全身氧的状态等相关参数。急性脑损伤后的频发的低 $P_{bt}O_2$ 可以因多种病理机制导致，包括缺血、细胞氧摄取的损伤、贫血、全身氧的降低等。$P_{bt}O_2$ 监测可以帮助我们优化 CPP、Pa（CO_2）、Pa（O_2）以及目标血红蛋白，并且治疗 ICP 升高后的临床治疗，从而避免严重的治疗不良反应并降低脑组织低氧的程度（与较差预后相关的参数）。$P_{bt}O_2$ 监测作为颅内监测方法的重要补充可以帮助我们对 NCCU 患者实现目标化、个体化的治疗策略，未来的研究方向是探索以 $P_{bt}O_2$ 为目标导向的治疗是否可以改善重度颅脑损伤患者的预后。

（赵　彬）

第三节　脑微透析

一、概述

脑微透析（cerebral microdialysis，MD）是一种很成熟的实验研究工具，并越来越多地被用于床旁监测，以在线方式提供患者在神经重症监护室治疗期间脑组织的生化分析。MD 样本物质反映了脑细胞外液（extracellular fluid，ECF）情况，这对于监测受损脑组织开辟了一个新的通路。由于 MD 测量的是细胞水平的变化，所以对于探察及监测脑的缺氧、缺血，以及其他原因造成的细胞功能障碍，MD 是一种令人瞩目的技术。迄今为止，MD 主要应用于脑创伤（traumatic brain injury，TBI）和蛛网膜下隙出血（subarachnoid hemorrhage，SAH）患者中，并积累了对于这些疾病的病理生理认知。一些研究指出 MD 作为一种临床监测技术，其潜在作用可以指导脑损伤患者的个体化及目标化治疗。未来的研究目标，主要是确定治疗方法对于脑组织生化的影响，并确立 MD 数值变化以及预后的关系。

二、发展史

MD 监测是获得广泛认可的研究工具，但还不被视为一种常规的临床监测。当然，在一些使用 MD 作为研究工具并有丰富经验的中心，已开始将 MD 监测包含在临床应用中。当评估 MD 的临床作用时，我们要意识到：MD 提供的是脑组织损伤全景中，一个非常重要的独立因素。因此，MD 作为一个工具同其他监测一样，是多模态监测技术的一部分，用以探索继发性脑损伤的神经生化特征。

<h2>三、MD 原理</h2>

MD 技术的原理已在他处有详细的阐述。简而言之，MD 导管是由一个纤细的双腔探头组成，其尖端衬有半透性透析膜。探头尖端置于脑组织中，通过输入管输注等渗透析液进入组织间质，透析液沿导管膜移动，在输出管进入专门用来收集微量液体的微管中（图 4-6）。通常情况下，每隔一小时，将微管收集到的液体置入床旁分析仪中，检测并记录脑组织的化学改变。随后，标本可取出进行其他物质的线下分析。

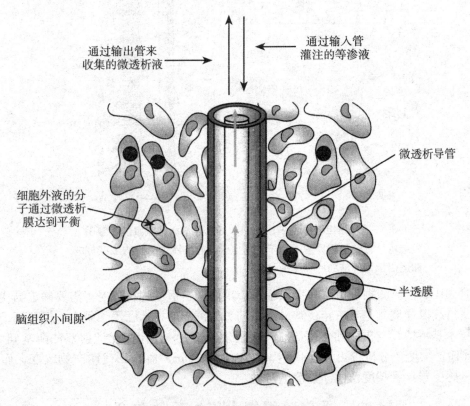

图 4-6　脑组织中微透析导管的示意图
与脑细胞外液等渗的液体通过微透析导管以 0.3μL/min 的速度泵入。
脑细胞外液中的高浓度的分子通过微透析的半透膜达到平衡，然后可
以在收集的灌流液中分析（微透析液）

MD 原理，是基于水溶性物质在浓度差的驱动下弥散，穿过半透性 MD 膜。由于透析液沿膜流动，并以恒速收集，保持了膜两侧的物质浓度差，脑 ECF 中的高浓度分子就可以通过膜进入透析液最终进行收集。可以看出，实际上 MD 导管充当的是人工毛细血管的作用，透析液逐渐和 ECF 的物质浓度达到平衡。收集液（微透析分析液）中的物质浓度，部分依赖于输入的透析液及 ECF 摄取和分泌之间的平衡（图 4-7）。这一简单的理论提供了一个强大的技术，以此技术，任何可以穿过透析膜的小分子物质，都可以取样分析。

通过透析膜交换的物质浓度除非可以达到完全的平衡，不然某一分子在透析液中的浓度要低于脑ECF。透析收集液中，真正来源于 ECF 的这一部分浓度，称为"相对回收率"，其结果受很多因素影响，包括透析膜孔径、面积，透析液流速，以及该物质的弥散属性。由于很多因素可以影响相对回收率，所以在比较测量出的 MD 数据时，要考虑标本收集方式及导管材质。目前在临床中最常使用的系统是由一个 10cm 长 MD 导管、20kDa 或 100kDa（CMA71）切割分子量和商品化的生理灌注液以 0.3μL/min 速度，持续泵入。通常，使用 20kDa 分子切割量导管进行床旁监测 MD 数值是可靠的，而使用

100kDa 导管可以监测更大分子量的生化标记物。对于目前常用的临床 MD 监测指标来说，这两种导管回收率基本相当，目前大部分中心都把使用分子切割量更高的导管作为常规。以 0.3μL/min 速度输注透析液，可以做到在床旁每小时收集标本，这一速度正好顾及到了适当的透析液通量和可接受的回收率之间的平衡。较高的输注速度允许进行更多的标本收集，但它是以降低透析分析液中监测物质的浓度为代价的。对于常规代谢监测物，以标准的 0.3μL/min 流速输注液体，10cm 长导管，可获得 70% 以上的回收率。如果降低泵注速率，可能得到接近 100% 的回收率，并测量出脑 ECF 中某一物质的实际浓度。

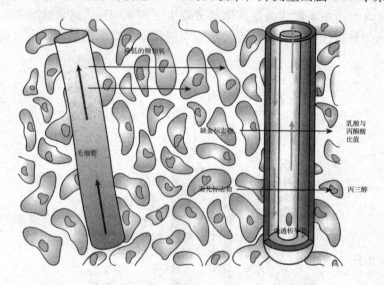

图 4 - 7 脑组织中毛细血管和微透析导管之间联系的示意图
微透析导管的作用原理类似于毛细血管，收集液中的底物浓度与进入
和运出细胞外液的底物平衡是相关的

尽管每小时 MD 取样监测频率对于大多数临床应用来说是适当的，但对于需要确定脑代谢水平的急速和短暂改变，持续取样监测是有一定优势的。目前，持续 MD 技术已用于研究，但还不足以发展到临床应用。这一技术是将持续透析液加入葡萄糖及乳酸分析仪中，使用流动注射双法酶基础生物传感器，每隔 30s 测量代谢产物值。分析仪可以在代谢事件发生后 9min，监测到代谢产物改变，而其瞬时分辨率，只受探头 - 感受器导管长度及输注速度的限制。

四、受损脑组织中组织生化改变

急性脑损伤患者病情通常由于出现继发性损伤而加重。这种情况常常发生于原发损伤，激活了由代谢，免疫，生化和炎症改变等组成的一系列自主损伤级联反应，这些改变使得脑组织对于全身的病理生理损害更敏感，并可以造成不可逆的细胞损害或死亡。尽管这些病理过程还不完全明了，包括钙超载，自由基产物增加，兴奋性氨基酸（excitatory amino acids，EAAs）神经毒性释放，细胞代谢的衰竭。最终，这些改变可以引起细胞肿胀，颅内压（ICP）升高，更多的神经元丢失，如果不能及时发现，就可能使幸存者死亡率增加及预后不良。

继发性脑损伤，是潜在可调节致死和致残的因素，神经重症监护的主要治疗目标，就是防止或减少继发脑损伤的负担。传统的颅内监护技术，例如 ICP 测量，经常是"反应性的"，已反应的是：组织已经发生了不可逆损伤时的改变。而对于脑损伤患者，通过 MD 监测脑组织生化改变，可以用来指导脑损伤后的个体化治疗；在某些病例中，在 ICP 发生变化前，MD 就可以识别即将发生的，或早期的继发性损害；当 ICP 或脑灌注压（cerebral perfusion pressure，CPP）尚正常时，察觉到脑损伤，并及时地进行神经保护措施。

五、MD 标志物

MD 可以测量很多物质，但是其中与神经重症监护相关的关键指标，可以归为以下几类：

（1）能量代谢相关产物，例如葡萄糖，乳酸，丙酮酸。

（2）神经递质，例如谷氨酸盐，天冬氨酸盐，氨基丁酸。

（3）组织损伤或炎症的标记物，例如三酰甘油、钾、细胞因子。

（4）外源性物质，例如药物。

MD 收集不同类型的标志物，提供了应用这种技术，检测到替代性生化代谢产物，由此反应损伤可能的病理机制。这些重要的标记物只占 MD 收集液的一小部分，全面的标志物名单，还少有评估。一些实验研究强调收集蛋白生物标记物的重要性，例如 S100β，牛磺酸 tau，β-淀粉蛋白，神经丝蛋白。

目前已商品化可用于床旁检测的指标为：葡萄糖，乳酸，丙酮酸，三酰甘油，谷氨酸盐，这些成人相对的正常值见表 4-6。这些正常值来源于 Reinstrup 等的研究，他们将 MD 导管置入良性后颅窝占位病变手术后患者的额叶，收集透析液标本，以确定来自未受损人脑组织代谢物基线浓度值。对于 SAH 患者，没有出现临床或影像学缺血证据时，其微透析液中代谢产物浓度值也被认为是"正常值"。由脑 MD 标志物监测的病理生理改变总结，见表 4-7。对于儿童使用 MD 研究的报道还很少，提示了儿童和成人的 MD 监测数值可能存在差别。很多继发性脑损伤，产生大脑缺血缺氧，可能造成大脑损伤；将产生 MD 监测数值的典型性改变，包括三酰甘油和谷氨酸盐浓度升高，葡萄糖降低，乳酸/丙酮酸比值（Lactate pyruvated ratio，LPR）和乳酸/葡萄糖比值（Lactate glucose ratio，LGR）升高。尽管 LPR 比值的升高常常被认为是脑缺血缺氧的信号，但仍然存在很多原因引起此比值升高，并且与缺血缺氧无关。与此一致的是，Nelson 等观察发现，在严重的 TBI 患者中，MD 监测到的局部生化改变，表示的是长时期代谢状态，而与 ICP 及 CPP 相关性较差；也就是说，并不是压力和血流量，而是代谢改变，才能影响 MD 监测到的数值。

表 4-6 正常生化指标数值（从未损伤人类脑组织中进行微透析监测中得到）

微透析分析物	正常值 ± SD Reinstrup et aL	正常值 ± SD Schulz et aL
葡萄糖（mmol/L）	1.7 ± 0.9	2.1 ± 0.2
乳酸（mmol/L）	2.9 ± 0.9	3.1 ± 0.3
丙酮酸（μmol/L）	166 ± 47	151 ± 12
乳酸/丙酮酸比值	23 ± 4	19 ± 2
甘油（μmol/L）	82 ± 44	82 ± 12
谷氨酸盐（μmol/L）	16 ± 16	14 ± 3.3

表 4-7 继发性脑损伤时的生化数值改变

微透析数值变化	生化指标代表意义	说明
葡萄糖数值降低	· 缺血/缺氧 · 脑葡萄糖供给减少 · 脑葡萄糖消耗高	· 要参考患者血糖浓度进行解读
LPR 升高	· 缺血/缺氧 · 细胞氧化还原状态 · 脑葡萄糖供应减少 · 糖酵解通路损伤	· 最可靠地缺血指标 · 与导管回收率无关 · 组织缺氧的阈值尚未确定
甘油升高	· 缺血/缺氧 · 细胞膜破坏	· 甘油升高也可能由于组织中的甘油或是葡萄糖在形成甘油过程中的排除有关
谷氨酸盐升高	· 缺血/缺氧 · 兴奋毒性	· 在患者本身及患者间，谷氨酸盐变化率较大

（一）葡萄糖代谢的标志物

急性脑损伤后细胞受损的最终共同通路通常是组织缺氧。就大脑微透析而言，最常被研究分析的物质与葡萄糖的有氧和无氧代谢有关。大脑细胞外葡萄糖浓度的决定因素是非常复杂的，它依赖于外周血葡萄糖浓度、局部毛细血管血流和脑细胞对葡萄糖的摄取量。脑损伤后,大脑微透析监测的独特优点不仅是因为它具有对葡萄糖转运的监测能力,而且是因为它具有对葡萄糖应用的监测能力。

葡萄糖的代谢为大脑提供能量需求。持续的能量供应对维持细胞的完整性是非常有必要的。脑外伤后患者的微透析葡萄糖水平是降低的,损伤后最初 50h 内持续低于 0.66mmol/L 的葡萄糖浓度与不良愈后息息相关。这种低葡萄糖浓度的原因可能是多方面的。脑外伤后的急性期,氧化代谢有明显地降低,葡萄糖代谢有明显地升高。脑外伤和蛛网膜下隙出血后的急性缺氧缺血期,会观察到脑细胞外的葡萄糖浓度是非常低的,这与脑组织小于 1.3kPa (10mmHg) 的氧分压有关。然而,PET 检查所定义的缺血与低微透析葡萄糖浓度之间的关联度很差,这暗示着至少在一些病例中,低微透析葡萄糖浓度与葡萄糖高酵解有关,而不是与低脑灌注引起的葡萄糖和氧减少有关。

葡萄糖被神经元细胞和神经胶质细胞摄取后,最先经糖酵解被代谢成丙酮酸。当有足够的氧运输和组织氧代谢时,丙酮酸会进入三羧酸循环,最终被代谢成二氧化碳、水、三磷酸腺苷 (ATP)。当缺氧时,丙酮酸就进入无氧代谢途径生成乳酸。因此测量细胞外液的乳酸和丙酮酸浓度,能为无氧酵解的程度提供提供信息。

然而,仅仅用大脑细胞外液乳酸的溶解值,不能暗示无氧代谢的程度。乳酸的产生依赖于葡萄糖的持续供应,当完全缺血时其产生量就会下降,并且缺血引起的高谷氨酸和钾促进星状细胞产生乳酸和糖酵解增强。细胞外液谷氨酸盐的升高可能反应了星状细胞的代谢加速,这能够在易受损而不是已经缺血的组织中发现。此外,乳酸可以作为代谢底物来维持增加的能量需要,这需要通过星状细胞和神经元之间的乳酸穿梭。为了纠正细胞外液乳酸的可变来源和葡萄糖运输的动态变化,LPR(乳酸/丙酮酸比值)和 LGR(乳酸/葡萄糖比值)已经被用作无氧代谢更精确的标记物。因为乳酸和丙酮酸有相似的分子质量,LPR 是独立于体内导管恢复的。因此 LPR 是细胞能量代谢失常的可靠标记物,是大脑损伤后被广泛监测的微透析变量。

人大脑损伤后,恶化的低氧、缺血或者水肿能够导致 LPR 的增高,这和严重的脑组织氧分压降低和 PET 所测量的氧摄取分数增高有关。LPR 增高超过设定的阈值,一般与脑外伤和蛛网膜下隙出血的愈后息息相关,通常暗示组织缺氧或缺血。然而,为升高的 LPR 确定一个组织缺氧的阈值是非常困难的,因为无氧糖代谢可能是由于线粒体的功能障碍导致的氧无效利用,而且可能还有其他原因,LPR 是细胞代谢功能失调和底物转运不充分的可靠指标。因此升高的 LPR 可以被归为 Ⅰ 型(缺血,此时丙酮酸降低,乳酸显著升高),Ⅱ 型(非缺血型高糖酵解,此时,丙酮酸正常或升高)。在 Ⅰ 型 LPR 升高中,有氧和葡萄糖缺乏,然而在 Ⅱ 型 LPR 升高中有线粒体功能障碍或者运输氧和葡萄糖的无效利用。在脑缺血的动物模型中,平均 LPR 与神经病理检查的总受伤量有很强的相关性,这证实了在神经重症监护中 LPR 的重要性。

(二) 组织损伤的标记物

细胞代谢失常导致细胞膜功能的破坏,继而导致钙向细胞内流动,磷酸酯酶的诱导被激活,最终导致细胞膜的降解。这过程将导致磷酯的释放,并且在酶降解之后,游离脂肪酸和甘油释放入脑细胞外液。甘油能可靠地从细胞外液中获取,因此是一个组织缺氧和细胞损伤的有用的微透析指标。与病理相关的微透析甘油升高程度可能是很高的,在严重或者完全的缺血中分别是 4 倍和 8 倍的升高。在脑损伤后,间质中高水平的甘油与不良愈后相关,并且暗示了实质损伤的严重程度。在严重脑损伤后的最初 24h,脑微渗透甘油浓度显著地升高,这被认为是最初损伤的结果,然后在接下来的 3d 以指数的形式下降。尽管在没有微透析甘油浓度升高的情况下,低于相同阈值时也会有个别案例的发生,Clausen 等观察到,低于 10mmHg (1.3kPa) 的脑组织氧分压和低于 70mmHg (9.1kPa) 的脑灌注压与升高的平均脑微透析甘油水平有关。这项研究中,愈后好和愈后不好的患者中,平均微透析甘油浓度是相似的。因此脑创伤后甘油升高的解读需要被进一步证实。甘油也可能从受损的血脑屏障中漏出,导致脑细胞外液甘油浓度的升高假象,也可能是应激所导致的三酰甘油的降解,或者是外源甘油的应用所导致的血浆甘油升高。为了帮助鉴别受损的血脑屏障效应与真正的颅内事件,可以借助埋藏于腹部皮下脂肪组织中的微透析导管所测量的全身性甘油浓度。

（三）兴奋毒性

缺血、脑外伤、蛛网膜下隙出血和其他病理能导致细胞去极化和必需氨基酸如谷氨酸和天冬氨酸的释放。在神经损伤中，细胞毒性是相关的几种发病机制之一，使用微透析来测量谷氨酸浓度，这在早期是很受追捧的，因为动物实验表明在大脑缺血时会有谷氨酸浓度的升高。后续的临床研究也证实了脑外伤和蛛网膜下隙出血后，微透析谷氨酸浓度与不良愈后的关系。愈后差的患者中必须氨基酸浓度的升高紧跟着一个双期过程，刺激后的数天，在第一阶段到第二阶段会有一个最大浓度。早期的升高可能代表最初损伤的程度，后期的升高代表血管痉挛相关的缺血损伤的发展。在严重脑损伤后会观察到微透析谷氨酸的长期升高，这与不良愈后有关。高微透析谷氨酸水平已经被证明与一些临床事件相关，包括缺氧、缺血、脑组织氧分压降低和低脑灌注压。脑损伤后谷氨酸在细胞毒性中所扮演的角色受到了挑战，因为在脑损伤后有很多原因可以导致细胞外液谷氨酸浓度的升高。然而，最近的研究表明谷氨酸水平在一些患者中能够提供有用的信息。在脑损伤后谷氨酸的升高呈现两种模式：①在监测期间（120h），谷氨酸水平倾向于恢复正常；②随着时间的延长，谷氨酸水平倾向于升高或者保持异常的升高。模式1的患者与模式2的患者相比，在幸存者中，模式1有一个较低的死亡率（17%与39.6%）和较好的6个月功能性愈后。此外，大于20mmol/L的谷氨酸水平与将近两倍的死亡率相关。

（四）测量代谢产物的可变性

在不同对象和不同个体中，脑损伤以后，随着时间的推移，微透析变量会有一个很宽的变化范围。这些可能代表着受伤大脑代谢活性水平的变化，但是这使得阐述单独的微透析测量或在隔绝中获得的测量非常困难。尽管"正常"和微透析阈值已经发布，脑微透析必须被视作一种趋势监测器，并且其提供的信息应该和其他测量变量，如临床信息或者影像信息结合起来阐述某些情况。

六、导管置放

MD（微透析）监测局部组织生化，并且可以反应代谢紊乱和神经化学变化，这只在导管所放置的大脑区域起作用。微透析监测变量之间的不同，能在接近或远离局部外伤损伤中得到观察。在这项研究中，与正常组织相比，损伤周围组织中存在持续的代谢紊乱，无论是基线值还是随时间变化的趋势。然而，尽管损伤组织周围与非损伤大脑之间存在生化差异。尤其是降低的脑灌注压或者是大脑氧化与恶化的神经化学值（如升高的乳酸/丙酮酸比值）有关联，尽管这些效应在损伤组织周围及脑血管中反应更加明显。

脑损伤和蛛网膜下隙出血后，关于监测患者的微透析导管该如何放置的问题，大家已经达成了共识。微透析导管应该被放置在"危险"组织（例如围绕着脑损伤后肿块的周围区域）或者是在蛛网膜下隙出血后的可能受到血管痉挛影响的血管区域。这些地方应当允许在易遭受继发性损伤的区域监测生物化学物质的变化。在弥漫性轴索损伤中，推荐将导管放置在非支配区的额叶。然而，其他人建议导管应该总是被放置在正常的脑组织区域，以利于其能被用来监测整个大脑的代谢情况。无论是白质还是灰质都应该被监测，这是考虑阐述微透析结果的另一个变量。白质与灰质相比，代谢需求很低，只接受大脑血流的一小部分。商业用微透析导管有一个金属所制的尖端，以利于在CT扫描下确认其位置。

微透析导管是一个实质探针，它通常是经过一个经颅设备被插入大脑，包括单腔螺栓。它只用于微透析导管，或者是那些含有多腔的螺栓去传输其他的实质性探针，例如脑组织氧分压或者颅内压探头等。导管也可以经颅骨钻孔放置，或者在颅骨切开术下直视性放置。这些技术要求导管穿过皮下隧道然后固定于缝合处。尽管导管可以向着不同的方向沿着不同途径被插入大脑，但就固定的安全性而言，它也易移动和异位。

当导管置入的时候，总是有组织损伤的潜在可能。动物和临床试验表明，导管置入时引起的损伤和炎症所导致的底物水平的升高通常在置入后的第一个小时就会减弱。在使用微透析数据之前，至少1h的"run–in"时间段是被允许的。

七、微透析监测的临床应用

一系列的临床证据表明微透析也许能帮助临床做决定,例如脑灌注压、高通气和外科手术操作合适性的管理。这也包括在严重脑损伤后实施非急诊手术时的决定。微透析也能被用来指导治疗,例如过氧化、所致的低体温或者是正常体温,帮助建立最佳的血红蛋白、葡萄糖水平,以利于输血和血糖控制,并且为帮助决定愈后提供信息。最后,微透析结果能在低级别蛛网膜下隙出血的情况下给予细菌性脑膜炎的预警,这种情况下的临床报警信号通常被出血效应所遮掩。然而,为了给其他颅内监测手段提供附加值,大脑微透析必须不仅用来指导治疗,而且还要减少继发性脑损伤的负担,因而能在幸存者中提供改善功能性愈后的可能性。

(一)脑损伤监测技术的进化

在危险脑组织区使用微透析技术监测生化物质的变化,能为床旁脑损伤提供临床上有用的指示信息。其他的研究表明,微透析标志物的变化早于颅内压的变化。大脑中乳酸的升高是颅内压升高的最早和最强的指示物。

(二)预后

微透析监测所获得的信息也许能帮助丧失意识的患者决定其预后,因为丧失意识的情况下临床检查不可行。对脑损伤和蛛网膜下隙出血的一些研究表明,微透析值的紊乱与恶化的临床状况和结局有关系。在蛛网膜下隙出血中,紊乱的脑代谢与其出血的严重性有关。在低级别的患者中,尤其值得注意的是乳酸/丙酮酸比值、乳酸/葡萄糖比值和甘油浓度明显升高。乳酸/丙酮酸比值和谷氨酸浓度的升高是12个月后不良愈后的标志物。严重脑创伤后,脑血流中代谢的改变和变化也许是更加复杂的,但是创伤后早期持续的低微透析葡萄糖水平像增高的乳酸/丙酮酸比值一样与不良愈后息息相关。这些细胞外的代谢标志物是严重脑损伤后与预后相关的独立因素。在多变量逻辑回归模型中,这个模型使用了整个监测期间(平均持续4d)的平均数据,与死亡率相关的显著的独立因素包括脑葡萄糖水平、乳酸/丙酮酸比值、颅内压、脑血管压活性指数和年龄,然而,丙酮酸是死亡率显著的独立的阴性预测指标。谷氨酸和甘油的水平在单变量分析而不是多变量分析中与死亡率相关。

(三)继发性损伤的预测

因为大脑微透析能监测细胞水平的变化,因此它是描述脑损伤所触发的分子事件的有力工具。大脑细胞外液中谷氨酸盐和甘油的浓度与蛛网膜下隙出血后区域性脑血流的改变有关,并且乳酸/丙酮酸比值在脑代谢障碍中有很高的敏感性和特异性,这种脑代谢障碍通常和缺血症状有关。此外,异常的微透析结果往往先于颅内压的变化。因此,微透析监测有发现继发性脑损伤的潜能,包括低氧、缺血,这往往在患者神经状态变化可识别之前,或者通过其他更多的传统监测技术(例如颅内压监测)变化之前被发现。谷氨酸似乎是蛛网膜下隙出血后即将发生脑缺血的敏感指示物,但是在脑损伤后似乎具有较少的预测价值。MD 所提供的在脑损伤和蛛网膜下隙出血后的所监测的生物化学变化是否能早期给予警告,是否能被利用来扩展治疗性干预的窗口,是否能改善愈后,这些还都有待进一步观察。

(四)脑损伤治疗效果的监测

MD 在 NCCU 中的临床应用主要是在脑损伤和蛛网膜下隙出血(SAH),这帮助改善了对很多脑损伤病理生理过程的理解,尤其是当其和其他监测手段或影像技术合用时。此外,大脑 MD 提高了对当下和有潜能的神经重症监护病房中的治疗策略是如何影响受损大脑的认识。这是非常重要的,因为每一种治疗方法都有其有利和不利的一面,而且大多数能被很好地应用于靶向模式。例如 Oddo 等已经观察到,诱导正常体温能改善急性脑损伤后的脑代谢,但是当有寒颤时,组织就会发生缺氧。因此,MD 被更多地用作替代终点来评估治疗性干预策略或者作为选择一种合适管理方法的手段。

1. 脑灌注充分性的评价 在脑外伤和其他脑损伤后,所推荐的最佳脑灌注压(CPP)有一个很大的变化范围。并不是一个 CPP 水平就能适用于所有的患者,不同的患者会有不同的最佳 CPP,同一个患者在不同的时间也会需要不同的 CPP。MD 能帮助来确认这个 CPP 水平。当 CPP 下降到 50mmHg 时,危险区域与正常脑组织相比具有较高的乳酸浓度和LPR。这些权威者总结出，大脑MD能被用来评价CPP的安全性的较低的界限值，并且CPP管理能通过MD实现个体化，而不是达到一个特定的目标值。然而，这些结论受到了后来研究数据的挑战。尽管在损伤组织周围，观察到LPR和谷氨酸频繁持续的升高，但是在脑损伤患者的正常脑组织中是不存在的，这些异常与CPP的改变没有联系。对一些特殊的CPP，即下降到60mmHg以下时，它与升高的代谢性窘迫没有关系，并且想借助MD来识别一个最佳的CPP变化范围是不可能的。然而，当损伤肿物被移除后，缺血的MD标志物得到了改善，这暗示尽管MD值的动态变化能随着CPP的改变而发生，但在局部的脑化学中仍有持续的不同，这将远远大于整体灌注的影响。尽管很多研究已经确认了局部脑创伤周围存在生物化学"半月带"区域，但是治疗性干预（如CPP引导下的治疗），能否保护半月带区域免受进一步的损伤，还需要进一步探究。

2. 血糖控制 高血糖与急性脑损伤预后的关系已经得到了很好的证明。然而，血糖的最佳管理和它与脑组织血糖的关系仍然没有得到很好的阐释。血糖浓度的管理能改变正常和受损大脑的细胞外液葡萄糖水平。严重脑创伤后急性期的不良愈后与全身高血糖浓度有关，也和低大脑MD血糖浓度有关。大脑血糖降低可能与葡萄糖的高利用有关，因为LPR和谷氨酸盐不再增加，这有效地排除了缺血作为大脑低葡萄糖浓度的原因。其他研究者也注意到全身的高血糖（>7.8mmol/L）经常发生在具有DIND的患者中，而不是无症状的患者，但是这和大脑血糖水平无关。在这个研究中，发生了单独由血葡萄糖浓度所引起的大脑低血糖发作（<0.6mmol/L）和大脑高血糖发作（>2.6mmol/L）。然而，在有症状的患者中，大脑低葡萄糖发作更加频繁，这和细胞窘迫的其他信号有关，如LPR、谷氨酸盐、甘油的升高。大脑低葡萄糖与全身高葡萄糖的联合暗示着愈后不良。这些发现值得进一步研究调查，并且建议在脑损伤后所建立的甘油控制目标不应该适用于所有人群，大脑葡萄糖浓度的管理也应该实现个体化。哪些患者会得益于这样的干预，还需要进一步的确认。研究还建议，更温和的全身血糖的控制也许是合理的，因为一旦外周葡萄糖为7.8mmol/L，大脑血糖就会增加，然而，"严格"的血糖控制会增加大脑能量代谢障碍的风险。

3. 过度换气 过度换气（HV）能被用来控制颅脑外伤后颅内压的升高，但是这得需要一种额外的监测器来确保它没有导致脑缺血。尽管似乎没有HV的预防性应用，但是短时间的HV治疗似乎并不加重脑缺血或者神经愈后，尽管这也许得依赖于如何、何时应用HV。数据表明在脑损伤后的最初4d，即使是短时间的HV应用，也能够升高大脑选择性易受损区域细胞性缺血的标志物，并且HV诱导的变化在受伤后的早期更加常见。是否能依据MD变量的改变来将这些结果转化为HV的有效滴定，这还有待进一步研究。

（五）新治疗措施的测试

MD也被用来评价新的治疗措施。在严重脑损伤后，是将正常大气压下高氧（NBH），还是高气压下氧给予作为一种有潜力的治疗策略是非常有趣的。一些研究者，已经观察到在严重脑损伤后NBH与大脑代谢改善的标记物有关。两项研究已经在使用MD和其他监测设备来研究NBH作用的潜在机制。数据表明，处在生理性死亡危险组织的氧代谢率有显著的提高。在另一项研究中表明，MD变量与氧化的细胞色素C氧化酶浓度改变的短波红外线光谱测量有关。细胞色素C氧化酶是线粒体转运链的终端电子接受体，因此它在细胞氧利用代谢和能量供给方面扮演着十分重要的角色——细胞色素氧化酶浓度的变化已经被证实作为细胞能量代谢状态的标记物。短期给予高氧期间（$FiO_2 = 1$），MD乳酸浓度和LPR有很明显的降低，这和细胞色素氧化酶氧化状态的升高有关。这项研究证实了在脑损伤后脑细胞和线粒体中的氧化还原状况。研究结果与有氧代谢的升高相一致，并且暗示了在高氧状态下的代谢优势。这些研究结果的临床意义需要在将来的研究中得到进一步的证实。

八、微透析的研究应用

（一）新型生物标志物

任何存在于大脑细胞外液（ECF）的分子，只要其足够的小，都可以穿过半透膜在微透析中收集到。这将开启研究新型脑损伤生物标志物之门，其可能的应用潜能是巨大的，到目前为止还未被开发。

大脑细胞外液中的 S100β 已经能成功地通过 MD 进行体内测量，而且大脑 ECF S100β 的增加与二次事件相关，包括脑外伤后颅内高压和 SAH 后的血管痉挛。100kDa MD 导管允许 S100β 改进的复苏。MD 也被用来测量大脑严重脑损伤后细胞外的 N—乙酰天冬氨酸（eNAA）。eNAA 水平死亡组与生存组相比减少了 34%，并且在受伤后的第 4d 便出现了不可恢复的 eNAA 浓度的降低。这与上升的 LPR 和甘油有关。由于乙酰天冬氨酸的合成是在神经元的线粒体，这些结果证实了线粒体功能障碍对创伤性脑损伤后不良结局的重要影响。在脑损伤后，eNAA 的测量有作为预后标记物的潜能可以用来判定旨在干预线粒体功能的治疗措施的有效性。严重创伤性脑损伤往往是与轴突损伤和损失有关。在轴突细胞骨架蛋白中存在神经丝重链（NF—H），并且研究发现透过 100kDa MD 膜，它的两种蛋白水解降解产物 NfH（476－986）和 NfH 可以使用脑部 MD 测量且回收率是 20%。对于严重性脑损伤，Petzold 等人发现，MD NF—H 水平与损伤的机制和其他生理参数相关，并且具有预后价值。其他研究表明，MD 监测大脑 ECF 总 tau 和 β—淀粉样蛋白 1—42 蛋白质是轴突损伤和阿尔茨海默症的重要的生物标志物，这可能帮助评价轴突损伤后中度到重度的脑损伤。

短暂的一氧化碳代谢产物的浓度也在使用 MD 的情况下得到了研究。蛛网膜下隙出血后，NO 浓度显示出一个典型的短暂的起始峰值，然后紧接着是指数型的下降。NO 代谢产物随着时间的降低与改变的 MD—衍生的能量或者损害相关的复合物相关，也可能与 NO 活性的下降有关，这潜在地导致了血管扩张和血管收缩因子的不平衡。在最初的脑创伤研究中，应用脑 MD 所测量的高浓度 NO 与有利的新陈代谢相关。因为 NO 是血管扩张剂，这种效应也许和脑血流、氧运输和葡萄糖的增加有关。

带有高截止膜的 MD 导管能够允许大分子被离线采集。在脑损伤后，细胞因子、化学因子、和亲神经性因子在细胞外液中浓度的变化都已经被描述。多种复合物，包括白介素（IL）—1β、IL—6 和 IL—8，以及巨噬细胞炎症性蛋白—1β、血管内皮生长因子、成纤维细胞生长因子—2，都已经被测量。这阐述了同时监测人脑中很多生物化学事件的机会，并且能够深度了解从动脉瘤到延迟性缺血的一系列事件，尽管 MD—测量的炎症性标记物的愈后意义还没有被阐述。此外，MD 可以允许检查多种体液（如血浆、脑脊液和脑细胞外液）。例如，Sarrafzadeb 等在蛛网膜下隙出血中观察到在大脑中而不是血浆中的 IL—6 水平与延迟性脑缺血有关。带有高截止膜的导管具有扩展 MD 到在神经重症监护中作为常规蛋白化学研究方法的潜能。

（二）药物的运输

血浆中药物的药物代谢动力学已经被广泛的研究，然而，由于明显的抽样困难，药物在人脑中的药动学和药效学很少受到关注。MD 可以用来研究人脑中的药物的渗透，并且可以测量实际作用部位或者尽可能接近实际作用部位的浓度。许多药物已经通过 MD 进行过研究，这些在其他地方已经详细综述了。在一项与神经重症监护有特定相关性的研究中，通过 MD 测量了大脑细胞外液中游离苯妥英浓度和血浆中的浓度来研究两者之间的关系。在微透析和血浆游离苯妥英浓度之间没有关系，这就意味着在脑损伤中，测量血浆游离苯妥英浓度可能无法准确地反映大脑细胞外液的药物浓度。依赖于血浆水平测量的剂量方案，在此即具有适应证。MD 也可以用来测量肌肉中药物的水平，如肌松剂用来帮助检查 NC-CU 患者的药物使用和效果情况。最终，通过 MD 来设计通往大脑的物质运输是可能的，这在 NCCU 和诸如脑部肿瘤等疾病的治疗中有许多潜在的应用。

（三）蛋白质组学

一个潜在的令人兴奋的新领域就是蛋白质组学在 MD 中的应用。使用双向凝胶电泳和后续的质谱分析的蛋白质组学方法，十种蛋白质仅仅在微透析中发现，表明了监测疾病进展的可能性。在另一项研究中，微透析样本中蛋白的表达是在 SAH 的患者中测量的。相比没有血管痉挛的情况，蛋白表达的差异在这些血管痉挛处被发现，并且蛋白浓度在症状出现前的 3～8d 即有变化。因此，使用 MD 蛋白组学技术来识别血管痉挛的早期标志物，使这个高风险组患者的选择性早期治疗干预成为可能。

九、结论

脑部 MD 是目前在床旁可获得的测量脑组织生化的唯一方法。商用分析仪的引用使得在 NCCU 的在线脑 MD 监控成为现实。它的使用提供了对急性脑损伤后的病理生理学的深入理解，而且 MD 异常与更糟糕的临床状况和预后有关。也有越来越多的证据表明，MD 可能有早期提供即将发生神经功能恶化警告的潜能，从而容许及时应用神经保护策略。然而，MD 只反映了局部组织生物化学，并且导管的精确放置是至关重要的。另外，由于在测量变量上存在很大的变异性，趋势数据比绝对值更重要。MD 常规应用在一些中心，但尚未引入广泛的临床应用。尽管临床经验迅速增加，但是仍然需要精心设计的前瞻性研究来确定其在脑损伤患者管理方面的价值。然而，由于其在二次脑损伤进程中提供重要信息的独特能力，MD 有潜力成为在神经重症护理期间多通道监测的一个关键组成部分。此外，MD 值在早期临床试验中可被用作替代性终极指标。

（赵　彬）

第四节　脑温监测

一、概述

哺乳动物已经进化出了复杂的体温调节系统，以此来维持自身体温在细胞生化反应的最适温度范围内。除冬眠外，正常情况下哺乳动物体温主要维持在 37℃ 左右。但是，体温也会随着活动量和时间波动，通常早上体温最低，晚上最高。年长个体及雄性个体温度会更低，同时不同测量部位的温度也是不同的。直肠的平均温度在 36.7～37.5℃ 之间，而腋下的平均温度在 35.5～37℃ 之间。体温在 37.5℃ 附近小范围波动都能被机体正常调节，但超过范围的体温波动对机体是有害的。体温是通过机体产热机制和散热机制的平衡来进行调节的。这些机制是通过中枢神经系统来协调的，尤其是视前核和下丘脑前核。脑本身对于温度是极其敏感的。通常情况下，高热都与脑损伤恶化相关联，反之，诱导低温或者是阻碍发热都是对神经系统有保护作用的。因此脑温（BT）是重要的治疗目标，但是在临床治疗过程中，通常以核心体温作为代替指标。

二、生理条件下的脑温

（一）脑作为加热器

所有的代谢过程均能产热。例如，葡萄糖和氧气通过三羧酸循环转化为三磷酸腺苷（ATP）、水和热能。脑组织消耗体内 25% 的葡萄糖和 20% 的氧气生产的 ATP。葡萄糖中 43% 的能量转化成了 ATP，其中 67% 通过热量散失掉。鉴于其高强度代谢活动，脑组织产热不容小觑。

维持脑部稳定温度依赖于产热机制和散热机制的严格平衡。脑主要将热量散入体循环内。进入脑的血液保持核心体温，此温度低于脑温。因此热量从脑被转移到循环流动的血液中。机体通过增加血流量来增加传热能力，从而使脑降温。因此，由颈内静脉回流的静脉血温度高于核心体温。通常情况下，脑和机体的核心温差是适度的，一般在 0.3～1.1℃ 范围内波动，通常脑温更高。因此脑温和常规测量温度有合理的相关性。但是，这种相关性在极端条件下也会发生变化。例如，当生理温度发生极端变化时，脑温度过高或过低会导致脑和体温的温差逆转。一些学者把这个温差的逆转作为颅脑损伤（TBI）的不良预后信号。

某些物种中脑血管系统组织变异能提高降温效率。狗、山羊、绵羊体内的颈动脉很小甚至缺失，血液通过颈外动脉循环至颅底。在进入 Willis 动脉环前，颈外动脉分成一系列小的动脉血管，称为"颈动脉网"，流经海绵窦。同时在呼吸过程中，通过口腔和鼻腔的蒸发散热能降低海绵窦中静脉血的温度。随后热量通过流经颈动脉网进入脑的动脉血直接传递到同样流经海绵窦的静脉血，因此加速了脑部散热。

　　热量也能通过头顶直接向外散发，但颅骨会作为一个绝缘体阻碍散热效率。但是当颅骨被打开，例如去骨瓣减压术后，暴露的脑组织（非绝缘的）和周围温度形成温差，这将导致脑温低于核心温度。

（二）脑温的多样性

　　脑温存在空间变化。代谢活跃区域或更深的区域温度更高。脑内部温差有助于热量从深的灰质传递到白质，这已经被人类志愿者的质子磁共振波谱所证实。而且，当温度探针从侧脑室移动至脑表面时能检测到轻微的温度变化（不具备统计学显著性的）。研究者们测定了脑积水患者软膜表面下不同深度的脑温，发现数值随深度的增加而逐渐增加，其中脑室温度最高。

（三）脑温的动态性

　　由于脑温的决定因素是动态的，因此脑温也是动态的。脑的产热由脑代谢速率决定，散热则决定于局部的 CBF 和动脉血的温度。上述所有变量均会波动。首例脑温的测定是在动物体内进行的，测定发现在各种环境挑战及不同行为下，脑温存在巨大波动（2～3℃）。

　　当全身温度突然升高，例如，热休克、高热、剧烈的体育活动，全身的动脉血温度可能升高，致使脑和血液的正常温度梯度消失甚至被逆转。反之，当脑代谢活动被抑制，例如深度全身麻醉，脑温可能下降以至低于核心温度。另外一个"特殊案例"是诱导性全身温度过低，例如心跳骤停。机体外部和内部的降温会降低核心温度和血液温度，导致温度较高的脑和温度较低的血液之间的温差激增。论证全身温度过低（如全身麻醉后）对脑温影响的研究仅局限在少数案例中。而个体患者代谢速率在 CBF 中存在大量变数，能直接改变甚至逆转脑和核心温度的温差。这个可以部分解释关于核心温度和脑温温差研究的文献中存在多变的研究结果的原因。

三、脑温的临床相关性

（一）脑温和颅内压

　　因为产能细胞器对温度敏感，所以脑温变化影响深远。脑代谢速率，氧气以及葡萄糖消耗速率均与脑温密切相关。据报道，脑温升高会加速炎症反应，提高神经元兴奋性，加速神经递质释放，加速自由基产生，提高神经元对兴奋性损伤的敏感度。上述情况将提高脑氧消耗率（CIRO$_2$），脑氧消耗率则通过调节血管扩张程度与 CBF 生理性偶联。因此脑氧消耗率的上升将导致血管扩张，提高 CBF，最终导致脑血容量增加。脑血容量的增加主要依靠脑脊液外流和低压的静脉血管回缩来代偿。一旦脑血容量增加超过了这些代偿机制的最大能力，颅内压（ICP）就会升高。临床上，颅内压升高可在急性脑损伤的患者中观察到，并伴有发热症状。这种颅内压升高可能是在脑代谢需求增加的情况下，为脑增加能量供给的代替手段。研究表明，发热过程中，脑乳酸和丙酮酸的比例（微渗透测定）正常表明底物供给充足。但是，一旦脑血管扩张到最大限度，脑氧消耗率会进一步升高，而 CBF 升高难以代偿，这就会导致脑细胞出现能量危机。另一方面，微渗透分析指出，诱导正常体温能减弱发热偶联的代谢危机。

　　当然脑温度和颅内压之间的关系远非如此简单。当脑温度和颅内压的相关数据不断积累并交互影响时，我们很难整理出二者之间清楚的关系。在人群中，颅内压由多因素决定，不能仅通过脑温度来预测。但是，相当一部分病例中，颅内压和脑温度存在可检测的关联关系。

（二）脑损伤的实验模型中高热有害

　　实验证明，外伤或缺血性脑损伤后，高热会加速神经损伤，即使轻微的高热也会导致恶化的结果。在局灶性脑缺血的动物实验模型中，脑梗死体积随温度变化而变化，其毒害作用与高热程度成正比。高热（和低温）对脑内出血（ICH）的影响尚不清楚。在脑内出血的老鼠研究模型中，轻度至中度的温度升高没有导致结果恶化，而诱导低温能改善结果。高热可能会伤害未受损的脑细胞，其中细胞膜和线粒体是易受损的。损伤不仅仅局限于神经元细胞，还包括神经胶质细胞和内皮细胞。高热将导致葡萄糖释放，血脑屏障破坏，上调炎性细胞因子，加重炎症级联反应，上调各种酶的表达，尤其是提高热休克蛋白的表达。

（三）严重脑损伤后发热与不良预后有关

发热通常出现在严重的脑损伤之后。但是神经损伤导致发热的精细机制还需要详细阐述。这可能涉及下丘脑体温调节中枢的直接损伤。另外，当存在颅内出血尤其是脑室出血的情况时，发热现象也很常见。其他危险因素还包括：严重损伤、意识障碍、抗癫痫药物的使用，尤其是苯妥英的使用。尽管相关的因果关系尚未整理清楚，高热和不良预后之间的关系已经被神经重症监护的病例所证明。例如，临床观察研究表明，体温升高与重症监护时间及住院时间、死亡率以及不适当的医疗处理发生率之间存在剂量依赖型相关性。发热和不良预后的关系已经在蛛网膜下隙出血病例中得到验证，在急性缺血性脑卒中案例中。入院温度和死亡率有很强的关系。同时温度升高还会增加缺血性脑卒中出血性转化的风险。脑内出血的患者在入院后的 72h 中，持续发热与较差的治疗结果是相关联的。在这些病例中，发热似乎是一个独立的预后因子。在外伤性脑损伤后，发热也很常见，损伤越严重，发热越严重。

某些消遣性药物（毒品）会激活代谢神经，提高耗氧量，加速产热。代表药物有可卡因、海洛因、安非他命类似物以及氯胺酮等。研究表明，在吸食可卡因的小鼠中，脑温与体温存在剂量依赖型相关性。热休克导致的高热不伴有下丘脑调控温度升高，它的主要特点为因暴晒导致的核心体温超过 40℃，同时有皮肤干热、神经系统损伤（包括神经紊乱、惊厥和昏迷）以及全身炎症反应等伴随症状，这将最终导致全身性多器官衰竭直至死亡。

（四）低温治疗

在缺血和创伤的模型研究中，低温对神经的保护作用已经得到了验证。在临床环境中，低温治疗有助于降低死亡率，提高心脏骤停后的神经恢复效果。院前降温也对心脏骤停的紧急救治有益。因此，欧洲复苏委员会和美国心脏学会指南推荐对心脏骤停的患者使用低温治疗。低温治疗也被认为有助于提高新生儿出生窒息后神经愈后效果。保护性低体温作为外伤性脑损伤后神经保护的手段也受到广泛关注。大量单中心研究表明保护性低体温是有效的，但两个大型多中心实验没能验证其有效性。一个荟萃分析表明低温治疗不能显著降低死亡率，但能明显改善功能预后。几乎所有单中心研究均表明低温治疗能帮助控制外伤性脑损伤后的颅内压升高。但是，医学界有一个一致共识：当颅内压升高能通过其余手段控制时，低温治疗是非必需的。两个跨中心随机试验检测外伤性脑损伤中的低温治疗效果正在欧洲、澳洲和新西兰进行。另外，尚无研究表明常规药物或物理降温对脑卒中患者有好处。诱导低温中一个有前途的新领域是用于治疗急性肝衰竭及肝性脑病。

（五）发热控制和诱导正常体温

发热在神经重症监护室（NCCU）是很常见的，其对脑损伤的不良反应也为大众所熟知。因此在神经重症监护室，发热控制是比诱导低温更可信的治疗手段。在这个前提下，相对于常温治疗，低温治疗似乎并不能为脑外科手术患者提供更好的脑保护。临床研究表明，通过血管内降温的手段控制体温在正常水平，能显著降低重度外伤性脑损伤患者的脑温度。近期取得的关于温度控制的研究进展表明在神经重症监护中，发热控制和维持正常体温在一致性的基础上是可行的。但是关于其应用，目前尚有一些问题无法解决，例如在什么患者中使用、使用指导方法以及何时开始发热控制。

四、脑温调节

（一）全身和核心温度

全身温度或者核心温度在神经重症监护中是每个患者都经常被检测的指标。通过这个温度能推断出脑温度。但是，有证据表明脑温度与核心温度不同，而且脑温不能被放置在脑外的监视器准确监视到，包括鼓膜利用温度计测量温度也是十分罕见。通常是利用热电偶或热敏电阻设备、红外探测器或液晶装置检测。热电偶检测原理是基于传导材料遇到温差时会产生可检测的电压的现象来进行检测。热敏电阻是一个随温度改变电阻的半导体材料。红外探测器（例如鼓膜温度计）检测的是辐射释放的热能，因此不需要直接接触被检测物质。但是这也可能影响其精确性，因为检测装置是从耳朵外检测温度，而不是在鼓膜检测温度。新型的鼓膜温度计能达到更精确的效果。向温性液晶通常包裹在一次性塑料条中，可检测温度范围在 34～40℃。它们通常不如其他检测装置精确。

测定体温通常有几个固定位置。一般说来，这些位点可被分为如下几类：①核心或者中心位点，它们代表了灌注器官的温度，例如食道管、肺动脉鼻咽或者鼓膜（鼓膜被列为灌注器官是因为它邻近颈内动脉）；②中间位点［比如口腔（舌下腺）、直肠或者膀胱］；③周围位点（额头皮肤、腋窝）。核心或中心位点是首要选择位点，因为他们较少受到血管扩张或是体温调节机制的影响。中间位点是次要选择位点，因为其温度改变可能受尿流（膀胱）或是直肠中的细菌影响（直肠），而外周位点会受到更多环境因素的影响。

（二）直接脑温的检测方法

脑温可以通过插入脑组织或侧脑室的探针直接测定。脑室内的监测器提供了一个全面（均衡）测量大脑温度的方法，因此脑实质温度监测器（通常与脑组织氧传感器相结合）可测到局部温度。目前市面上有多种临床商业探针可供选择。早期的 Licox 系统版本包含脑氧传感器和温度传感器。新的 Licox 探针将两种探针合二为一。利用新型 Licox 探针可以同步获得脑氧含量和脑温度并进行体外分析，发现一直以来对脑温度存在低估，测定发现相对于文献实验结果，平均低估 0.67℃（±0.22℃）。对于脑温度探针的工作还在持续进行，以求利用一根探针测定多种参数。

目前也有使用非侵入方法如磁共振波谱成像（MRS）和扩散磁共振成像（MRI）研究脑温度。在小到 4cm 的体积下，焦读数能达到有限的精确程度（近似 1℃）。另外，脑温度和颅外温度的温差随区域变化较大。相比而言，有人发现平均脑温度比在颅外位点利用 MRS 测定的温度低 0.5℃，包括口腔、鼓膜及颞动脉。在基于磁共振技术的研究中，脑和身体温差为 1.3℃（±0.4℃）。

（三）脑温监测并发症

由 Licox 监测器包括脑温探针引起的并发症十分罕见，通常是由于插入螺栓固定探针引起的，而不是由监测器本身引起的。与颅内侵入性探测器一样，这主要的风险是脑出血和感染。

（四）脑温和脑氧分压

温度对脑组织的氧含量有影响。在脑组织中的氧含量恒定条件下，根据盖斯定律，压力和温度成正比。根据此生物物理属性，高热时氧分压升高，低温时下降。供氧不足本身容易引发低温。由于这个原因，过去 Licox 探针监测脑氧含量的时候需要利用温度探针作为校正工具辅助监测，而新型探针将脑温监测功能整合起来了。氧分压随脑温变化有以下原因，如 CBF 改变，血氧分离曲线移动，尤其是代谢速率改变。因此解释高热或低温时的脑氧分压需要考虑上述因素。类似的含氧量和温度的协同变化在正常个体中也能观察到，例如，在个体进行运动时。

（五）脑温和脑内血流量检测

脑温可用于判断 CBF。CBF 监测器（Hemedex）就是基于脑皮质组织的导热性与血流量成正比的原理设计的。因此测定皮质表面的热扩散可以用于测定 CBF。上述监测系统由插入脑组织中的两个小金属板（热敏电阻）组成。一个用于加热，用以建立两个热敏电阻的温差；而后 CBF 就能通过两个金属板之间的温差来计算。但是上述检测系统在脑温度高于 39℃ 的情况下就不能使用了。

（六）选择性的脑降温

如何降温已经超出了本章内容范围，但在此仍然对有选择性的脑降温做一个简要的介绍，因为全身性低温治疗这一临床常用治疗手段受到治疗时间、治疗深度以及并发症的限制。选择性的脑降温可以解决上述问题。许多器械均可有选择地用于脑降温，例如脑室冷却管、护颈或是开颅手术时的冷敷的硬脑膜以及其他很多器械，它们基本被证明可以在保持相对正常体温的情况下用于脑局部降温。目前最被看好的是利用鼻旁窦降温。另外，神经调节领域里可植入的降温设备未来在临床上是可行的。

五、结论

脑温是急性脑损伤患者一个重要且动态的变量。但是脑温不能通过脑外测量技术进行可信的测量，而且它还随脑区域变化而变化。脑温的主要决定因素包括脑代谢速率和CBF。发热对脑的毒害作用已经被很多疾病所证明。诱导低温能在心脏骤停后提供神经保护，但是对于其他病情（如TBI、SAH或是脑卒中）的作用尚不清楚。而发热控制和正常体温则是更可信的治疗选择。

脑温可以非入侵性检测，通常和其他颅内监测设备共用，如ICP及脑组织氧含量探针。脑温监测在需要治疗性温度调整的神经重症监护病例中有重要意义，例如控制正常体温、诱导低温，或是指导解释其他重要颅内参数（如脑组织氧含量）。

（韩培海）

第五章

神经外科手术基础

第一节　手术主要器械设备

一、手术基本设备

神经外科手术设备包括可控手术床、头架、双极电凝器、手术显微镜、超声吸引器、手术用激光等。显微神经外科是现代神经外科的基础，显微手术器械包括显微手术剪刀、自动牵开器、显微针持（镊）等。随着高新技术的发展，现代神经外科在诊断和治疗上的方法和手段不断更新。

1. 多功能可控手术床　手术时术者最好坐在带扶手的专用手术椅操作，手术床的高度适应术者坐位时的双手高度。患者头被固定，为满足观察到各个角度的术野，需随时调整患者的头、体位。

2. 头架和脑自动牵开器　如下所述。

（1）头架：有不同类型，其中 Mayfield 头架有 3 个头钉，位置适宜。

（2）脑自动牵开器：由一组球面关节组成，内由一钢线穿连在一起，长 30～40cm，一端用于固定不同规格的脑压板，另一端固定在头架或连接杆上。当扭紧钢线时，其臂硬挺，使前方脑板固定在所需位置。手术中牵开脑组织的时间不要过长，每 10～15min 后放松脑压板 3～5min，间断抬压脑组织，牵开脑的压力低于 2mmHg 比较安全。

3. 双极电凝器和显微冲洗器　如下所述。

（1）双极电凝器：双极电凝器是神经外科手术重要的止血基本设备。其长度要求 8～25cm，尖端直径 0.25～1.5mm。双极电凝镊还是一把良好的分离器，可用作分离组织。一般为枪状，不阻挡视线，可增加术野的可视范围。

（2）显微冲洗器：在电凝和使用高速钻时，需不断地冲生理盐水，以降低钻头温度和防止双极镊的尖端粘连。

4. 高速开颅钻　其动力有电和压缩气体两种，电钻的钻速不如气钻，但电钻可有正反两个方向旋转，更适用于临床。高速钻的优点是其运转时几乎无力矩。在启动、停止以及改变速度时钻头稳定，可确保手术安全。直径较小的钻头可用于钻孔、穿线固定骨瓣。磨钻头用于磨除蝶骨嵴、前床突、内耳道等部位颅骨。开颅器（铣刀）顶部的剥离端非常精细，可以把硬脑膜自颅骨内板分离，锯下骨瓣。术者应以右手持笔式握钻柄，并将腕部靠在手托上，以求稳定。

5. 吸引器管　手术的全过程都需使用吸引器管，用于清除术野的积血、冲洗水和脑脊液，也可用来牵开组织及做钝性分离。其顶端必须光滑，以防损伤细小的血管和神经。其柄上有一侧孔，用于调节压力，在大出血的紧急情况下，堵住吸引器侧孔，使吸力最大，及时吸除积血，保证术野清洁，以利止血。手术者手持吸引器的姿势以持笔式为好，拇指或示指位于吸引器孔处，根据需要调节孔开放的大小。

6. 显微手术器械　如下所述。

（1）手术显微镜：主要由照明系统，以及可供升降、前后左右调节的多关节支架和底座 3 部分组成。除吻合血管外，一般显微神经外科手术，放大 5~10 倍可以满足手术的要求，物距 300~400mm，另有冷光源照明、摄像系统等。

（2）显微镊：由钛合金制作，质量轻，外表光滑，不易腐蚀，不磁化，具备足够弹性。分离组织时，先将镊尖端并拢插入组织，然后靠其弹性自动分开，上述动作反复进行，达到分离组织的作用。

（3）显微剪和蛛网膜刀：显微剪刀应锋利，关闭和开启要灵活自如。用显微刀切开颅底蛛网膜下隙池的蛛网膜、分离神经和血管周围的组织粘连时，其刀尖不应插入刀刃的 1/3，免损伤下面组织结构。

（4）显微持针：为缝合血管和神经时用，以直柄持针常用。持针应用应熟练准确，必须在实验室反复地练习。在小的、深部术野中完成缝合、打结等操作。显微手术外科使用的缝合线为 6-0~10-0 的尼龙线。颅内大血管可用 7-0~8-0 尼龙线，小的血管可用 9-0 线。

（5）显微分离器：除双极电凝镊外，专用的显微分离器（也称剥离器），有铲式和球面式不同形状。手术时将镊尖端并拢插入被分离组织，依靠其自身弹性，镊尖端分开，反复动作即可达到分离组织的作用。

二、显微神经外科设备与技术

显微神经外科技术从 20 世纪 50 年代以来逐渐成熟。随着神经影像学突破性的发展，显微神经解剖和显微手术器械及手术技巧的提高，神经外科手术范围日益扩大。在显微神经解剖及特殊器械的辅助下，手术的精细程度达到新的高度，患者术后生存质量显著提高。显微神经外科是由大体神经外科向微侵袭神经外科发展的科学，它的方法和理论为微侵袭神经外科奠定了一定基础。在当前和可预见的将来仍然是治疗疾病的主要手段。在给患者带来巨大好处的同时，也延长了神经外科医师的手术生命。

显微神经外科理论认为：蛛网膜为间皮成分，这些结缔组织在脑池形成纤维及小梁，它们成为蛛网膜的支架并与蛛网膜下隙中血管外膜相连。显微镜提供了观察接近生理状况活体蛛网膜下隙的机会，同时可以观察神经血管的细致结构。蛛网膜对于神经外科手术的重要性在显微镜使用后被进一步认识，尤其是分离动脉瘤、动静脉畸形（ateriovenous malformation，AVM）和肿瘤的过程中对蛛网膜及脑池的应用。

显微神经外科要求术者的手、眼在显微镜条件下建立反射，动作协调，具有特殊的操作技巧及难度，因此，对显微神经外科医师必须要有一定时间严格的实验室训练。

显微技术要求医师利用脑池的自然间隙解剖及暴露病变，手术过程要爱惜组织，尽其所能减少不必要的脑组织暴露和损伤。其操作原则为：
①保持身体稳定：坐位手术，身体和术区保持自然的相对位置是减少疲劳保持操作稳定准确的最简单的办法，尽量减少或不参与外科操作肌肉群的活动，使其保持松弛，减少疲劳和颤抖，节省术者体力；②保持手的稳定性：手托的应用对保证手术精细操作的准确性非常重要，手托应尽可能靠近术野，术者手臂肩膀和后背肌肉应放松；③移动视线，手眼协调：能通过自身本体感觉和眼的余光来判断手和器械的位置；④减轻疲劳：术前避免剧烈活动。

三、神经内镜设备

神经内镜也被称为脑室镜，作为微创神经外科的重要技术手段，可明显减少手术创伤、改善深部术野照明、放大术野解剖结构图像、扩大视角以减少手术盲区，在神经外科各个领域得到广泛应用。

早在 1910 年 Lespinase 即用膀胱镜电灼侧脑室内的脉络丛以治疗脑积水，但由于设备简陋，死亡率高，故很难推广应用。1986 年，Giffith 提出了"内镜神经外科"概念，得益于照明系统、实时摄像监视、激光技术、硬和软的内镜、各种手术器械以及微球囊等的改进和应用，内镜在神经外科得到了广泛开展。神经内镜按质地分为硬质和软质（可屈曲性）两大类。按结构和功能又可分为两类：一类为具有操作孔道的内镜，可以通过其孔道对病灶进行切割、钳夹、烧灼和止血等操作，这类大多为硬质内镜；另一类为无操作孔道的内镜，可通过特殊设计的外加导管而实现前者的功能，常单纯地用于对脑深部病变的观察或治疗，该类内镜有硬质或软质的。由于手术全过程都在直径小于 8mm 的内镜下操作，所以手术创伤极小，恢复快。内镜手术可用于止血、活检和肿瘤切除等。

单纯神经内镜术，已常用于脑积水、颅内囊性病变和脑室系统病变等。应用内镜定向穿刺进入侧脑室，再经室间孔进入第三脑室，用射频或激光在第三脑室底部开窗，再用球囊导管将其扩大而形成造瘘，脑脊液通过瘘口流入大脑脚间池，进入正常的脑脊液循环和吸收，形成内分流术，克服了以往脑室－腹腔（心房）分流术后常见分流管堵塞和感染的弊端；将颅内囊性病变（蛛网膜囊肿、脑实质内囊肿和透明隔囊肿等）与邻近的脑池或脑室穿通，使原来封闭的囊腔与蛛网膜下隙或脑室相通；对于脑室系统病变，囊性瘤可引流清除，实质性肿瘤也可活检和直接切除，如可完整摘除窄蒂的脉络丛乳头状瘤，可仅经钻孔穿刺达到清除和引流脑内血肿目的。

内镜辅助的显微外科手术则利用内镜的光源及监视系统，可对显微镜直视术野以外的区域进行观察，不但能增加术野的暴露，避免病灶的遗漏，同时亦减轻了正常脑组织牵拉的程度，从而降低手术并发症和减轻术后反应。此法用于动脉瘤夹闭术、三叉神经血管减压术、经鼻－蝶入路脑垂体瘤切除术等；对囊性脑瘤可行肿瘤活检、抽吸囊液减压，并可行肿瘤的内放射治疗；直视下用 CO_2 或 YAG 激光是治疗脑深部中线结构病变及脑室内、基底核、丘脑和脑干等部位肿瘤的良好方法；还可在立体定向指引下，用内镜直视下进行颅内占位病变的活检，可克服单纯立体定向活检的盲目性，尤其是大大降低了位于颅底和颅内中线部位肿瘤活检的风险。

神经内镜可用于椎管内病变的检查和治疗。对脊髓空洞症患者，分离粘连与分离膜性间隔，并进行空洞分流术，可避免对脊髓的损伤并取得良好的疗效。还可用于对脊髓血管畸形、肿瘤以及椎间盘摘除术、脊髓拴系松解术、脊膜膨出等的诊断与治疗。

内镜手术亦存在一定的局限性：①受管径限制，视野狭小，难以观察手术部位全貌，若对周围组织的毗邻关系了解有限，易导致误判或操作上的失误；②需有一定空间才能观察和操作，在脑实质内无间隙可供操作，且图像显示不清，无法判断内镜所达到的位置，易误伤血管及脑组织，镜头接触血液等易致视野模糊；③目前可配套使用的手术器械有限，手术操作有一定困难；④内镜各种连接装置、配件多，操作过程中不易保持无菌条件，易致术后感染。

四、当代神经外科手术辅助设备

1. 超声吸引器　近年来，随着切割式超声手术刀的问世，超声外科吸引（CUSA）和超声驱动手术刀（UAS）已成为现代手术的新工具。CUSA 原理是利用超声高频机械振荡所产生的能量作用于软组织，使病变组织产生空化作用，将其碎裂成糊状或溶胶状，随即以负压吸引进行清除，从而逐渐地消除病变组织或除去多余的组织（如脂肪）等，而且不易破坏血管，在手术中可明显地减少出血，又无过热等缺点。因此，CUSA 是目前医学界公认的一种较为理想的外科手术切割器械。但因显微手术术野小，为防止视野的死角，需要弯柄超声吸引器，振动功率降低，影响对质地硬的病变的切除。

2. 氩氦刀　也称氩氦超导手术系统，是近年来研制成功的治疗脑肿瘤等病变的高精度仪器，属于目前唯一经皮冷冻治疗的设备。氩氦刀并非真正的手术刀，它采用计算机全程监控，对病变进行准确定位，并直接或经皮穿刺的微创方法治疗病变。应用于脑肿瘤（尤其是恶性肿瘤）的手术，可于短时间内损毁瘤细胞，又可让冷冻的瘤体以手术方式被切除；在切除脑动静脉畸形中应用此方法也可很好地控制出血。

3. 手术用激光　Rosomoff 于 1966 年首先将激光引入脑肿瘤的手术切除。激光与手术显微镜、立体定向技术及神经内镜的有机结合，为神经系统肿瘤的治疗提供了更多的方法。激光是激光器产生的一种电磁波光电辐射，它既具有波的性质，有一定的波长和频率，又具备光子流现象，有一定能量的粒子。在谐振腔，工作物质与激励源相结合，形成了激光辐射，对照射组织在数毫秒内可产生数百甚至上千摄氏度的高温，从而引起生物组织的蛋白质变性、凝固性坏死，甚至出现炭化或汽化等物理性改变。激光集中能量瞬间作用，对肿瘤周围正常组织影响极少，距激光焦点 1mm 以外的组织细胞都不会造成损伤。二氧化碳激光主要用于切除颅底脑膜瘤、神经纤维肿瘤、颅咽管瘤、椎管内脊髓外瘤和中枢神经系统脂肪瘤，还可用于切开蛛网膜。氩激光和二氧化碳激光适用于神经切断性手术，如脊髓侧索切断术、后根神经节损毁术。氧激光等适用于治疗血运丰富的肿瘤和中枢神经系统血管性疾病。

（韩培海）

第二节　术前准备与术前评估

手术既是一个治疗过程，又是一个创伤过程。因此，手术前的准备，就是要采取各种措施，尽量使患者接近生理状态，以便使患者更好地耐受手术。

一、术前准备

术前准备工作主要包括两个方面：①心理方面的准备；②提高手术耐受力的准备。

一般性术前准备同普通外科。对神经外科比较特殊的术前准备，应注意：①若颅内压增高显著，应先行脱水治疗并尽早手术，若为第三脑室或颅后窝占位，头痛加剧，出现频繁呕吐或意识不清者，提示有严重颅内压增高，应行脑室穿刺外引流或脑室分流术，以缓解梗阻性脑积水，改善患者的病情，然后尽快手术；②脑疝患者除急行脱水利尿外，有脑积水者，应立即行脑室穿刺引流，使脑疝复位，缓解病情。如果效果不明显，而病变部位已明确，应考虑急诊开颅手术，解除危及生命的病变；③有些颅内血管性疾病，如颈动脉海绵窦段、颈内动脉床突上段动脉瘤，要在术前 2~3 周开始做颈内动脉压迫训练，以促进侧支循环的建立。对于鞍区病变，特别垂体功能低下者，术前 2~3d 开始应用肾上腺皮质激素类药物，以减少或防止术后发生垂体危象。

二、术前评估

（一）全身情况

（1）精神状态

1）是否紧张和焦虑，估计合作程度。

2）了解患者对手术及麻醉的要求与顾虑。

3）精神症状者，应请精神科会诊。

（2）体温上升或低于正常，表示代谢紊乱、情况不佳、对麻醉耐受差。

（3）血压升高，明确原因、性质、波动范围，同时了解治疗及疗效是否累及心、脑、肾等器官，是否要进行处理再行手术。

（4）Hb 低于 80g/L 或高于 160g/L，麻醉时患者易发生休克、栓塞等危险，需在术前给予纠正。

（5）血细胞比容应保持在 30%~35%，有利于 O_2 释放。

（6）中性粒细胞增高及 ESR 增快，提示体内存在急性炎症，越严重麻醉耐受越差，术前需纠正。

（7）血小板少于 $60 \times 10^9/L$，凝血异常者，术前给予诊断和纠正。

（8）尿糖呈阳性，应考虑有无糖尿病，需进一步检查。

（9）尿蛋白呈阳性，应考虑有无肾实质病变，产科结合血压，考虑是否有妊娠期高血压。

（10）少尿、尿闭，应考虑有严重肾衰竭，麻醉耐受极差，因很多药物需肾排出，术后易出现急性肾衰竭。

（11）基础代谢高，麻醉药用量大，氧耗大，麻醉不易平稳；反之，麻醉药用量小，麻醉耐受差。基础代谢率（%）=0.75×（脉率 +0.74×脉压）−72，正常范围为 −10%~10%。

（12）凡全身情况异常或主要器官障碍，术前、中、后均可请相关学科会诊。

（二）呼吸系统

术前有呼吸系统感染较无感染者发生呼吸系统并发症高出 4 倍。

（1）急性呼吸系统感染（包括感冒），禁忌择期手术，一般感染得到充分控制 1~2 周后施行，临床上常以患者不发热、肺部无炎症而行手术，如急症手术，应加强抗感染，同时应避免吸入麻醉。

（2）肺结核（特别是空洞型）、慢性肺脓肿、重症支气管扩张症，应警惕在麻醉中感染，沿支气管系统在肺内扩散或造成健侧支气管堵塞，或出现大出血而引起窒息，麻醉时一般用双腔支气管插管分隔双肺。

（3）手术患者并存呼吸系统慢性感染和肺通气功能不全并不罕见，其中以哮喘和慢性支气管炎并存肺气肿为常见，为减少并发症，术前应充分准备：①肺功能试验；②戒烟 2 周以上；③应用抗生素，治疗肺部感染；④控制气管和支气管痉挛，如拟交感药及甲基黄嘌呤或应用色甘酸钠治疗哮喘及肾上腺皮质激素的应用，还应准备处理可能出现的危象；⑤胸部叩击和体位引流，雾化吸入，促使痰液排出；⑥纠正营养不良，逐步增加运动，提高肺的代偿能力；⑦治疗肺源性心脏病。

（4）术前一般需做肺功能试验的有：①每天吸烟少于 1 包；②慢性咳嗽，不论有痰无痰；③肥胖；④支气管哮喘；⑤支气管炎或肺气肿；⑥神经或肌肉疾病；⑦累及肋骨或胸椎的关节炎或骨骼畸形；⑧所有需要进行胸或腹部手术的患者，包括累及腹壁肌肉的手术，如腹壁或腹股沟的修补术。

（三）心血管系统

心脏病患者能否耐受手术，主要取决于心血管病变的严重度和患者的代偿能力，以及其他器官受累情况和需手术治疗的疾病等，术前应具有完整的病史，如体格检查、相应的特殊检查及心功能检查记录，同为心脏病，其严重程度不同，对麻醉和手术的耐受也各异（表 5-1）。如房间隔缺损或室间隔缺损未伴肺动脉高压，心功能较好（Ⅰ、Ⅱ级）者，其对麻醉和手术的耐受与无心脏病者并无明显差别。有些心脏病患者，难以耐受血流动力学的波动，非心脏手术者，则应先行心脏手术，情况改善后再行非心脏手术为宜，如重度二尖瓣狭窄。

表 5-1　心功能分级及其意义

心功能	屏气试验	临床表现	临床意义	麻醉耐受力
Ⅰ级	>30s	普通体力劳动负重，快速步行，上下坡无心慌、气急	心功能正常	良好
Ⅱ级	20~30s	能胜任正常活动，但不能跑步或做较用力的工作，否则出现心慌、气急	心功能较差	处理如果正确恰当，耐受力仍较好
Ⅲ级	10~20s	需静坐或卧床休息，轻度体力活动后即出现心慌、气急	心功能不全	麻醉前充分准备，术中避免增加心脏负担
Ⅳ级	10s	不能平卧、端坐呼吸，肺底可闻及啰音，任何轻微活动即出现心慌、气急	心功能衰竭	耐受力极差，手术须推迟

目前，临床上常用的一些主要指标都是反映左心功能的，如心指数（cardiac index，CI），左室射血分数（left ventricular ejection fraction，LVEF）和左室舒张末期压（left ventricular end - diastolic pressure，LVEDP）。

1. 心律失常　如下所述。

（1）窦性心律不齐：多见于儿童，一般无临床重要性，窦性心律不齐是由于自主神经对窦房结节奏点的张力强弱不匀所致。迷走神经张力较强时易出现心律不齐，当心律增速时，不齐则多转为规律。但如见于老年人可能与冠心病有关，或提示患者可能有冠心病。

（2）窦性心动过缓：注意有无药物（如 β 受体阻滞药、强心苷类药）影响。一般多见于迷走神经张力过高，如无症状，多不需处理。如为病态窦房结所致，则宜做好应用异丙肾上腺素和心脏起搏的准备。窦性心动过缓时，出现室性期前收缩可在心率增快后消失，不需针对室性期前收缩进行处理。有主动脉关闭不全的患者如出现心动过缓则可增加血液反流量而加重心脏负担，宜保持窦性心律于适当水平。

（3）窦性心动过速：其临床意见决定于病因，如精神紧张、激动、体位改变、体温升高、血容量不足、体力活动、药物影响、心脏病变等，分析原因后评估和处理。对发热、血容量不足、药物和心脏病变引起者，主要应治疗病因，有明确指征时才采用降低心率的措施。

（4）室上性心动过速：多见于非器质性心脏病，亦可见于器质性心脏病、甲状腺功能亢进和药物毒性反应。对症状严重、有器质性心脏病或发作频繁者，除病因治疗外，在麻醉前控制其急性发作，控制后定时服药预防其发作。

（5）期前收缩：一过性或偶发性房性期前收缩或室性期前收缩不一定是病理，但如发生40岁以上的患者，尤其是发生和消失与体力活动量有密切关系者，则患者很可能有器质性心脏病，应注意对原发病的治疗，一般不影响麻醉的实施。室性期前收缩系频发（>5 次/min）或呈二联律、三联律或成对出现，或系多源性，或室性期前收缩提前出现落在前一心搏的 T 波上（R－on－T）易演变成室性心动过速和室颤，需对其进行治疗，择期手术宜推迟。

（6）阵发性室性心动过速：一般为病理性质，常伴有器质性心脏病。如发作频繁且药物治疗不佳，手术需有电复律和电除颤准备。

（7）心房颤动：最常见于风湿性心脏病、冠心病、高血压性心脏病、肺源性心脏病等可致严重血流动力学紊乱，心绞痛，晕厥，体循环栓塞和心悸不适。如果不宜进行或尚未进行药物复律或电复律治疗，麻醉前宜将心室率控制在 80 次/min 左右，至少不宜超过 100 次/min。

（8）传导阻滞：①右束支传导阻滞多属良性，一般无心肌病，手术与麻醉可无顾虑。②左束支传导阻滞多提示有心肌损害，常见于动脉硬化高血压、冠心病患者，一般不致产生血流动力学紊乱。③双分支阻滞包括右束传导阻滞并发左前分支或左后分支阻滞、左束支传导阻滞，多为前者。左前分支较易阻滞，左后分支较粗，有双重血供，如出现阻滞多为病情变重。双分支阻滞有可能出现三分支阻滞或发展为完全性房室传导阻滞。对这类患者宜有心脏起搏准备，不宜单纯依靠药物。④Ⅰ度房室传导阻滞一般不增加麻醉与手术的困难。⑤Ⅱ度房室传导阻滞Ⅰ型（莫氏Ⅰ型）HR<50 次/min，宜有心脏起搏的准备，Ⅱ度房室传导阻滞Ⅱ型（莫氏Ⅱ型），几乎属于器质性病变，易引起血流动力学紊乱和阿－斯综合征。宜有心脏起搏的准备。⑥Ⅲ度房室传导阻滞施行手术，应考虑安装起搏器或做心脏起搏的准备。

2. 先天性心脏病的术前估计和准备　如下所述。

（1）房缺、室缺如果心功能Ⅰ、Ⅱ级或无心力衰竭史，一般手术麻醉无特殊。

（2）房缺、室缺伴肺动脉高压、死亡率高，除急症手术外，一般手术应推迟。

（3）房缺、室缺并存主动脉缩窄或动脉导管未闭，应先治疗畸形，再择期手术。

（4）房缺、室缺、伴轻度肺动脉狭窄，不是择期手术的禁忌，但重度者术中易发生急性右心衰竭，禁忌择期手术。

（5）法洛四联症，择期手术危险性极大，禁忌择期手术。

3. 缺血性心脏病患者　若围术期发作心肌梗死，其死亡率高，故术前应明确：

（1）是否存在心绞痛及严重程度。

第一，病史中如有下列情况应高度怀疑并存缺血性心脏病，糖尿病、高血压、肥胖、嗜烟、高血脂、左室肥厚（心电图示）、周围动脉硬化、不明原因的、心动过速和疲劳。

第二，缺血性心脏病的典型征象有：紧束性胸痛，并向臂内侧或颈部放射，运动、寒冷、排便或饮餐后出现呼吸困难，端坐呼吸，阵发性夜间呼吸困难，周围性水肿，家族中有冠状动脉病变史，有心肌梗死史和心脏扩大。

第三，对临床上高度怀疑有缺血性心脏病的患者，术前应根据患者具体情况做运动耐量试验超声心动图检查，或行冠状动脉造影等。

（2）是否发生心肌梗死，明确最近一次的发作时间。

第一，心肌梗死后 3 个月手术者再次梗死发作率为27%，6 个月内手术再发作率为11%，而 6 个月后手术为4%～5%。

第二，对有心肌梗死的患者，择期手术应推迟到发生梗死 6 个月以后再进行。同时在麻醉前应尽可能做到：①心绞痛症状已消失；②充血性心力衰竭的症状已基本控制；③心电图无房性期前收缩或每分钟>5次的室性期前收缩；④尿素氮低于 17.8mmol/L，血钾高于 3mmol/L。

（3）心脏功能评级及代偿功能状况。

随着疾病治疗水平的提高，并考虑到不同患者心肌梗死范围和对心功能影响不一，现认为不宜硬性规定一律间隔6个月。术前主要评价患者的心肌缺血和心功能情况，处理时要注意心功能的维护，尽可能保持氧供需平衡。

4. 对近期（2个月内）有充血性心力衰竭以及正处于心力衰竭中的患者　不宜行择期手术，急症手术当属例外，有的急症手术本身即是为了改善患者的心衰而进行（如对有心衰的妊娠期高血压患者施行剖宫产手术）。

5. 心脏瓣膜患者的麻醉　危险主要取决于病变的性质及其心功能的损害程度。

（1）尽可能识别是以狭窄为主，还是以关闭不全为主，还是两者皆有，一般以狭窄为主的病变发展较关闭不全者迅速。

（2）重症主动脉瓣狭窄或二尖瓣狭窄极易并发严重心肌缺血，心律失常（房扑或房颤）和左心衰，易发生心脏血栓形成和栓子脱落，危险性极高，禁忌施行择期手术。

（3）心瓣膜关闭不全，对麻醉手术耐受力尚可，但易继发细菌性心内膜炎或缺血性心肌改变，且可能猝死。

（4）对各类心脏瓣膜患者术前常规用抗生素，以预防细菌性心内膜炎。

（5）心脏瓣膜病患者术前应给予抗凝治疗，以预防心脏内血栓脱落等并发症。如属急诊术前需用鱼精蛋白终止抗凝。

6. 高血压　高血压手术麻醉安危取决于是否并存继发性重要脏器损害及程度，包括大脑功能、冠状动脉供血、心肌功能和肾功能。如心、脑、肾等重要器官无受累的表现，功能良好，则手术和麻醉风险与一般人无异。高血压择期手术一般应在血压得到控制后施行，现认为收缩压比舒张压升高危害更大，故更重视对收缩压的控制。对多年的高血压患者，不要很快将血压降至正常，应缓慢平稳降压，舒张压力高于110mmHg应延期手术；一般高血压患者，治疗目标为低于140/90mmHg，糖尿病或肾病者应低于130/80mmHg，未经治疗的高血压，术中血压不稳，波动大，急剧增高时可致脑卒中，伴左心室肥大的高血压患者本身已存在心肌缺血的基础，严重低血压易致心肌梗死。抗高血压药物，一般用至手术当日清晨。

（四）内分泌系统疾病

1. 糖尿病　若术前适当治疗，所有轻型和多数重型患者都可以控制血糖，纠正代谢紊乱，改善或消除并发症，使麻醉和手术顺利进行。

择期手术术前控制标准：①无酮血病，尿酮阴性；②空腹血糖8.3mmol/L以下，以6.1～7.2mmol/L为准，最高勿超过11.1mmol/L；③尿糖为阳性或弱阳性；④纠正代谢紊乱，无"三多一少"；⑤并发酮症酸中毒患者绝对禁止麻醉手术，需紧急处理，待病情稳定数月后再行手术；⑥手术日晨不应使用口服降糖药，最好使用胰岛素将血糖维持至最佳水平。

急症手术术前控制标准：①尿酮消失；②空腹血糖控制和维持在8.3～11.1mmol/L；③酸中毒纠正。

紧急手术术前检查、准备、治疗和麻醉手术同时进行。

术前胰岛素治疗指征：①除不影响进食的小手术，轻型糖尿病患者均应术前2～3d开始合理使用；②对术前使用长效或中效胰岛素的患者，术前1～3d应改用胰岛素；③酮症酸中毒患者。

2. 妇女月经期　不宜此时行择期手术。

（五）肝功能

1. 多数麻醉药物对肝功能都有暂时性影响　手术创伤和失血，低血压和低氧血症，长时间使用缩血管药等，均使肝血流量减少和供氧不足，严重可引起肝细胞功能损害，尤其对原已有肝病的患者其影响更加明显。

2. 肝功能不全评估分级（表5-2）　如下所述。

表5-2　肝功能不全评估分级

项目	肝功能不全		
	轻度	中度	重度
血清胆红素（mmol/L）	25	25~40	40
血清清蛋白（g/L）	35	28~35	28
凝血因子时间（s）	1~4	4~6	6
脑病分级	无	1~2	3~4
每项危险估计	小	中	大

（1）1~3分为轻度肝功能不全，4~8分为中度肝功能不全，9~12分为重度肝功能不全。

（2）肝病并发出血，或有出血倾向时，提示有多种凝血因子缺乏或不足。

（3）当凝血因子时间延长，凝血酶时间延长，部分凝血活酶时间显著延长，纤维蛋白原和血小板明显减少提示 DIC，禁忌任何手术。

3. 肝病患者的麻醉手术耐受力估计　如下所述。

（1）轻度肝功能不全，影响不大。

（2）中度肝功能不全，耐受力减退，术中后易出现严重并发症，择期需做较长期的严格准备。

（3）重度肝功能不全，如肝硬化（晚期），常并存严重营养不良、消瘦、贫血、低蛋白血症、大量腹腔积液、凝血功能障碍、全身出血或肝性脑病，危险性极高，禁忌任何手术。

（4）急性肝炎，除紧急抢救手术外，禁忌施行手术。

4. 保肝治疗　如下所述。

（1）高碳水化合物、高蛋白饮食，以增加糖原储备和改善全身情况。

（2）间断给予清蛋白，以纠正低蛋白血症。

（3）小量多次输新鲜全血，纠正贫血和提供凝血因子。

（4）给予大剂量 B 族维生素 B、维生素 C、维生素 K。

（5）改善肺通气。

（6）限制钠盐，利尿或放出腹腔积液，注意水、电解质平衡。

（六）肾功能

（1）对急、慢性肾病而言，任何麻醉药、手术创伤和失血、低血压、输血反应、脱水、感染和使用抗生素等因素，都可以导致肾血流明显减少，产生肾毒性物质，加重肾功能损害。

（2）慢性肾衰竭或急性肾病患者，禁忌行任何择期手术，慢性肾衰竭人工肾透后，可以手术，但对于麻醉手术的耐受仍差。

（3）慢性肾病并发其他疾病患者，术前应尽可能给予正确判断和治疗，如高血压或动脉硬化、心包炎或心脏压塞、贫血、凝血机制异常、代谢和内分泌紊乱。

（4）术前准备：原则是维持正常肾血流量和肾小球滤过率。具体如下：①补足血容量，防止低血容量性低血压引起的肾缺血。②避免用缩血管药，必要时可选多巴胺。③保持充分尿量，术前均需静脉补液，必要时并用利尿剂。④纠正酸碱电解质平衡紊乱。⑤避免用对肾有明显毒害的药物。⑥避免用通过肾排泄的药物。⑦有尿感，术前须控制。⑧有尿毒症，术前人工肾或腹膜透析，在术前最后一次透析后应行一次全面的血液和尿液检查。

（七）水、电解质和酸碱平衡

术前需了解水、电解质和酸碱平衡状态，如异常应适应纠正。

（八）特殊患者术前估计与准备

1. 慢性酒精中毒　如下所述。

（1）对疑有慢性酒精中毒，手术推迟。

（2）对酒精中毒，需全面了解重要器官的损害度，对正出现的戒断综合征及其疗效进行评估。

（3）在戒酒期间禁行择期手术。

（4）急诊手术前，可给予安定类药物，是目前治疗震颤谵妄的最佳药物，同时给予大量 B 族维生素和补充营养。

（5）对偶然大量饮酒致急性酒精中毒患者，如急诊手术，对各种麻药的耐受性并不增加特异性，但对麻药的需要量可能明显减少。

2. 饱胃患者　如下所述。

（1）急诊手术，6h 内摄入食物的成人不可进行麻醉，这是最低限度的时间。

（2）在紧急下（如威胁生命、肢体或器官的情况），若延缓手术的劝告不被患者接受，此时手术医师应在病史上注明其后果。

（3）只有很少的紧急情况需要立即手术，可以不考虑患者这一情况，其中包括气道梗阻、出血不能控制、颅内压迅速增高、主动脉瘤破裂和心脏压塞等。

（韩培海）

第三节　神经外科麻醉

一、神经外科手术常用麻醉

（一）麻醉方法

1. 全身麻醉　气管内插管全身麻醉是神经外科手术首选的麻醉方法，麻醉诱导和气管插管期是关键步骤，要求诱导平稳无呛咳、插管应激反应小，避免颅内压增高和影响脑血流。麻醉维持期常采用静吸复合麻醉，间断给予非去极化肌肉松弛药，术中持续适度过度通气，维持 $Pa（CO_2）30 \sim 35mmHg$ 之间。静脉容量治疗要求达到血流动力学和脑灌注压稳定，根据术中具体情况和实验室检查判断是否需要输血治疗。麻醉苏醒期要求做到快速平稳苏醒，以便于对手术患者神经功能的早期评估。需拔除气管导管时注意避免剧烈呛咳以免引起颅内出血，保留气管导管的患者也需要避免呛咳和躁动，可以给予适度镇静治疗。

2. 局部麻醉　在患者合作情况下，单纯局部麻醉可以用于钻孔引流术、简单颅脑外科手术、神经放射介入治疗、立体定向功能神经外科手术等。头皮的局部浸润麻醉是关键，目前推荐使用长效酰胺类局部麻醉药盐酸罗哌卡因，常用质量分数为 0.5% 罗哌卡因 20 ~ 40mL，起效时间 1 ~ 3min，达峰值血浆浓度时间为 13 ~ 15min，感觉阻滞时间达 4 ~ 6h，具有对心脏毒性和神经毒性低、镇痛效果确切和作用时间长的特点。

（二）麻醉药物

1. 静脉麻醉药　如下所述。

（1）咪达唑仑：具有抗焦虑、催眠、抗惊厥和顺行性遗忘等作用，常用于镇静或全身麻醉诱导。全身麻醉诱导经静脉给药，剂量为 0.1 ~ 0.4mg/kg，呼吸暂停发生率10% ~ 77%，需引起重视。临床剂量咪达唑仑可降低脑氧耗量、脑血流和颅内压，对脑缺氧有保护作用，不影响脑血流自动调节功能，可有效预防和控制癫痫大发作。咪达唑仑对脑电图也呈剂量相关性抑制。

（2）依托咪酯：为非巴比妥类静脉镇静药，具有中枢镇静催眠和遗忘作用，可以降低脑代谢率、脑血流量和颅内压，具有脑保护作用，由于其心血管效应小、血流动力学稳定，因此脑灌注压维持良好，尤其适用于心血管功能不全的神经外科手术患者。依托咪酯用于全身麻醉诱导剂量为 0.15 ~ 0.3mg/kg。长时间输注可抑制肾上腺皮质功能，故不宜连续静脉输注。

（3）丙泊酚：为一种高脂溶性的静脉麻醉药，具有起效快、代谢快、苏醒迅速完全、不良反应少、持续输注后无蓄积作用等特点，用于全身麻醉诱导和中到重度镇静维持。单次静脉诱导剂量为 2 ~

2.5mg/kg（复合其他镇静药、老年、体弱或颅内高压患者应减量），初始分布半衰期（2～8min）非常短。麻醉维持需联合阿片类药物，一般采用静脉泵注4～12mg/（kg·h）或靶控输注3～6μg/mL。临床剂量的丙泊酚可降低颅内压、脑血流量和脑需氧量，增加脑缺血的耐受和减轻脑缺血再灌注脂质过氧化反应。同时丙泊酚具有明显的抗惊厥特性，可以用于癫痫患者控制癫痫发作。丙泊酚对脑电图也呈剂量相关性抑制，大剂量使脑电图呈等电位。

（4）右美托咪定：高选择性 α_2 肾上腺素受体激动剂，具有中枢性抗交感作用和一定的镇痛、利尿、抗焦虑、抗唾液腺分泌作用，能产生近似自然睡眠的镇静作用，最大特点是临床剂量对呼吸无抑制，具有脑保护作用，可用于围术期麻醉并发用药，尤其是术中唤醒麻醉。麻醉诱导剂量经推注泵0.5～1.0μg/kg（10～15min），麻醉维持剂量为0.2～0.4μg/kg（h）。

2. 吸入麻醉药　所有吸入麻醉药呈浓度相关性脑血流量增加和降低脑氧消耗，由于毒性和麻醉效能原因，如安氟醚现已不再应用。

（1）异氟烷：对脑血流动力的影响呈剂量-效应相关，当浓度大于1MAC时，异氟烷增加脑血流量和颅内压，这种作用可被过度通气抑制，但异氟烷能减少脑氧消耗，尤其在脑缺血时可提供一定程度的脑保护作用。

（2）七氟烷：具有起效快、清醒快和对呼吸道无刺激的优点，可用于儿童和成人快速吸入诱导。七氟烷对脑血流的影响与异氟烷相似，吸入0.5～1.0MAC（最低肺泡有效浓度）使脑血流和颅内压轻度增加，在大于1.5MAC时出现暴发性抑制、影响脑血流自动调节功能。临床剂量的七氟烷未见引起异常的癫痫样脑电的报道。

（3）地氟烷：具有血气分配系数低、起效时间短和药效缓和的特点，可以直接扩张脑血管，增加脑血流量及颅内压，降低脑氧代谢率。吸入大于2MAC地氟烷时，脑血管自身调节功能消失。

3. 麻醉性镇痛药　如下所述。

（1）芬太尼：临床最常用的麻醉性镇痛药，对脑血流、脑代谢率和颅内压影响较小。反复注射或大剂量注射易在用药后3～4h发生延迟性呼吸抑制，不利于术后早期拔除气管导管。

（2）舒芬太尼：镇痛作用是芬太尼的5～10倍，作用时间是芬太尼的2倍。可使颅内压增高，作用影响强于芬太尼，机制可能是其降低血压反射性扩张脑血管，增加脑血流而增高颅内压。

（3）瑞芬太尼：超短效阿片类药，注射后起效迅速、代谢消除快，无蓄积，经体内非特异性酯酶水解，停药后没有镇痛效应。

4. 肌肉松弛药　绝大多数非去极化肌肉松弛药对脑组织没有直接作用，可以在神经外科手术应用，但高血压和组胺释放引起脑血管扩张可增高颅内压，而低血压（组胺释放和神经节阻滞）可降低脑灌注压。麻醉诱导时可选用罗库溴铵，起效快，适于气管插管。维库溴铵和顺阿曲库铵组胺释放作用小，可优先考虑术中应用。有条件建议应用肌松监测仪指导肌松剂应用，但对一些特殊神经外科手术慎用或不用肌松药为佳。

（三）麻醉监测

神经外科手术常规监测与其他外科手术相同，但由于其自身疾病和手术的特殊性，术中有时需要做一些特殊监测。

1. 颅内压的监测　围术期监测颅内压有助于对颅内高压的发现和及时处理，通常由神经外科医生在术前行腰穿脑脊液测压或脑室脑脊液压，后者由于操作简单、监测可靠、更能被大多数患者选用，因此被视为颅内压监测的"金标准"。另外，还有研究通过植入压力传感器测定颅内压，包括硬膜外压力、硬膜下压力、脑室压力和脑组织压力。

2. 尿量和水、电解质的监测　神经外科手术经常使用渗透性脱水剂和利尿剂降低颅内高压，手术时间较长，术前需置入尿管，术中应每30min或1h测定一次尿量，了解出量指导补液，同时掌握电解质的变化，维持内环境的平衡。

3. 神经电生理监测　神经电生理监测应用于神经外科手术可以及时发现手术对神经组织的影响，实时反馈手术信息，指导手术进程，提高患者术后生存质量。目前应用于临床的神经电生理监测技术有脑电图（electroencephalogram，EEG）、肌电图（electromyography，EMG）、躯体感觉诱发电位（somatosensor evoked potential，SEP）、运动诱发电位（motor evoked potential，MEP）、脑干听觉诱发电位（brainstem auditory evoked potential，BAEP）、视觉诱发电位（visual evoked potential，VEP）等。术中应用神经电生理监测技术不影响手术操作，受外界干扰小，通过术中监测并且预测、判断手术后神经功能，对于大脑功能区手术、颅后窝手术、脊髓手术、脑血管手术及微创神经外科手术有重要意义，但影响因素较多，需要多方密切配合。

4. 近红外光谱脑氧监测　脑组织对缺氧缺血耐受性很差，长时间缺氧将导致神经系统并发症，导致患者生存质量下降。因此在神经外科手术有必要实时监测脑组织的氧合状况，以达到脑保护、防治脑缺氧的目的。近红外光谱（near infrared spectroscopy，NIRS）是近年发展起来的一种检测方法，可以直接实时无损地得到患者脑组织的氧饱和度（rSaO$_2$），目前鉴于其具有一定技术要求还未能作为常规监测实施。

二、术前麻醉评估

1. 全身情况　麻醉医师术前应访视患者，了解患者的全身情况，结合病史资料、体格检查和实验室检查结果，综合评估患者的全身情况和麻醉风险。根据美国麻醉医师协会（American Society of Anesthesiologists，ASA）分级，将患者全身状况分为6级，即目前临床常用的ASA分级。

ASA分级：

Ⅰ级：正常健康。除局部病变外，无系统性疾病。

Ⅱ级：轻度系统性疾病，无功能受限。

Ⅲ级：重度系统性疾病，日常活动受限，但未丧失工作能力。

Ⅳ级：重度系统性疾病，随时存在生命危险（丧失生活能力）。

Ⅴ级：病情危重，生命难以维持的濒死患者。

Ⅵ级：确证为脑死亡，其器官拟用于器官移植手术。

Ⅰ、Ⅱ级患者一般可以较好耐受手术麻醉，Ⅲ级及以上的患者麻醉风险大，应谨慎评估，综合全身情况和手术指征，判断手术时机。

2. 颅内压　颅内高压的定义为颅内压力（intracranial pressure，ICP）持续大于15mmHg，临床表现为头痛、恶心、呕吐、视神经盘水肿、神志意识状态改变等，严重时导致患者神经系统功能损伤和形成疝，甚者危及生命。CT和MRI检查表现中线移位、脑室大小改变和脑水肿。临床上引起颅内高压的原因有很多，如脑脊液回流不畅、脑血流量增加、脑组织体积增大、体液增多、血-脑脊液屏障破坏（血管源性脑水肿）等。

3. 神经精神系统功能　神经外科手术患者术前评估还需记录患者的精神意识状态，是否呈嗜睡、昏迷或伴有癫痫状态，同时注意是否伴有缺氧、呼吸道是否通畅，术前体格检查应注意神经系统功能评估，是否伴有特定的神经功能减退，是否伴有偏瘫失语，是否伴有感觉运动障碍。

4. 术前用药评估　对伴有颅内高压患者术前多应用脱水、利尿治疗，应注意体液和电解质平衡紊乱；中枢介导的内分泌紊乱疾病如垂体瘤应注意有无应用皮质激素引起的血糖增高。对癫痫状态术前要使用抗癫痫药或镇静药控制发作，注意监测抗癫痫药的血药浓度。神经外科手术患者术前怀疑或已存在颅内高压避免应用术前用药，以免引起呼吸抑制，导致高碳酸血症，增高颅内压危及生命。而对于颅内动脉瘤、动静脉畸形的特殊患者术前需要镇静，有时需要持续镇静至麻醉诱导前。

三、常见疾病的麻醉管理

（一）颅内占位手术的麻醉管理

颅内占位病变的原因是多种的，病变部位可位于颞部、额部、顶枕部等，临床表现主要取决于病变的位置、生长速度和颅内压变化，多表现为头痛、抽搐、认知功能减退、部分神经功能减退。

1. 术前处理及用药　术前访视患者重点评估是否有颅内高压及神经系统病变，颅内压正常患者可给予苯二氮䓬类药物（口服或肌内注射咪达唑仑）。特殊用药如皮质激素或抗癫痫药应持续至术前。

2. 术中监测 除一般气管内插管全身麻醉常规监测外，必要时应监测有创动脉血压和中心静脉压，便于动态观察血压变化、采集动脉血样做血气分析指导调节 Pa（CO_2），以及通过中心静脉通路输注液体，必要时泵注血管活性药物。位于特殊部位的占位应进行神经电生理监测，精确切除病变部位，减少手术造成的中枢损伤，如巨大垂体瘤切除应监测视觉诱发电位，可以有效避免视神经损伤。

3. 麻醉特点 颅内占位手术的麻醉重点在于调控脑血流量、预防低氧血症、维持脑功能，麻醉用药选择不升高颅内压的药物。

（1）避免颅内压进一步升高进而影响脑血流，尤其在麻醉诱导和气管插管阶段。诱导前可以应用渗透性利尿剂、激素或脑室穿刺，引流脑脊液，改变颅内顺应性，诱导时可以配合适当的过度通气来降低颅内压，保持一定的麻醉深度，减少应激反应，可以选用丙泊酚、芬太尼配合非去极化肌松剂插管，对于循环不稳定患者可以应用依托咪酯替代丙泊酚。

（2）维持适当的动脉血压，血压过高使脑血流增加，加重脑水肿，导致颅内压增高；血压过低也会影响脑灌注压，进而造成脑功能受损。

（3）根据血气分析结果指导 Pa（CO_2），维持 Pa（CO_2）在 30～35mmHg 之间。过低的 Pa（CO_2）可能引起脑缺血和血红蛋白释放氧气障碍。

（4）严重脑水肿和颅内高压的患者术中液体入量应控制，避免应用含糖溶液造成脑缺血损害。术中应用了渗透性利尿剂、高渗性脱水药的患者注意电解质的变化，根据术中实际出血情况决定是否输血。

（5）根据手术进程合理选择停药时机，没有发生神经系统并发症的患者清醒、自主呼吸恢复良好可以拔除气管导管，避免呛咳引起颅内出血或脑水肿。保留气管导管患者注意给予镇静药避免躁动。

（二）颅内血管疾病手术的麻醉管理

1. 动静脉畸形 颅内动静脉畸形是先天性血管异常，临床出现症状时往往是在畸形血管破裂后，表现为蛛网膜下隙出血或颅内血肿，严重的伴有脑水肿、颅内高压甚至脑疝。疾病的严重程度取决于血管破裂后出血量、血肿部位、脑疝程度以及抢救是否及时。目前治疗方式有血管内栓塞治疗、放射治疗以及手术切除畸形血管。

麻醉多选用气管内插管全身麻醉，由于术中手术时间较长、出血量较多，麻醉管理比较复杂，重点在于循环管理和脑保护。

（1）术前建立多条大静脉通路，对血管畸形范围大、病变程度严重的手术患者术前需准备血液制品并在术中应用血液回收机，还可以术前先行栓塞治疗以减少术中出血，这类患者术中要求建立中心静脉通路和有创动脉血压监测，动态观察血压变化，利于及时处理血压波动。

（2）术中根据手术进程和需要施行中度控制性降压，降低畸形血管壁张力和脑血流，减少术中出血。常用药物有钙通道阻滞剂尼莫地平、血管扩张剂硝酸甘油或硝普钠等，应用控制性降压时需注意降压幅度不宜超过基础血压30%，降压时间不宜过长，尽量在短时间将血压降至所需水平，恢复正常血压后要观察防止颅内压反跳升高、脑出血和脑水肿。

（3）避免颅内压进一步升高，术中给予甘露醇和适当的过度通气，维持 Pa（CO_2）在 25～30mmHg，有利于减轻脑水肿、降低颅内压，过度地降低 Pa（CO_2）可进一步加重畸形血管周围脑组织缺氧，加重脑损害。

（4）病变范围大、手术时间长时应注意施行脑保护措施，必要时给予低温治疗。

2. 动脉瘤 颅内动脉瘤多发生在大脑 Willis 动脉环的前部，临床上大多数患者因为发生动脉瘤破裂，出现急性蛛网膜下隙出血而发现，典型的症状表现为突发头痛伴有恶心、呕吐，容易致残或死亡，治疗后也有发生再次出血和血管痉挛的可能，再次出血破裂的死亡率高达60%。

（1）术前处理及用药：术前评估重点是了解患者动脉瘤是否破裂、是否伴有颅内高压，根据临床症状及 CT 扫描结果可以做出判断。在没有颅内高压而神志正常的患者，在避免抑制呼吸循环的前提下，为了消除患者紧张情绪，防止发生动脉瘤破裂或再出血，可以给予镇静至麻醉诱导前，常用口服或肌肉注射咪达唑仑。

（2）术中监测：动脉瘤手术中可能发生动脉瘤破裂或再出血，使血液丢失过多，因此术中需备血液回收机及开放多条粗大静脉通道，建立中心静脉压监测和有创动脉血压监测，指导液体入量和动态观察血压变化，视手术需要做控制性降压处理减少出血，维持适当低的平均动脉压或收缩压，但平均动脉压不应低于 50mmHg 以避免脑灌注压过低发生脑功能障碍。术中 $Pa(CO_2)$ 维持在 $25 \sim 30mmHg$，过度通气引起颅内压过度降低会增加动脉瘤的跨壁压和壁应力，增高瘤体破裂风险。

（3）麻醉特点：动脉瘤手术麻醉重点在于避免瘤体破裂或再出血、避免加重脑缺血或脑血管痉挛。

第一，麻醉诱导过程应平稳，在不过度降低血压的同时适当加深麻醉深度，避免发生呛咳、体动等气管插管反应，必要时可联合应用小剂量的 β 受体阻滞剂或钙通道阻滞剂。

第二，麻醉维持过程中，在分离瘤体时行控制性降压是有益的，可以减少出血、良好暴露手术野，利于夹闭动脉瘤。可以通过加深麻醉深度、应用血管扩张剂（如硝普钠）、钙通道阻滞剂（如佩尔地平）等做控制性降压，维持适当较低的平均动脉压。注意低血压时间不宜过长，避免发生脑功能障碍，期间可以给予轻度低温措施（冰袋、冰帽）保护脑功能。

第三，术前应备好血液回收机及血液制品，术中根据中心静脉压、出血量和尿量指导液体入量，为防止脑血管痉挛，适当扩充容量，保持中心静脉压（central venous pressure，CVP）大于 $5cmH_2O$（0.49kPa）、血细胞比容（haematocrit，HCT）30% ~35%。避免输注葡萄糖溶液，其代谢产生水分引起脑水肿。可以选用平衡盐溶液和代血浆制品。

第四，做好控制性呼吸管理，适当地降低 $Pa(CO_2)$ 有利于降低颅内压，术中维持在 $25 \sim 30mmHg$，且发生脑血管痉挛就不必做过度通气了。

第五，术中一旦发生动脉瘤破裂，应主动施行控制性降压，利于及时阻断供血动脉或暴露瘤颈夹闭，同时积极快速输血、输液，维持血容量，维持基本生命体征平稳，必要时给予血管活性药物处理。

第六，手术结束根据患者神经功能状况决定是否拔除气管导管，拔除气管导管时注意保持患者安静、不躁动，避免再出血。

（三）颅后窝手术的麻醉管理

颅后窝手术具有特殊性，常累及脑干、延髓，手术可能损伤脑干生命中枢，同时支配颅面的周围神经集中于此，因此手术较为复杂。常见的颅后窝疾病包括小脑半球肿瘤、小脑蚓部肿瘤、第四脑室肿瘤、脑桥小脑角肿瘤及脑干肿瘤。手术需要特殊体位，多为侧卧位或俯卧位，部分采用坐位，坐位对颅后窝双侧病变手术有突出优势，但给麻醉管理和监测带来困难，增加了气颅、静脉空气栓塞发生的风险。

1. 术前处理　术前访视患者重点在于评估全身情况，尤其是发病以来的循环和呼吸功能状况，同时应注意有无强迫头位及颈部活动受累，这些评估对选择手术入路和手术体位具有重要意义，另外还需了解病变的位置、大小及对周围组织的压迫情况。术前循环、呼吸功能不稳定、脑脊液梗阻、颅内高压等情况需重视，患者处于危象，麻醉风险较大需做特殊处理。

2. 术中监测　除常规标准监测外，有创动脉压和中心静脉压的监测对术中发生并发症的判断和处理具有重要意义。另外 $Pa(CO_2)$ 的变化对监测静脉空气栓塞的发生也具有重要价值，术中维持适当的过度通气，维持 $Pa(CO_2)$ 在 $30 \sim 35mmHg$ 之间。术中应用脑神经监测技术，可以最大程度地切除病变，同时保护神经功能，降低神经病理学损害。

3. 麻醉特点　如下所述。

（1）麻醉诱导要求平稳，避免血压波动过大、呛咳及屏气等影响颅内压和脑灌注压不良因素，选择丙泊酚等具有脑保护作用的麻醉药物；插管过程中不宜过度后仰头部，避免延髓过度受压。

（2）麻醉深度维持适当，保持血流动力学稳定，选择麻醉效能好、易于调控及具有降低脑代谢的麻醉药物，避免进一步增加颅内压，可以应用丙泊酚联合七氟烷平衡麻醉方法。

（3）术中液体入量根据中心静脉压、尿量指导，适当补液，首选平衡盐溶液，也可输注代血浆制品，维持尿量 $2mL/(kg \cdot h)$。

（4）手术体位不论是侧卧位、俯卧位或坐位，都要注意体位摆放不当对患者造成损伤，尽量保持患者舒适，术前应在患者清醒状态下施行体位试验，取得患者配合。

（5）颅后窝手术发生空气栓塞的风险较大，尤其是坐位手术发生概率增加，由于头高于心脏水平，重力作用使开放的静脉压力低于大气压，空气易从损伤的静脉口、静脉血窦进入静脉系统形成气栓，严重者可引起急性肺动脉气体栓塞症甚至肺动脉梗死、死亡。全身麻醉下，往往首先表现为 $Pa(CO_2)$ 急速降低，但也可伴血流动力学改变症状，如突然的低血压、心率增快、心律失常等。一般只有较大量气体进入静脉才会有明显临床表现。一旦判断发生空气栓塞，应及时处理，维持血流动力学稳定，及早关闭颅腔、中断气源，通过中心静脉通路回抽进入的空气，如果持续的循环停止应立即将患者置于平卧位进行高级生命支持步骤复苏。

（四）垂体腺瘤手术的麻醉管理

垂体腺瘤多具有分泌激素功能，临床表现依据肿瘤压迫正常垂体组织产生进行性不同内分泌功能紊乱，常见的分泌激素的垂体腺瘤有 ACTH 腺瘤、TSH 腺瘤、GH 腺瘤、PRL 腺瘤等。直径在 10mm 以下的肿瘤通常在显微镜下经蝶骨入路手术，这类手术方式常见；直径大于 20mm 的肿瘤通常行双额开颅手术。

1. 术前处理及用药　术前访视注意不同患者内分泌功能变化，详查激素水平，功能低下者应注意补充，这类患者手术麻醉耐受差，而腺垂体功能亢进者如肢端肥大症等具有特殊面容，可能有困难插管，术前应做好评估。术前用药没有特殊要求，可以给予咪达唑仑稳定患者情绪，减小心理应激。

2. 术中监测　常规气管内插管全身麻醉监测，根据血气分析结果调节麻醉机参数，尽量保持患者呼吸参数符合正常生理水平；特殊患者围术期需进行激素水平动态监测，如 ACTH 和皮质醇水平，当肿瘤切除后可能发生 ACTH 水平降低，应及时补充。并发糖代谢紊乱的患者注意监测血糖和尿糖变化，及时纠正。

3. 麻醉特点　经颅手术入路同一般开颅手术，经蝶入路微创手术具有手术时间短、刺激强度大的特点，因此麻醉用药选择短效、镇痛强度大的药物为宜。

（1）术前评估患者是否有困难插管，判断有困难插管患者可以应用纤支镜插管或表面麻醉加清醒插管。

（2）气管导管选用 U 形异型导管或加强型气管导管，避开患者口唇及其上方空间，配合显微外科手术特点，创造良好手术条件；气管导管需带有气囊，防止围术期各种分泌物流入口腔后进入气道，保障呼吸道管理安全。

（3）麻醉应用全凭静脉麻醉方法，选用丙泊酚联合瑞芬太尼，麻醉可控性强，术毕患者清醒快、恢复质量高，利于早期拔管。拔除气管导管前需吸引干净口腔内分泌物。为预防术后恶心呕吐，可给予止吐药。

（五）脊柱手术的麻醉管理

施行脊柱手术的疾病原因有多种，常见的有先天性畸形如脊柱侧弯、创伤、退行性病变引起的神经根或脊髓压迫症、肿瘤及感染等，通过脊柱手术可以解除畸形、解除脊髓压迫以及切除肿瘤或引流脓肿、血肿等。

1. 术前处理及用药　术前访视患者重点在于评估是否存在心肺功能障碍和通气障碍，伴有高位截瘫的患者首先评估生命体征，记录神经功能障碍情况。了解手术方式，术中需要做唤醒麻醉的手术（如脊柱侧弯矫形手术）术前需与患者进行良好沟通；创伤患者明确诊断后与外科医生沟通手术时机，尽可能恢复神经功能；仔细评估患者的头颈部情况，做好特殊插管准备。术前诊断为退行性病变的患者多有明显疼痛，术用药可以考虑给予阿片类镇痛药，但术前伴有通气障碍或困难气道的患者应避免给予阿片类药物。

2. 术中监测　除了常规监测外，对一些特殊手术需要做特殊监测，如有创动脉血压监测和中心静脉压监测等，需要做控制性降压处理时利于动态观察血压和容量变化。术中需要做唤醒麻醉的患者，麻醉方法选择短效药物为主的全身静脉麻醉，为避免术中知晓发生及更好调节麻醉深度，应做麻醉深度监测，如脑电双频指数监测或熵指数监测等。术中如果需要监测脊髓功能，可行躯体感觉诱发电位和运动诱发电位监测，避免手术损伤和功能测定。

3. 麻醉特点　脊柱手术多在俯卧位下手术，手术涉及脊柱多个节段，手术方式复杂、风险较大，对麻醉管理要求较高。

（1）麻醉诱导前评估好患者的气道情况和麻醉耐受性，做好困难插管的准备，采取必要的特殊插管方式。

（2）术中需要俯卧位的手术患者，在摆放体位之前注意气管导管妥善固定，建议选择加强型气管导管，避免导管受压、滑脱。俯卧位时应保护患者头面部、胸部、生殖器等部位压迫性坏死，应用软垫等支撑装置尽量使患者舒适，同时避免关节过度外展造成神经损伤。俯卧位下眼睛受压引起眼压增高以及术中低血压发生时间过长会造成视网膜缺血而失明。

（3）预计术中血液失过多，术前需准备血液回收装置及备血液制品，术中根据患者情况和手术需要做控制性降压处理减少手术出血，将平均动脉压控制在 55～65mmHg 范围内，掌握好控制性降压指征和明确风险，避免重要脏器灌注不良和失明。

（4）术中出血过多、创面渗血严重时，应注意凝血功能纠正，必要时输注血小板、新鲜冰冻血浆和冷沉淀物。

（5）了解手术方式，术前与术者和患者沟通，术中需要做脊髓功能监测及采用唤醒麻醉方式的手术，麻醉维持用药选择短效麻醉药物，尽可能减少麻醉药物对脊髓功能监测影响及令患者术中按需清醒配合指令性动作，判断脊髓功能状况。

（六）脑外伤手术的麻醉管理

脑外伤可分为开放性和闭合性两类，外伤的严重性与受伤时神经损伤的不可逆程度以及有无继发性损伤有关。常见的脑外伤有颅骨骨折、硬膜下硬膜外血肿、脑挫裂伤、穿通伤等，多数为急症手术，伴有不同程度意识障碍甚至昏迷，若并发其他脏器损伤可增加死亡率。一般采取手术治疗，术前 CT 检查可以明确诊断。

1. 术前处理及急救　迅速评估患者呼吸及气道情况、循环状态、神经系统状态，了解有无复合伤及既往慢性病史，对这类外伤患者尤其是重型颅脑损伤患者，应采取有效措施控制呼吸道、保证有效的通气和氧合、及时纠正低血压。

2. 麻醉管理　如下所述。

（1）所有患者应按饱食状态处理，麻醉诱导前尽可能安置胃管，抽出胃内容物，气管插管前正压通气时压迫环状软骨。诱导用药选用起效迅速药物，如丙泊酚、罗库溴铵，伴有循环不稳定患者减少丙泊酚用量或改用依托咪酯。

（2）严重脑外伤者尽快建立有创动脉血压监测和中心静脉通路，积极纠正低血压，动脉血压过低影响脑灌注压继发脑功能损伤；动脉血压应维持在正常水平，过高血压加剧脑出血而且升高颅内压，处理上可以通过加深麻醉或者给予抗高血压药物。

（3）避免颅内压进一步增高，取头高位 15°，适当地过度通气，维持 Pa（CO_2）在 30～35mmHg 之间，去骨瓣前快速给予甘露醇控制脑水肿、降低颅内压。

（4）术中根据中心静脉压指导液体入量，适当限制液体入量避免加重术后脑水肿的发生。但伴有大出血、低血压时应积极输液输血。脑外伤患者多伴有血糖升高，可进一步加重脑损害，因此术中需监测血糖，对于高血糖可以给予胰岛素治疗。

（5）严重脑外伤者可能伴有凝血功能异常，对这类患者凝血功能的及时监测和维持也是成功治疗该类患者的关键环节，应监测国际标准化比值、激活凝血因子时间、血小板计数等以及 D - 二聚体，凝血功能异常发生与脑损伤程度相关，可以通过输注血小板、新鲜冰冻血浆和冷沉淀物甚至重组激活Ⅶ因子治疗。

（6）手术结束根据患者神经系统功能情况、术前外伤严重程度、是否有复合伤等判断能否拔除气管导管。术前意识清楚、手术顺利的患者应清醒后尽快拔管，尽早评估神经系统功能；严重脑外伤、持续颅内高压患者术后需保留气管导管，镇静带机。

四、术中唤醒麻醉

术中唤醒麻醉指在手术过程中的某个阶段要求患者在清醒状态下配合完成某些神经测试及指令动作的麻醉技术，主要包括局部麻醉联合镇静或真正的术中唤醒全身麻醉（asleep - awake - asleep）技术。通过唤醒麻醉的实施，可以保持患者在唤醒状态下进行脑组织定位和脑功能监测，尽可能合理切除脑功能区病变，同时最大范围保留正常脑组织，减少术后并发症，提高患者生活质量。

唤醒麻醉技术目前广泛应用于脑功能区手术，其具体实施的过程即麻醉—清醒—麻醉三个阶段，要求麻醉医生根据手术不同阶段做出不同麻醉深度调节，确保患者在唤醒时达到完全清醒并配合脑功能区监测，避免术中发生麻醉相关并发症。

1. 术前访视 麻醉医师术前访视时首先要注意患者的合作程度，通过与患者良好的谈话沟通，消除患者的紧张、焦虑情绪，详细解释麻醉具体过程以及可能产生的不适，取得患者的理解和配合。同时还应注意患者的神经功能状态以及在此期间的用药情况。术前避免应用镇静药，减少对皮层脑电描记的影响。

术中唤醒麻醉的禁忌证包括术前意识不清、精神障碍、交流理解困难、术前严重颅内高压、低位枕部肿瘤、与硬脑膜有明显粘连的病灶及无经验的神经外科和麻醉科医师。

2. 麻醉方法与麻醉药物选择 术中唤醒麻醉目前多选用局部浸润麻醉联合全身麻醉，局部麻醉药物采用长效酰胺类药物盐酸罗哌卡因，心脏毒性和中枢神经系统毒性小，以0.5%罗哌卡因用于头皮切口20mL和颅钉处浸润5mL；还可以根据不同切口部位通过做选择性三叉神经感觉支阻滞，包括耳颞神经、颞浅神经、眶上神经、滑车神经、枕大神经、枕小神经，做头皮局部麻醉，每支神经0.5%罗哌卡因2~5mL，效果更好。神经外科医师局部麻醉技术是关键，完善良好的局部麻醉效果可以减少全身麻醉用药、控制血流动力学稳定，唤醒阶段患者没有疼痛刺激以减少躁动发生。

全身麻醉方法多选用全凭静脉麻醉，短效麻醉药物可控性更好，丙泊酚和瑞芬太尼是常用选择，多采用静脉泵注或靶控输注模式。近年来右美托咪定（Dex）的临床应用得到关注，由于其没有呼吸抑制不良反应，提高了在唤醒手术应用的安全性。

3. 术中麻醉管理 术中唤醒手术体位多为仰卧位或侧卧位，应注意在麻醉前给予患者体位固定，尽量保持患者舒适，在腋下、背部、双腿等放置垫枕，给四肢留有一定活动空间，避免唤醒阶段患者因体位不适发生躁动。

术中常规监测生命体征，应有呼气末二氧化碳分压 $[Pa(CO_2)]$ 监测，视手术需要决定是否给予有创动脉监测，癫痫患者的有创动脉置管需在发作肢体的对侧。术中联合与麻醉深度密切相关的脑电生理监测指标，如脑电双频指数（bispectral index，BIS）、听觉诱发电位（auditory evoked potentials，AEPi）、麻醉熵（entropy）、麻醉意识深度指数（cerebral stateindex，CSI）等，可以指导麻醉深度的判断和麻醉药物的输注，有助于提高唤醒的可控性。

头皮和头钉处的长效局部麻醉药做局部浸润麻醉可以减少全身麻醉药物用量，在唤醒期间兼具有镇痛作用，可减轻患者的疼痛和不适。常用0.5%罗哌卡因，起效1~3min，感觉阻滞时间可达4~6h。全身麻醉药物采用靶控输注丙泊酚和瑞芬太尼，在开、关颅期间疼痛刺激较大，适当的加大麻醉深度，一般给予丙泊酚3~6μg/ml、瑞芬太尼4~6ng/ml，在临近唤醒期间逐渐减浅麻醉深度，适当给予镇痛药如曲马朵2mg/kg避免唤醒期间疼痛刺激。唤醒期间以丙泊酚0.8~1.0μg/mL、瑞芬太尼1ng/ml维持。术中应给予格拉司琼或苯海拉明等止吐药，避免因恶心呕吐给患者带来不适发生躁动、颅内压升高。右美托咪定由于具有镇静、镇痛作用且没有呼吸抑制不良反应，可以联合瑞芬太尼和（或）丙泊酚进行术中唤醒麻醉，常用右美托嘧啶0.1~0.3μg/（kg·h）输注。

唤醒麻醉术中气道管理是难点和关键。早期应用面罩、口咽（鼻咽）通气道等保持患者自主呼吸，术中易出现脉搏血氧饱和度下降、高碳酸血症。以后应用气管内插管，但由于气管导管对呼吸道的刺激较强，在唤醒阶段患者难以忍受气管导管的刺激容易发生躁动、呛咳，升高颅内压。目前多推荐应用喉罩，喉罩是介于气管内插管和面罩之间的通气工具，可以保持患者自主呼吸，也可实施机械通气。尤其是第三代双管喉罩即食管引流型喉罩（PLMA）具有较大的杯罩和双罩囊，与咽部更加匹配，与呼吸道的密封性更好，其呼吸道密封压比传统的喉罩高 8～11cmH$_2$O，在设计上增加了食管引流管，沿引流管放入胃管，及时排出胃内容物，防止误吸的发生。喉罩的应用加强了呼吸道的管理，但在使用 PLMA 时应密切观察置入后气道压力的变化，避免位置不当、过浅过深、弯曲打折，影响通气效果。

4. 术中及术后并发症　术中唤醒麻醉为脑功能区手术定位提供了良好的条件，一方面保持术中合适麻醉深度、血流动力学稳定，另一方面通过患者清醒状态配合完成神经功能评估，为手术成功提供了保障，但术中唤醒麻醉仍然可能出现一些并发症，危害性巨大，包括呼吸抑制、癫痫发作、疼痛、烦躁不安、呼吸道梗阻、恶心呕吐、颅内压增高、低血压或高血压、低温寒战、空气栓塞等，其中呼吸系统并发症最为常见，虽然应用喉罩有效地管理了气道，仍应警惕喉痉挛的发生，整个围术期间应注意保持呼吸道的通畅，减少分泌物。对于癫痫发作的患者仅是短暂轻微发作可暂不处理，发生惊厥或全身性发作必须立即处理，包括保持呼吸道通畅、镇静、避免刺激、维持生命功能，可以给予丙泊酚静脉注射或地西泮控制惊厥。术中预防性应用止吐药可以有效减少唤醒期间和术后恶心呕吐，避免因尿潴留、尿管刺激等不良刺激和疼痛导致患者烦躁不安，提倡完善的镇痛、适度保温以及稳定血流动力学，尽量减少术中、术后并发症。同时要注重患者的心理状态，避免导致唤醒手术后引起的严重的创伤后心理障碍（post traumatic stress disorder，PTSD）。术前良好的沟通、术后情绪调节、认知行为治疗等有利于这类手术患者心理治疗。

五、术后麻醉管理

神经外科手术患者术后早清醒、早拔管有利于患者神经系统功能早期评估和恢复，这类手术患者术后麻醉管理重点在于合理选择气管导管拔除时机和相关并发症的预防和处理。

1. 气管导管拔除　神经外科手术患者气管导管拔除时机一般选择在较深麻醉状态（意识未完全清醒）、生命体征平稳、自主呼吸恢复良好、吸入空气 5min 脉搏血氧饱和度（SPO$_2$）≥95%，拔管前仔细清理呼吸道分泌物，同时准备好口咽、鼻咽通气道及插管器具，以备再次插管。但对于术前评估气道困难的患者，以及行经鼻蝶垂体腺瘤切除手术的患者，要求患者必须意识恢复清楚再拔除气管导管。拔除气管导管时动作轻柔，避免患者发生剧烈呛咳引起颅内出血、颅内压增高，可以静脉给予小剂量丙泊酚 20～30mg 或利多卡因 1.5mg/kg。

2. 神经外科手术麻醉后常见并发症及处理　如下所述。

（1）呼吸道梗阻、低氧血症：分泌物增多、舌后坠、声门水肿等是常见的呼吸道梗阻原因，严重呼吸道梗阻可以引起急性肺水肿，通过充分吸引分泌物、托下颌、放置口咽或鼻咽通气道可以改善呼吸道通畅。低氧血症发生多见于麻醉药和肌肉松弛剂蓄积、残余作用以及循环不稳定的患者。处理上予以吸氧、呼吸通气支持，适当给予催醒药物、肌肉松弛剂拮抗药物。如果是因为循环不稳定的原因，应同时改善循环支持，必要时给予输液、输血或血管活性药物。

（2）高血压或低血压：术后高血压多见于患者术前有高血压病史、疼痛、尿管刺激不适、缺氧、二氧化碳蓄积等，应仔细分析判断原因，对因治疗处理。如是术前即高血压正规服药降压患者，可以给予其术前同类降压静脉制剂予以降压处理；如因疼痛刺激引起血压增高，可以给予阿片类药物镇痛处理。术后低血压警惕手术部位出血、术中体液丢失容量不足，注意观察引流管中引流物的颜色和引流量。

（3）躁动：术后躁动多由于各种有害刺激诱发或加重，常见原因包括疼痛、气管导管刺激、导尿管刺激等，处理上可给予镇痛药物舒芬太尼、芬太尼，或小剂量镇静药物如咪达唑仑、丙泊酚等，但要警惕药物过量引起的呼吸、循环抑制。

（4）恶心、呕吐：神经外科手术后恶心、呕吐发生较常见，可静脉给予止吐药物 5 - 羟色胺受体阻滞剂如恩丹司琼、格拉司琼等，也可联合应用地塞米松、氟哌利多增强止吐效果。

（5）寒战：神经外科手术一般时间较长，术中室温较低、失血失液、大量未加温液体输注可引起体温降低、寒战发生。此时可以通过加强保温措施、减少体热丢失及静脉给予曲马朵 1~2mg/kg 缓解寒战发生。

（郑 波）

第四节 神经外科体表定位标志

人体表面，常因骨或肌肉的某些组分形成可以看到或触及的凹凸、孔缝，称为体表标志。临床上常利用这些标志作为确定深部器官位置、判断血管和神经走向以及穿刺定位的依据。神经外科相关的一些体表定位标志，对于手术切口的设计、入路的选择具有重要意义。

一、体表标志

额结节：额骨两侧的隆起称额结节，深面分别正对同侧大脑半球额中回。

眉弓：眶上缘上方弓形隆起，眉弓适对额叶下缘，其深面有额窦。双眉弓内侧之间的平坦部为眉间。

眶上孔：位于眶上缘的前中 1/3 交界处，也称眶上切迹。眶上血管和神经由此穿过。压眶反射即为按压该处产生的。

颧弓：由颧骨的颞突和颞骨颧突构成的骨弓，其上缘相当于大脑半球颞叶前端下缘，深层为颞肌。颧弓将颅骨侧面分为上方的颞窝和下方的颞下窝。

颞线：顶骨表面的中部的稍下方，自前向后的两条弓状骨线，为上颞线和下颞线，下者略显著，是颞肌的附着点。

顶结节：颞线中央的最隆起处，称为顶结节。其深面为缘上回；下方 2cm 适对大脑半球外侧沟的后支末端。两侧顶结节的连线长度是头部的最宽处。某些哺乳动物，顶结节是生长犄角的地方。

翼点：位于颧弓中点上方两横指（3.5~4cm）、额骨角突后方 3.5cm 处，为额、顶、颞、蝶 4 骨相接处形成的 H 形骨缝。此处骨质较薄，内面有脑膜中动脉额支通过。

乳突：位于耳的后下方，其根部的前内方有茎乳孔，面神经由此出颅。乳突后部的颅底内面有乙状窦沟。

星点：枕、顶和颞骨乳突部汇合处，即顶乳缝与颞鳞缝的相交点。相当于人字缝下端，位于乳突尖后缘向上 5mm 处，正对乳突上嵴的尾端，其深面为横窦与乙状窦交汇点。

枕外粗隆：位于项后皮肤纵沟的上端，是后枕部中线处突出的骨结。其内面为窦汇。枕外粗隆（枕外隆凸）向两侧的弓形骨嵴称上项线；其下方有与上项线平行的下项线。

颅缝：主要有冠状缝、矢状缝和人字缝。额骨与两侧顶骨连接构成冠状缝，可于两侧翼点之间扪及。两侧顶骨连接为矢状缝，呈矢状位走行，其深面为上矢状窦和大脑纵裂。矢状缝多不位于正中，而是稍微偏右，后接人字缝。人字缝系两侧顶骨与枕骨链接成的骨缝，呈"人"字状。由人字缝和矢状缝交汇的人字点走向两侧乳突基部。

颞鳞缝：前起翼点、后至星点，介于颞骨、额骨与顶骨之间的骨缝。

枕乳缝：枕骨与乳突后缘间的骨缝，属人字缝向枕骨的延伸。

顶乳缝：顶骨与乳突基部的骨缝，属人字缝向顶骨方向的延伸。

颅囟：新生儿颅骨尚未发育完全时，被纤维组织膜充填，称颅囟。前囟最大，位于矢状缝前端与冠状缝相接处，呈菱形，出生后 1~2 岁闭合。后囟在矢状缝与人字缝相接处。出生后约 3 个月即闭合。此外还有蝶骨大翼尖端处的蝶囟，顶骨后下角处的乳突囟，它们都在生后不久闭合。

二、体表投影

采用 Kronlein 颅脑定位法，确定图示 6 条标志线，以描述脑膜中动脉和大脑半球背外侧面主要沟回的位置及体表投影（图 5-1）。

脑膜中动脉：动脉干经过④与①的交点，前支通过④与②的交点，后支则经过⑥与②的交点。

中央沟：投影在④与②交点与⑥和③交点的连线上，介于⑤与⑥间的一段。

中央前、后回：分别投影于中央沟投影线前、后各1.5cm宽的范围内。

外侧裂：其后支在②与中央沟所成夹角的等分线上，此线由④斜向⑥，其中份为颞横回。

Broca区（运动性语言中枢）：在优势半球侧④与②交点前上方。

角回：耳郭上方，在优势半球是Wernicke区的一部分。

角回动脉：位于外耳道上方6cm。

大脑下缘：由鼻根中点上方1.25cm处向外，沿眶上缘向下后，再经颧弓上缘向后，经外耳门上缘连线至枕外隆凸。

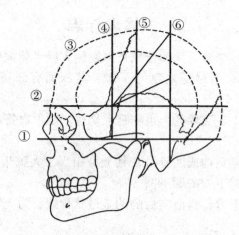

图5-1 颅脑结构表面定位的标志线

①下水平线：通过眶下缘与外耳门上缘的线；②上水平线：经过眶上缘，与下水平线平行的线；③矢状线：是从鼻根沿颅顶正中线到枕外隆凸的弧线；④前垂直线：通过颧弓中点的垂线；⑤中垂直线：经髁突中点的垂线；⑥后垂直线：经过乳突根部后缘的垂线。这些垂直线向上延伸，与矢状线相交

三、脊柱的表面标志

舌骨上缘：平第3颈椎（C_3）棘突。

甲状软骨上缘：在第4、5颈椎（C_4、C_5）椎体之间。

环状软骨：平第7颈椎（C_7）椎体。

隆椎：第7颈椎（C_7）棘突，头前屈时此棘突最为后突。

两侧肩胛冈连线：平第3胸椎（T_3）棘突。

肩胛下角：平第7胸椎（T_7）横突。

脐：平第3腰椎（L_3）横突。

两侧髂嵴最高点的连线：正对第4腰椎棘突或第3、第4腰椎（L_3、L_4）棘突间隙。

两侧髂后上棘连线：平第2骶椎（S_2）棘突。

（郑　波）

第五节　颅底局部显微应用解剖

一、蝶鞍区显微应用解剖

（一）鞍区骨性结构的应用解剖

1. 蝶骨的外科解剖　蝶骨位于颅底的中央，上面为垂体，下面为鼻腔。蝶骨中央为蝶鞍，形似马鞍，即为骨性垂体凹。其前缘为鞍结节，前方有界于两侧视神经管颅口之间的视交叉前沟。鞍结节两侧有向后上突起的前床突，而在它前方两侧的视神经管口之间为视交叉前沟。后方是骨板样的鞍背，鞍背后缘两侧为后床突。鞍背高度平均左侧为9mm±1.3mm，右侧9.5mm±1.5mm，鞍背宽度为18.9mm±2.4mm。从蝶鞍两侧前后沿向颅中窝延伸为前、后床突，这是前、后岩床韧带的附着处。

2. 蝶鞍的显微外科解剖 蝶鞍是蝶骨体的一部分，形似马鞍形，位于颅中窝底的正中部。鞍底稍凹陷，内容纳垂体，称垂体窝。垂体窝的前部有横置的鞍结节，鞍结节将鞍底分为前方较浅的视交叉沟和后方深凹的垂体窝。视交叉沟向两侧连接短管状的视神经孔（管），内有视神经及眼动脉通过。蝶鞍两侧从前向后，有3对突起，分别为前床突（蝶骨小翼后缘的内侧端突起）、中床突（鞍结节外侧端膨出）、后床突（鞍背外上方呈结节状向外膨出）。颅底硬膜结构延续及其纤维结缔组织覆盖垂体窝，并在垂体四周皱起，形成鞍膈，其内藏有垂体。

蝶鞍有3个骨壁，即鞍前壁、鞍底和鞍后壁。根据蝶窦的气化程度不同，将其分为3型：鞍前型、鞍型和甲介型。正常鞍底骨厚薄不均，一般厚度小于1mm。其中40%小于0.5mm，18%大于1mm，最薄者仅有几微米，最厚者达4mm。蝶鞍前壁的厚度取决于蝶窦的发育程度，鞍前型蝶窦中，前壁较薄，蝶鞍前壁厚为0.7~1.6mm（平均1.1mm）。Lang将其分为4型：全鞍型、鞍前型、甲介型和鞍后型（图5-2）。

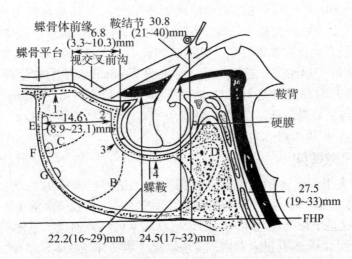

图5-2 垂体区解剖示意图（仿Lang J，1995）

FHP：frankfurt水平线。A. 全鞍型；B. 鞍前型；C. 甲介型；D. 鞍后型。骨质厚度：1. 0.6（0.2 ~1.4）mm；2. 1.0（0.2~4.3）mm；3. 0.4（0.1~0.7）mm；4. 0.7（0.1~3.0）mm。蝶窦开口位置：E. 52%~89.5%；F. 10.5%~34%；G. 0~14%

3. 视神经管的应用解剖 视神经管为颅-眶沟通的重要通道，颅内视神经由此进入眶内。在颅口，视神经宽度为3.5~6.0mm，平均4.25~5.0mm，厚2~5mm，平均3mm。视神经长度为8~19mm，平均12mm。颅内段视神经进入视神经管时，神经缺乏骨性结构而仅被一层硬膜覆盖，称之为"镰状韧带"，其长度为0.5~8.0mm，平均3.3mm。该镰状韧带硬脑膜边缘极为锐利，在颅底外伤时这种锐利的硬膜缘极易切割视神经造成视力障碍。经测量硬膜返折长1~6mm，平均3.7mm，硬膜返折边缘间距为7~13mm，平均10.17mm。

（二）垂体的显微解剖

1. 垂体的分部及结构 根据垂体的形态、发生和功能，垂体可分为两部分，即腺垂体（前叶）和神经垂体（后叶）。垂体前、后叶和垂体柄被一层垂体包膜（pituitary capsule）所包绕。垂体表面和垂体柄共同被覆一层结缔组织薄膜，这是一单层薄膜，称之为垂体囊，该膜伸入垂体，并构成垂体前、后叶之间的界膜。

腺垂体又可分为结节部（漏斗部、包绕垂体柄）、中间部和远侧部（前叶、腺部）。腺垂体分泌生长激素（growth hormone，GH）、催乳素（prolactin，PRL）、甲状腺刺激素（thyroid stimulating hormone，TSH）、促肾上腺皮质激素（adrenocorticotrophic hormone，ACTH）、滤泡刺激素（follicle stimulating hormone，FSH）、黄体生成素（luteinizing hormone，LH）和黑色素刺激素（melanocyte stimulating hormone，MSH）。神经垂体一般分为3区：灰白结节的内侧正中隆突、漏斗蒂（垂体柄）和漏斗突（后叶、神经叶、神经部），分泌抗利尿激素（antidiuretic hormone，ADH），内含加压素和缩宫素。这些激素都在下丘脑内合成，经垂体柄输送并储存于神经垂体。漏斗是视交叉与乳头体之间的灰结节，呈中空结构，逐渐变细，延续为漏斗茎，同结节部合为垂体柄。正中隆突为漏斗后下部的隆起，是下丘脑与腺垂体间血管联系的重要部位。

2. 垂体的形态　垂体的形态存在个体差异，根据垂体矢状面的形状，可分为扁圆形（或椭圆形）、球形及三角形等3种，其中以扁圆形者最为多见，占90%。其横径大于长和高。亦有作者将其分为凹陷型（33.0%）、平坦型（54.4%）和隆突型（12.6%）。也有作者将垂体分为船形（60.7%）和卵圆形（39.3%）两类；船形者上面中央区平均下陷2.79mm，凹陷程度可能与隔孔大小有关，而卵圆形者多数上面平坦。垂体的底面形状为圆形下凸，同鞍底相一致，垂体的前、后部形态亦与垂体窝相关部位大致一致。

3. 垂体的大小　垂体位于蝶鞍内，为卵圆形灰白色腺体。成人垂体大小似黄豆粒，高5～9mm，横径9～12mm，前后径7～10mm。其平均体积女性稍大于男性，尤其是有妊娠史的妇女。在新生儿中，典型的垂体呈上凸状，2个月后转为扁平。整个儿童期内，各径均呈缓慢、线性增长，高度为2～6mm，无性别差异；垂体柄直径亦增长。在青春期，其形状和大小发生显著变化，女性较大且上凸明显，可高达10mm，这与垂体激素的生理性高分泌相一致；男性为7～8mm。孕期亦呈现生理性增生肥大，增重达30%～100%，孕9个月时高度常达10mm；产后第1周达最高，可达12mm，此后很快回至正常大小。在月经期，垂体亦发生轻微肿胀。男性平均重0.44g，女性平均重0.47g。一般认为，成人男性腺体高度大于8mm、女性大于10mm时，应考虑系垂体腺瘤。

（三）垂体柄的显微解剖

1. 垂体柄的形态和大小　垂体柄也称漏斗或漏斗柄，是神经垂体的一部分，与视交叉、灰结节、乳头体及垂体构成下丘脑。垂体柄位于下丘脑漏斗和垂体之间，多数呈向前下方斜行，内有下丘脑-垂体束、垂体门脉系统，这是下丘脑与垂体间组织和信息联系的共同通道。垂体柄其外形呈逐渐变细的圆柱形，从漏斗向前下斜行，经鞍膈孔进入鞍内，与垂体神经部（神经垂体）连接，腺垂体结节部环绕其两侧。垂体柄上端膨大形成正中隆突，与灰结节相连，下端多经视交叉后缘呈楔状插入垂体内。MRI显示的垂体柄横径，在视交叉水平为3.25mm±0.56mm，在其插入垂体部位的水平为1.91mm±0.40mm。

2. 垂体柄的分部　垂体柄分为神经柄和结节柄。神经柄是从下丘脑延伸到神经垂体里的一个神经组织柱。当下端进入垂体时，向后方弯曲，此弯曲部称作膝。结节部是位于神经柄的前面和侧面上方的腺泡组织，上端在视交叉的后方下行逐渐变厚，移行于腺垂体。

3. 垂体柄的位置　正常情况下，垂体柄沿中线走行。生理性偏移角度通常较小，一般为1.5°±1.2°；而病理性偏移角度较大，一般为9.3°±2.4°。病理情况下，垂体柄穿经鞍膈的方位与肿瘤在鞍内的生长方向关系密切，均位于肿瘤的后方或两侧，而不会位于前中位。若肿瘤在鞍内偏右生长，则垂体柄经左侧进入鞍内；反之亦然。肿瘤向鞍上的扩展方向与垂体柄穿经鞍膈的方位无明显关系，甚至可见肿瘤在进入鞍内前，垂体柄呈弧形或S形走行，还可见鞍上部肿瘤与垂体柄均偏向一侧。术中见垂体柄被挤压成薄片状，可根据其颜色及能见到纵行的纤维丝及血管判断确定垂体柄。

4. 垂体柄的血供　垂体柄的动脉包括来自颈内动脉的垂体上动脉、来自后交通动脉的穿通动脉（漏斗动脉）及视交叉前动脉。垂体上动脉并不是单支的动脉，而是一组血管丛。它发自颈内动脉眼段（眼动脉起点和后交通动脉起点之间）内侧面，大多数起点于眼动脉段的前半部，向后上行走，在内侧近垂体柄处，发出分支供应视神经、视交叉、视束、垂体柄。两侧垂体上动脉在漏斗基底部及正中隆起互相吻合参与初级毛细血管丛。垂体上动脉可分为烛台型和单支型两种类型。前者表现为一支较粗大的垂体上动脉，从颈内动脉发出后很快发出数支分支，状似烛台，其中2/3的主要分支为视神经分支，是垂体柄和漏斗—结节区，以及视路等很重要的供血动脉；后者表现为多条较小的垂体上动脉，起自颈内动脉眼段，沿途无分支或近垂体柄才发出分支，由颈内动脉直接走向垂体柄—漏斗部。

（四）视神经和视交叉的显微解剖

1. 视神经　如下所述。

（1）视神经神经管段：视神经管位于蝶骨小翼根部和蝶骨体之间，管的外口开于眶腔后内方，内口开于颅前窝底蝶骨小翼根与鞍结节的侧方。视神经管的长度为 5.5 ~ 11.5mm，平均 9.22mm；其内口附近的宽度为 5.0 ~ 9.5mm，平均 7.18mm；外口附近的宽度为 4.0 ~ 6.0mm，平均 4.87mm。视神经被覆三层膜：硬膜鞘、蛛网膜和软膜，和眼动脉一起自管内通过。视神经管的内侧壁很薄，为蝶窦和筛窦壁的一部分。视神经与蝶窦之间的骨壁厚度多为 0.1 ~ 0.4mm，骨厚度大于 1mm 者较少，小于 0.1mm 者更少。

（2）视神经颅内段：视神经颅内段被覆着软膜，包围在视交叉池内。视神经自视神经管内口到视交叉前缘的长度为 8 ~ 19mm。从视神经孔到视交叉的视神经外侧缘平均 15mm 长，左右视神经的长度基本相等，约有 10% 的双侧视神经长度相差 2mm 左右。进入视神经管前的颅口处，两侧视神经内侧缘间距离为 9 ~ 24mm，平均 13.7mm。视神经略呈扁平形，宽度在 3.5 ~ 7.0mm，平均 5mm；视神经厚度为 1.58 ~ 6.0mm，平均为 3mm。

（3）视交叉前角：在视交叉前，左、右视神经内缘线的延长线相交所形成的角度称视交叉前角，视交叉前角以锐角为多，其大小与视神经管间距及视神经颅内段长度有关。一般在 50° ~ 80° 范围内。若视神经颅内段较长，视神经管间距较大，则鞍区第一间隙的面积也较大，此区受肿瘤压迫或受压情况则出现较晚。如两侧视神经管间距短，视神经颅内段也短，则该鞍区第一间隙的面积较小，自前方或下方来的肿瘤早期出现压迫症状的可能性较大。同时，因视交叉中部后方的毛细血管与下丘脑的毛细血管有着密切的吻合，所以视交叉中部前方的毛细血管网较中部后方的更薄弱，使排列在中部前方的双鼻下视网膜纤维更易受到损害。

2. 视交叉　如下所述。

（1）视交叉的类型

1）正常型视交叉：视交叉位于垂体和鞍膈中央部的上方，视交叉覆盖鞍膈和垂体，垂体前部不被覆盖，自鞍结节到视交叉前缘距离为 2 ~ 6mm，平均 4mm。此型鞍结节常较平坦，占 75% ~ 80%。前置型视交叉及双侧视神经夹角过小者，经额下入路进入蝶鞍均有困难。在这些情况下，宜经蝶窦入路，或采用经额—蝶联合入路。

2）前置型视交叉：占 5% ~ 10%。视交叉前缘至鞍结节或位于其上方、前方，与鞍结节紧贴或覆盖鞍结节，其前缘与鞍结节相距等于或小于 2mm，有时位于视交叉前缘的后方 2mm 处。鞍结节与视交叉前缘的距离在 2mm 以下。视交叉前置给经额入路的鞍区手术带来困难。

3）后置型视交叉：占 11% ~ 15%。视交叉的后缘位于鞍背、后床突上方或部分位于其后方，覆盖鞍背。垂体完全位于视交叉的前方，鞍结节与视交叉前缘的距离为 5 ~ 9mm，平均 7mm。视交叉是前置还是后置，是用来评价经视交叉前间隙操作的难易程度而定，视交叉后缘的位置并不那么重要。

（2）视交叉的显微解剖：视交叉位于鞍膈之上，由两侧视神经相交而成，呈椭圆形。视交叉的厚度（上下径）为 3 ~ 5mm，平均 4mm。前后径平均为 8mm（4 ~ 13mm），横径平均为 13.28mm（10 ~ 20mm）。其上有终板、前连合，后为垂体柄、灰白结节、乳头体和动眼神经，下为鞍膈和垂体。在视神经中，来自两眼鼻侧半视网膜的纤维进行左右交叉，来自两眼颞侧半视网膜的纤维不交叉，这些交叉和不交叉的纤维有序地组成视交叉，在视交叉后续为视束，止于外侧膝状体。视交叉位置的变异及其内部神经纤维排列特点，使病变从不同方位压迫视交叉，产生不同的视野改变。因此，观察视力、视野障碍出现的先后及其发展的动态变化，对垂体区病变的诊断和鉴别诊断具有重要的参考意义。

（3）鞍区的显微解剖间隙。

1）第一间隙：又称视交叉前间隙、视交叉前缘与鞍结节之间的间隙，由两侧视神经内侧和蝶骨平台后缘组成，其内主要结构有视神经、视交叉、鞍结节、鞍膈孔以及对侧颈内动脉内侧壁及其分支。

2）第二间隙：又称颈动脉—视神经间隙，由视神经或视束外侧缘、颈内动脉床突上段内侧缘和大脑前动脉近侧前缘组成，其中主要结构有颈内动脉床突上段及从内侧壁和下壁发出的穿支。翼点入路时由于头位向对侧偏转，通过此间隙比第一间隙更能清楚地看见垂体柄，使第二间隙的可视角度比经额下入路更为有利。

3）第三间隙：又称颈动脉—动眼神经间隙，由颈内动脉床突上段外侧壁、小脑幕游离缘和颞极基底部内侧缘组成。其内主要结构有从颈内动脉床突上段外侧壁发出的后交通动脉、脉络膜前动脉以及后床突。

4）第四间隙：即视交叉后间隙，是指切开终板所获得的间隙，由双侧视束的内侧缘与视交叉后缘围绕所成的间隙。

3. 视神经和视交叉的血供　视神经血液供应主要来自颈内动脉分支—眼动脉，有时也接受大脑前动脉的分支供应；视交叉的血液供应来源广泛，主要接受大脑前动脉和前交通动脉的穿支供血，尚可接受颈内动脉、后交通动脉和大脑后动脉分支供血。

（五）鞍区硬脑膜的显微解剖

1. 鞍膈　如下所述。

（1）鞍膈的定义：鞍膈指附着在鞍结节、前床突至后床突和鞍背之间、覆盖在垂体窝上方的硬脑膜。鞍膈视为垂体硬膜囊的上壁，形成了蝶鞍的顶盖，是在鞍背和后床突间被覆在垂体上方的硬脑膜皱襞，前方附着于前床突和鞍结节上缘，后方附着在后床突和鞍背上缘，前、后方附着点常低于鞍结节顶点和后床突。

（2）鞍膈的形态与大小：鞍膈多呈长方形，或四方形。鞍膈周边厚而中央薄，越往周边则越厚，在漏斗柄穿过的隔孔边缘部分最薄弱，有 0 ~ 5% 的鞍膈缺失。Rhoton 等报道，鞍膈多系长方形而非圆形，多凹或凸而非水平位，左右宽平均为 11mm（6 ~ 15mm），平均前后径为 8mm（5 ~ 13mm）。

2. 鞍膈孔　如下所述。

（1）鞍膈孔的形态：鞍膈中央开口为鞍膈孔，有垂体柄和垂体上动脉穿过。鞍膈孔位于鞍膈中心，其形状主要有圆形和椭圆形两种。多数呈圆形或椭圆形，少数为横椭圆形。膈孔为圆形者约占 70%，椭圆形约占 30%。

（2）鞍膈孔的大小：正常人鞍膈孔大小不一，个体差异很大，平均为 6.20mm ± 0.47mm。起初一般直径为 2 ~ 3mm，随年龄的增加而扩大。鞍膈孔大于 6mm 者，膈上蛛网膜很容易通过鞍膈孔进入垂体窝内，有 85% ~ 56% 的蛛网膜突入孔内，但其深度多小于 2mm。膈较大者，垂体腺被压低，并可发生位置偏移，形成空蝶鞍。经蝶进路行垂体瘤手术时，鞍膈并不能作为屏障。因此，手术操作时应注意不要损伤蛛网膜而引起脑脊液漏。

（六）蝶窦的应用解剖

1. 蝶窦的形态　蝶窦位于蝶鞍的前下部，是蝶骨体中的一个含气的骨性空腔。出生时蝶窦为一个非常小的骨性空腔，自 3 ~ 4 岁时开始气化，11 ~ 20 岁期间，气化向后伸展，青春期时发育很快，向后伸展到鞍底、鞍前和鞍后。成年后抵达鞍背和后床突，少数气化向前上至蝶骨平板、前床突，向后至鞍背、斜坡。蝶窦有各种向外突出的囊，称蝶窦隐窝。

2. 蝶窦的间隔与开口　如下所述。

（1）蝶窦间隔：蝶窦常被不规则的间隔分割成多个小腔隙，窦内多数有矢状位的中隔将窦腔分为左右两半，但中隔位置有多种形式的偏曲，使左右腔不对称。而且，蝶窦内还常有冠状位和（或）水平位的副隔存在，将蝶窦腔再分隔为数目不定、形态多样的次级窦腔。蝶窦内的窦间隔的大小、方向、位置、形状、厚薄、所在部位、完整性以及与鞍底的关系有很多变异。

（2）蝶窦开口：蝶窦腔的前方有蝶窦口，左右各一，分别与左、右鼻腔相通。两侧蝶窦口呈八字形，位于蝶骨体前嵴两旁的窦前壁上。窦口位于窦前壁中 1/3 者占 57.5%，上 1/3 者占 36.1%，下 1/3 占 6.4%。两侧均有开口者占 63.3%，仅一侧有开口者占 30%，两侧均无开口者（甲介型）占 6.7%。

窦口为圆形者约占 70%，卵圆形者占 28%，其他形状者占 2%。窦口长径由内上向外下倾斜，窦口纵径为 3.4mm ± 1.0mm，横径为 1.6mm ± 0.6mm。蝶窦开口是经鼻进路手术的重要解剖定位标志，进入蝶窦腔前，应首先识别蝶窦口，无间隔的蝶窦只有一个窦口。骨性窦口一般较大，黏膜窦口较骨性窦口要小许多，甚至呈裂隙状，同时窦口的位置变化较大，术中应仔细辨认。

3. 蝶窦的大小　蝶窦气化的程度不同，其大小变异也较大。最大者可前至翼状突根部或蝶骨大翼，向后可抵枕骨基部。一般认为男性蝶窦长 20 ~ 23mm，高 16 ~ 20mm，宽为 15 ~ 17mm；女性稍小，其长、高和宽分别为 16 ~ 21mm、16 ~ 21mm、14 ~ 16mm。

4. 蝶窦的分型　根据蝶窦气化程度及其与蝶鞍的位置关系，蝶窦分为 3 型：甲介型、鞍前型（24%）和鞍型（75%）。Hammer（1961）根据蝶窦气化的程度不同，亦将蝶窦分为硬化型、鞍前型和鞍型 3 型。1977 年，Hardy 根据蝶窦的气化程度和与蝶骨体的关系将蝶窦同样分为甲介型（气化不良型或幼稚型，3%）、鞍前型（12%）和全鞍型（85%）。

二、海绵窦区的应用解剖

（一）海绵窦的解剖概述

1. 海绵窦的概念　海绵窦是胚胎发育期间，硬脑膜内层折叠，在鞍旁眶上裂至岩尖间，与该处颅底骨膜（硬脑膜外层）围成的六面体。海绵窦位于颅中窝蝶鞍和垂体两侧，蝶窦外侧壁的下方，是两层硬膜之间较宽大而不规则的锥形腔隙，其中有许多纤维小梁，把窦腔分成多个相互交通的小腔隙，形似海绵状。海绵窦并非真正的静脉窦，而是蝶鞍两侧的鞍旁间隙，其内含有静脉丛，以及与其共存的颈内动脉，第Ⅲ、Ⅳ、Ⅴ、Ⅵ对脑神经和交感丛。

2. 海绵窦的生理　海绵窦究竟是一个静脉窦还是一个静脉丛还有争议，但无疑其具有特殊的功能。形成海绵窦的这段静脉扩大、膨胀，覆盖了动脉和神经，给人一种假象——动脉、神经似乎位于海绵窦内。脑神经被完整的硬脑膜和蛛网膜包裹，使其在沿着海绵窦走行的过程中，避免了直接与静脉血接触。海绵窦的相对大容量、可扩张性和两侧相互交通是对眼球前、后房的房水动力学进行调节的重要因素。在正常压力下，前、后房的房水交换是快速而又非常稳定的。同侧的海绵窦为眼部提供了很快排出房水和剩余血液的空间，以维护眼的最佳功能状态，同时防止柔弱的视网膜动脉由于静脉回流不畅而发生破裂。静脉循环通路在海绵窦区的窦状扩张，具有"吸水海绵"的作用，这对于保护眼球的功能是非常必要的。海绵窦之所以十分重要，不仅仅是由于海绵窦内走行着许多重要的血管及神经，更重要的是它还起着"泵"的作用，走行于海绵窦内的颈内动脉，像泵一样不停地搏动，有利于静脉的回流。

3. 海绵窦内间隙的划分　海绵窦内间隙主要是指颈内动脉在行经海绵窦过程中与海绵窦各壁之间所形成的不规则腔隙。海绵窦并非是一个杂乱的静脉丛，大部分是一个不间断的、有支架的静脉性管道结构。海绵窦有 3 个主要间隙，按其与颈内动脉（internal carotid artery，ICA）的关系，分别称为内侧腔、前下腔和后上腔，少数有外侧腔，各间隙出现率从 43% 到 100% 不等。内侧、后上间隙大于前下、外侧间隙。内侧腔位于 ICA 和垂体间，最宽可达 7mm，但常因 ICA 扭曲甚至突入垂体而闭塞；前下腔在 ICA 第一个弯曲（后曲）之下，展神经由此穿过；后上腔居 ICA 与后部窦顶之间，也往往因为动脉扭曲而闭塞。

4. 海绵窦的位置、形态及内容　如下所述。

（1）海绵窦的位置和形态：海绵窦由颅中窝两层硬脑膜构成。骨膜层形成海绵窦的底和内侧壁大部；硬脑膜层形成海绵窦的顶、外侧壁及内侧壁上部。海绵窦又称鞍外腔，位于蝶窦、蝶鞍和垂体两侧，蝶窦外侧壁的下方，纵跨中颅底。其前方达前床突和眶上裂，后方至岩骨尖和后床突，顶部和外侧由硬脑膜封闭，其顶的外侧为天幕内侧缘的硬脑膜皱褶、动眼神经，内侧为垂体和垂体柄，前方为前床突和硬膜皱襞，后方是后床突；呈前后狭长的不规则六面体结构，形如棱锥，具有上、下、前、后、内、外侧 6 个壁。两侧海绵窦间的平均距离为 13mm，外侧壁至颅中凹最外侧硬膜附着处的距离为53mm（45 ~ 61mm）。海绵窦下壁是硬膜外层，上壁、后壁、内壁和外壁外层均系硬膜内层，外壁内层则由动眼、滑车、三叉神经眼支的神经鞘及联结这些神经鞘的网状薄膜构成。两侧海绵窦借海绵间窦相交通。根据位置，海绵间窦分为海绵间前窦、海绵间后窦及海绵间下窦。

（2）海绵窦的境界：每侧海绵窦前起前床突和眶上裂的内侧部，后方至后床突和颞骨岩尖，上界抵中床突和后床突的连线，下外侧距圆孔和卵圆孔内缘连线平均约为4mm。内侧界为鞍膈的硬脑膜缘即后床突与颈内动脉C_2段起始部内侧缘的连线，内邻垂体柄；外侧界为前床岩韧带和前床突外侧缘连线；前界是前床突基部和镰状硬膜皱褶，即相当于两侧颈内动脉C_2段起始部前缘的连线；后界为后床岩韧带。以前、后床突的连线为界将上壁分成两个三角形区域，即前内侧的颈内动脉三角和后外侧的动眼神经三角。海绵窦的横切面，略呈尖端向下的三角形；在前、后床突中点的冠状切面上呈近似直角三角形，直角朝外上方，斜边靠近垂体和鞍膈，上面平鞍膈。

（3）海绵窦的内容：海绵窦内有许多小梁状结构，颈内动脉海绵窦段呈S形行经海绵窦内，展神经位于海绵窦内，动眼神经、滑车神经、眼神经、上颌神经和部分下颌神经位于海绵窦外侧壁内。海绵窦的手术是在动脉和静脉管道之外进行，切开海绵窦并没有进入静脉窦的管腔。海绵窦主要接受大脑中静脉、大脑半球额叶眶面的静脉、蝶顶窦和眼的静脉。蝶顶窦位于蝶骨小翼后缘下面的两层硬脑膜之间，它除接受附近硬脑膜的静脉外，有时还接受硬脑膜中静脉的前支，蝶顶窦汇入海绵窦的前端。

（二）海绵窦壁及其三角

1. 海绵窦三角　根据海绵窦的解剖标志，可将其分为若干解剖三角，选择这些解剖间隙可有效而安全地切除海绵窦内肿瘤。临床上常用的三角见图5-3，而最常用的海绵窦三角是滑车下三角（Parkinson's triangle）和前外侧三角（triangle）。

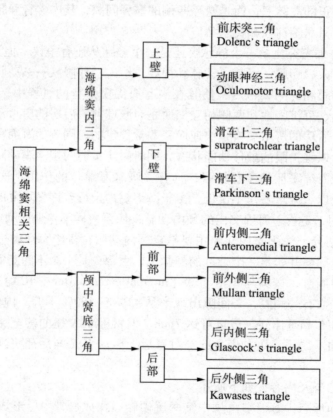

图5-3　海绵窦常用三角

2. 海绵窦壁的解剖　如下所述。

（1）海绵窦的外侧壁：

1）外侧壁的界限：海绵窦外壁的骨性结构界限比较明确。前界是鞍结节、前床突和眶上裂，后界是后床突和颞骨岩尖，上界是前床突外缘和前岩床皱襞，下界是眼神经下缘或上颌神经上缘，内面是蝶骨体外侧面。软组织外壁不能确定一个明确的界限，这是由于海绵窦形状很不规则造成的。

2）外侧壁的构成：海绵窦外侧壁由深、浅两层纤维膜构成。浅层是光滑、坚韧致密的硬脑膜；深层为疏松的网状纤维膜，较薄，含脂肪组织。深层纤维膜与覆盖颞骨、斜坡和蝶骨的骨膜连续。深层的前半部由动眼神经、滑车神经、三叉神经的眼神经（V_1）、上颌神经（V_2）和下颌神经（V_3）的神经鞘及神经鞘之间的膜状结缔组织构成，深层的后半部由三叉神经半月节及 Meckel 囊的上半构成。海绵窦外侧壁的外层较厚，用锐性法常能将其分为两层或更多的层次。这层较厚的硬膜可从一个相对无血管的层面与其内侧覆盖在第Ⅲ、Ⅳ、Ⅴ脑神经表面的硬膜和它们之间的结缔组织膜分开。常在动眼神经进入海绵窦上壁之下 3～4mm，切开外壁的浅层，用剥离子钝性分离浅、深层。

3）外侧壁的内脑神经：脑神经进入海绵窦处相互之间的平均距离如下为Ⅲ和Ⅵ脑神经间为 6.16mm、Ⅲ和Ⅴ脑神经间 12.34mm、Ⅳ和Ⅴ脑神经间 10.52mm；Ⅴ和Ⅵ脑神经间 6.50mm。脑神经在海绵窦段的平均长度为Ⅲ脑神经 12.26mm、Ⅳ脑神经 14.40mm、Ⅴ脑神经 16.38mm、Ⅵ脑神经 20.44mm。

动眼神经：由海绵窦上壁进入海绵窦，在前后床突间中点处达海绵窦外侧壁内，穿经外侧壁两层硬膜之间走行，行走在海绵窦外侧壁的前上部向前下行走。动眼神经入海绵窦的入口称动眼神经门（孔），与滑车神经、眼神经垂直距离分别为 2.2mm±0.7mm 和 4.4mm±1.3mm。

滑车神经：经海绵窦上壁后外角、后床突后下方的前后岩床韧带夹角进入外侧壁。滑车神经的解剖位置变化较大，在动眼神经的后外侧，于后床突稍后处穿硬脑膜内层进入海绵窦外壁的顶部（占 70%）或小脑幕游离缘（占 30%），进入海绵窦，其周围有蛛网膜鞘包裹。滑车神经在海绵窦的长度为 10.1mm±3.9mm。滑车神经进入硬膜点距离后床突为 15mm（10～20mm）。故在切开小脑幕时，为了不损伤滑车神经，切口应至少在后床突后方 15mm 以上。在海绵窦外侧壁内，滑车神经先行于动眼神经的下方、眼神经的上方，继而滑车神经逐渐上升；在海绵窦中部跨过动眼神经的外侧达其上方，逐渐上升到动眼神经的外侧，至海绵窦的前端进入眶上裂。

三叉神经及其 3 个分支：三叉神经节前 1/3 覆盖在海绵窦外侧壁后部，内侧面有三叉神经感觉神经元胞体，三叉神经半月节的深面正值颈内动脉管顶的上方，内侧面紧贴颈内动脉后升部外侧壁，长度达 4.1～6.8mm，其间夹有展神经，故三叉神经半月节承受颈内动脉的搏动。三叉神经半月节被硬脑膜和蛛网膜包裹，并在三叉神经节的后 2/3 形成 MeCkel 腔，内侧面与颈内动脉后升部间夹有展神经，紧贴颈内动脉后升部外侧壁，长度达 4.1～6.8mm。

4）海绵窦外侧壁的三角：海绵窦壁上的三角实际上是各脑神经之间的间隙区域，这些三角实际上是进入海绵窦的二级手术通道。

旁内侧三角：其上边是动眼神经下缘；下边是滑车神经上缘；底边是小脑幕游离缘后份。

Parkinson 三角：内侧边为滑车神经，外侧边为眼神经上缘，底边为小脑幕硬膜缘。Parkinson 三角是一尖端指向眶尖的三角，是海绵窦外侧壁上一个主要三角，是一个底朝后、尖端指向眶尖的三角。经此三角进入海绵窦是海绵窦外侧入路的常用方法。

前外侧三角（Mullan 三角）：在海绵窦外侧壁前下方，又称前外侧三角。内侧边为眼神经，外侧边为上颌神经，底边为圆孔与眶上裂的连线。Parkinson 三角和 Mullan 三角是海绵窦外侧壁两个常用的三角。

外侧三角：内上边是上颌神经的外下缘，长 12.97mm（8.8～17.7mm）；后下边是下颌神经的前上缘，长 6.65mm（4.5～10.7mm）；底是圆孔与卵圆孔的连线，长 8.8mm（7.4～19.4mm）。用于显露海绵窦内肿瘤向外侧侵犯部分。

Glasscock 三角：又称为后外侧三角，其后上边是岩浅大神经（自面神经管裂孔到岩浅大神经与下颌神经相交处），平均长度为 11.57mm（16.88～7.88mm）；前下边是弓状隆起到棘孔（实际测量自面神经管裂孔到卵圆孔后缘），平均为 13.07mm（20.56～8.84mm）；底是下颌神经后缘，平均长度为 6.19mm（9.66～5.0mm）。

Kawase 三角：又称为后内侧三角，内侧边是岩上窦（实际测量是面神经裂孔到三叉神经根与岩上窦的交点），平均长度为 14.1mm（10.2～18.1mm）；外侧边为岩浅大神经，平均长为 11.5mm（7.9～16.9mm）；底边为三叉神经，长度为 11.6mm（7.3～17.6mm）。

（2）海绵窦上壁：

1）海绵窦上壁的范围：海绵窦的上壁较外侧壁小，内侧界为垂体柄，与鞍膈硬膜缘相续；外侧界为前床突外缘和前岩床皱襞，即动眼神经和小脑幕硬膜皱襞；前界为前床突基部和视神经穿出硬膜处的镰状韧带，后界是后床突、后岩床皱襞。呈不规则四边形，以前、后床突间连线为界，前内侧为鞍膈区，后外侧为盆区。海绵窦上壁四角是：经鞍结节前缘画一条横线与前床突外缘的交点；前后岩床皱襞的交点；后床突与视神经管颅口内缘连线与经鞍结节前缘横线的交点。故海绵窦上壁的内边是鞍膈的外界和鞍结节外缘，其平均长度为 12.10mm；外侧边是由自颞骨岩尖部端伸展至前床突的前床突皱襞和前床突外缘，平均长为 24.84mm；前边是前床突基底和视神经管颅口，平均长约 12.26mm；后边由颞骨岩部尖端到后床突之间的后岩床突皱襞，平均长约 13.49mm。

2）海绵窦上壁的三角：海绵窦上壁可人为划分为 4 个三角：Dolenc's 三角、Hakuaba's 内侧三角、动眼三角及颈动脉三角。

动眼神经三角：动眼神经三角位于海绵窦上壁的后外侧，由床突间韧带、前岩床韧带和后岩床韧带所围成。其外侧界为前床岩韧带，平均长 15.6mm（8.0～19.6mm），内侧界为前后床突间韧带，长为 10.2mm（8.0～16.5mm），后界为后床岩韧带，长为 12.5mm（6.9～18.0mm）。

颈动脉三角：颈内动脉三角位于海绵窦上壁的前内侧。外侧界为前后床突间的连线（床突间韧带），平均长约 10.2mm（8.0～16.5mm）；内侧界为后床突与颈内动脉床突上段（C₂）起始部内侧缘连线（鞍膈硬膜缘），平均长度为 12.3mm（7.1～16.3mm）；前界为前床突基部外缘至颈内动脉床突上段（C₂）起始部内侧缘的连线，平均长度为 14.5mm（10～18.7mm）。

Dolenc's 三角（前内侧三角）：该三角属硬膜外腔，内含颈内动脉虹吸段（C₃），其表面为一层很薄的纤维膜，是海绵窦固有的前内侧部分，大多数颈内动脉近段、床突旁、床突下及眼动脉瘤需要在磨除前床突后经此三角进行手术。该三角的内侧边为视神经，平均长度为 9.4mm（8.0～12.0mm）；外侧边为动眼神经，平均为 10.2mm（8.5～20.2mm）；底边为硬膜缘，长为 7.7mm（5.6～12.4mm）。

Hakuba's 三角（内侧三角）：由颈内动脉床突上段与鞍膈相交外侧点，动眼神经穿经硬膜进入海绵窦外侧壁内侧交点后床突外缘三点连线。外侧界为颈内动脉穿出硬膜处的外缘与动眼神经进入海绵窦处的连线，平均长为 9.2mm（5.0～15.3mm）；内侧界为颈内动脉穿出硬膜处的外缘至后床突前外缘连线，长为 13.2mm（7.0～16.0mm）；后界为动眼神经穿入海绵窦处与后床突前外缘的连线，长为 6.8mm（3.8～11.0mm）。Hakuba's 三角和动眼神经三角是经上壁进入海绵窦的常用二级手术入路。

（3）海绵窦后壁：海绵窦后壁位于斜坡与岩尖之间，其形状不规则。上界是后岩床皱襞（posterior-clinoid petrous fold），下接岩下窦，内接基底窦；外下界是前后岩床皱襞交点、三叉神经穿经小脑幕形成的三叉神经孔内缘和岩下窦开口三点的连线；内界是基底窦开口。Dolenc 把海绵窦后壁划分成两个三角：下内侧三角和下外侧三角。

1）下外侧三角：内侧边为滑车神经在天幕缘处与 Dorello 管入口处连线，长 12.50mm（20.24～10.00mm）；外侧边为岩上静脉注入岩上窦处与 Dorello 管入口处连线，长 15.34mm（27.94～9.58mm）；底边为滑车神经入口与岩静脉间的连线，长度平均为 12.00mm（23.84～7.76mm）。

2）下内侧三角：内侧边为展神经入口与后床突连线，长为 17.59mm（23.50～11.0mm）；外侧边为展神经入口与滑车神经入口的连线，长 12.50mm（20.24～10.00mm）；底边为滑车神经入口到后床突，长 14.00mm（6.10～20.40mm）。

（4）海绵窦内侧壁：海绵窦的内壁，即垂体窝外侧壁，由鞍结节和垂体外面，前、下、后海绵间窦开口以及后床突的外面三部分构成。内壁很薄，呈凸向外的半球形，由一层薄的结缔组织（即硬脑膜内层）构成，垂体肿瘤尤其是侵袭性垂体肿瘤，易经此壁侵入海绵窦内。左右海绵窦内侧壁构成了垂体硬膜囊的两个外侧壁，作为垂体和海绵窦的边界并将两者分隔开来。内侧壁薄弱甚至缺陷，是垂体肿瘤生长至海绵窦的原因。

（5）海绵窦下壁：海绵窦下壁由硬膜外层即颅底骨膜构成，由内上斜向外下。与蝶窦以薄骨片相隔，一般与外侧壁在三叉神经上颌支、下颌支穿圆孔和卵圆孔的外侧缘相遇。骨质上有一层骨膜，即硬脑膜的外层。下壁的上界是垂体窝下缘；下界是圆孔、卵圆孔和破裂孔的外缘的连线；前面是眶上裂；后面是岩尖。海绵窦的下壁同时也是蝶窦的外侧壁。

（6）海绵窦的前壁：海绵窦的前壁，相当于颈内动脉前升部和前曲部的前面。其外侧为眶上裂的内侧部，海绵窦借此与眶内相联系。内侧邻接蝶窦，有时前壁的外侧还与充分发育的筛窦相接。前壁很小，因此有人认为海绵窦为五面体，没有前壁。海绵窦前壁由两部分构成：内侧半是颈内动脉海绵窦段前曲段膝部前面对应的骨质，与蝶窦或发育较好的筛窦毗邻；外侧半是眶上裂的内侧半。前壁的最大横径和上下径分别为 8.60mm ± 1.76mm、5.29mm ± 1.18mm。

（三）海绵窦内部结构的显微解剖

1. 颈内动脉海绵窦段 如下所述。

（1）颈内动脉海绵窦段硬膜纤维环：颈内动脉海绵窦段由 3 个硬膜纤维环包绕。第 1 个环位于三叉神经半月神经节下方的颈内动脉岩骨段进入海绵窦的入口处，被骨膜环围绕，此处硬膜环是该动脉进入海绵窦的入口标志，颈内动脉在这个硬膜环以下的部分是相对固定的，而在这个环以上的海绵窦段是相对移动的。第 2、3 个环位于颈内动脉出海绵窦处。颈内动脉穿出海绵窦顶硬膜深、浅两层时，颈内动脉被两个硬膜环围绕分别形成近远侧环。近侧环位于动眼神经内侧，与鞍膈硬膜连续；远侧环位于颈内动脉出海绵窦处，延续为前床突的硬膜。近、远侧环在内侧处互相融合，而在外侧被前床突分隔。

（2）颈内动脉海绵窦段的分段和分型：颈内动脉海绵窦段分为后升段、后弯、水平段、前弯和前升段 5 个部分（图 5-4）。

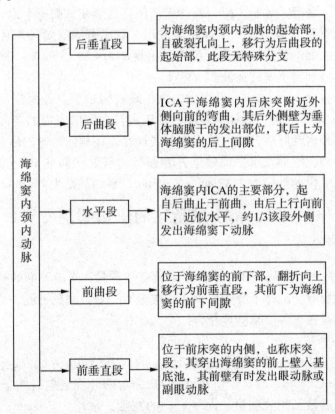

图 5-4 海绵窦内颈内动脉分段

（3）颈内动脉海绵窦段的分支：颈内动脉海绵窦段有 3 个主要分支，先后发出颈内动脉海绵窦后干、颈内动脉海绵窦外侧干、眼动脉和 McConnell 垂体被膜动脉（图 5-5）。

2. 海绵间窦 两侧海绵窦间有跨中线的静脉通道相连，称海绵间窦。

（1）前间窦：前海绵间窦位于垂体的前方，鞍膈的前缘内，断面呈三角形。前海绵间窦多数位于鞍膈的前部与鞍前壁的硬膜转折处的两层硬脑膜之间，少数位于鞍前壁，上界与鞍结节大致平齐，后壁与腺垂体的前表面接触，中线部位于鞍膈的下面，外侧部在腺垂体和颈内动脉上升段之间。前间窦的存在率为 70% ~100% 。约有 40% 的前间窦大于 4mm，称巨大前间窦。

（2）后间窦：后海绵间窦位于垂体的后方，鞍膈的后缘内。后间窦较小，位于垂体的后方、鞍膈的后缘与鞍背的硬膜转折处，下邻神经垂体上端，分裂隙状、圆点形及三角形 3 类。后间窦出现率为 32% ~60% 。

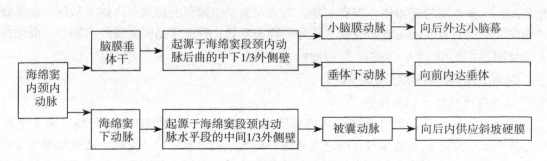

图 5 - 5　海绵窦内颈内动脉分支

（3）下间窦：下海绵间窦位于垂体的下方，鞍底的硬膜层间，即位于垂体硬膜囊下壁，冠状位上约距神经垂体底面前 1mm，与腺垂体下面相贴，在两层硬膜之间，断面呈长卵圆形，此窦多位于前叶和后叶交界处之前，多呈裂隙状。垂体直径 1mm，前后径 1.5mm，约 1/3 可部分延伸至前壁下部。海绵下间窦出现率 45% ~93% 。10% 的个体，前、下海绵间窦融合成片状，覆盖于垂体前面，造成经蝶手术时进入困难。经蝶窦入路行垂体手术时，开骨窗部位宜选择在鞍前壁下方，以免损伤海绵间窦。

（4）基底窦：基底窦位于鞍背后方。Rhoton 等发现，双侧海绵间窦最大且最恒定的联系是基底海绵间窦，位于鞍背和斜坡上部的后方，鞍背硬膜内，出现率为 82% ~92% 。基底窦跨越中线连接两侧海绵窦的后部，接受岩上窦和岩下窦的血液。

3. 展神经　展神经（abducent nerve）经岩尖内侧在蝶岩韧带下方经海绵窦后壁中央的展神经硬脑膜管（经 Dorello 管）进入海绵窦内。展神经是唯一真正走行在海绵窦内的神经，在海绵窦内借纤维小梁固定于海绵窦壁，紧贴颈内动脉后升部向前行走。展神经先在颈内动脉的后垂直段的外侧，紧贴颈内动脉后垂直段的外面转向前，继而在水平段的下外方前行，与矢状面呈 15° ~18° 角，向前经眶上裂进入眼眶内。展神经在海绵窦内的外径为 2.38mm ±0.45mm，平均长度为 17.9mm。

三、桥小脑角区的应用解剖

（一）骨性结构

脑桥小脑角（cerebello - pontine angle，CPA）以覆盖在颞骨和斜坡背面的颅后窝硬脑膜为前界，以脑桥、小脑中脚上缘、二腹叶、绒球下缘为后界。头端是Ⅵ、Ⅶ、Ⅷ脑神经，这些神经的中间部在此区域内进出脑干，再靠尾端是Ⅸ、Ⅹ、Ⅺ脑神经。

1. 内耳道解剖　如下所述。

（1）内耳道形态解剖：内耳道位于颞骨岩部后面，自内听门向前外侧方走行，与横断面约呈 15° 角（5° ~35°）。长度 9.9mm ±0.9mm，与岩骨长轴呈 45° 角，与两外耳道连线约呈 8° 角，与颅脑矢状面呈 80° ~90° 角。作者对内耳道做了相关测量，内耳道口的宽度，平均为 7.5mm；内耳道口的高度，平均 5.6mm。两内耳道口间距（后唇），平均为 54.4mm。内耳道长为 10.3mm ±1.5mm，宽 4.3mm ±0.8mm。

（2）内耳道底的解剖：内耳道底向外下方倾斜，在内耳道底横嵴区高 3.68mm。内耳道底被横嵴和垂直嵴分为 4 部分。面神经、蜗神经、前庭上神经、前庭下神经依其在各分区的排列位置通过内耳道，其中面神经孔为管状孔，其余 3 个孔道为筛状。中间神经和单孔神经（后壶腹神经）也行于内耳道内，前者由膝状神经节内双极细胞的中央突组成，在内耳道内离开面神经干，通常在脑桥下缘与前庭蜗神经一起进入脑干。

（3）内耳道内结构：硬脑膜和蛛网膜由颅后窝进入内耳道后和骨膜紧密融合一起，一直延续到内耳道底的骨管内，当神经由内耳道进入骨孔时，神经本身的束膜和骨衣融合一起，组成薄的神经鞘膜。内耳道口处脑膜骨膜层最厚，越向底部越薄。内耳道除神经血管外，里面充满脑脊液，和小脑脑桥池相连，形成内耳道内面听神经池。前庭下神经在镰状嵴的下后方，与耳蜗神经紧邻，两者不易分开。耳蜗神经比前庭神经粗，前者有 35 000~50 000 根纤维，后者有 14 000~24 000 根。面神经有 10 000 根纤维，出内耳道底时，口径最小仅 1mm；面神经与骨管几乎无间隙，是面神经水肿最易嵌压的地方。内听动脉又称迷路动脉，75% 是小脑前下动脉内耳道袢的内耳道前段或内耳道段发出的终末动脉，非常细小，走行在面神经和听神经的前上方，迷路动脉每侧平均两支。

2. 内耳门的解剖　内耳门位于岩骨内侧面中央，形状稳定，为前窄浅后宽深，后缘锐利，前缘平坦，长径由前上到后下，平均 7.8mm（7~9mm），短径为垂直方向，平均 5mm（4~7mm）。内耳道口位于岩骨后面的内、中 1/3 处，77% 为椭圆形，其余为圆形、肾形、三角形或方形。内耳道呈柱状，粗细、长短根据头形和骨气化程度而不同。

3. 内耳道上结节　内耳道上结节位于内耳道以上、岩骨嵴以下，内耳道侧方、弓下窝垂直线中线侧和三叉神经压迹外侧的骨性突起，称为内耳道上结节。其前、后界分别为经三叉神经切迹前缘、内耳道后缘的岩嵴垂直线，上、下界分别为岩上嵴和内耳道。该结节阻碍了手术从侧方向岩-斜区的显露、从后方对中颅底的显露以及从颅中窝方向对颅后窝的显露。该结构的大小差异较大，隆起的最高点与三叉神经压迹外缘的距离平均为 10.2mm（6.8~14.4mm），内耳道上结节由内到外的宽度平均为 10.7mm（2.7~7.2mm），由上至下的直径平均 5.0mm（4.2~7.4mm），平均高度 3.8mm（2.8~5.5mm）。

4. Dorello 管　Dorello 管是由 Gruber 韧带、颞骨岩尖及上斜坡外侧缘三者组成的一个不规则骨纤维管道。Gruber 韧带呈蝴蝶状，两侧附着处较宽，中间部分较细。Dorello 管顶主要由 Gruber 韧带构成，其次是由 Gruber 韧带和颞骨岩尖骨突共同组成，其顶长度 9.83mm ± 1.98mm，顶与底间最大垂直距离 2.14mm ± 0.70mm。其外侧附着于颞骨岩尖上部的蝶棘，最宽处 1.79mm ± 0.96mm；中间部分最窄，宽度 1.10mm ± 0.56mm；内侧附着于上斜坡外侧缘，最宽处 1.31mm ± 0.96mm。在 Dorello 管内，展神经呈扁平状，紧贴管底骨面行向外下方。展神经伴行动脉为脑膜背侧动脉的分支，83.3% 以单干形式经过展神经内侧。

（二）桥小脑角的神经结构

1. 面神经的应用解剖　如下所述。

（1）面神经血液供应：面神经脑池段主要由小脑前下动脉的分支供血，内耳道里的面神经为内听动脉供应，膝状神经节处有脑膜中动脉的岩支穿骨管进入远端与茎乳动脉相吻合，茎乳动脉鼓室支又在鼓室及鼓膜的后部与上颌动脉、咽升动脉、脑膜中动脉及颈内动脉的鼓室支相吻合，故贝尔面瘫（Bell's palsy）由于鼓室段侧支循环较好，舌前味觉和听觉过敏早期可能得到恢复，而鼓室支以下则缺乏侧支循环而不易恢复功能。

（2）脑池段面神经的解剖：面神经在桥延沟的外端起自脑干，位于脑桥小脑角池内，自脑干向外侧并稍向上行经内耳门入内耳道。中间神经、前庭神经和蜗神经依次在其后下方进入或离开脑干。自脑干到内耳门，面神经的长度为 10~13mm，在内耳道内的长度平均为 9.5mm（8~12mm）。面神经与位听神经进入脑干处相距平均为 2.3mm（2~3mm），越靠近内耳门两者的间距越小，进入内耳道后则互相接触。在脑桥小脑池内面神经走行在前庭蜗神经前上方，位听神经在后下方，中间神经在两者之间。

2. 位听神经的应用解剖　位听神经包括司听觉的耳蜗神经和司平衡的前庭神经。

（1）耳蜗神经：起自内耳螺旋神经节，经内耳道、脑桥小脑角，止于耳蜗神经前、后核；由此核发出纤维在脑桥内进入同侧与对侧的外侧丘系，上行终于下丘核及内侧膝状体，又从内侧膝状体发出纤维经内囊豆状核下部形成听辐射，终于颞横回（听区皮质）。

（2）前庭神经：起自内耳前庭神经节，周围支至三个半规管的壶腹、椭圆囊和球囊，中枢支与耳蜗神经一起经内耳进入颅腔，在脑桥和延髓交界处进入脑桥前庭核，再由此核发出纤维形成前庭小脑束和前庭脊髓束，并通过内侧纵束与其他脑神经核发生联系，其功能主要是维持机体平衡。

3. 三叉神经的应用解剖　三叉神经位于小脑幕附着缘之下，向前外侧走行，越过岩骨嵴后进入

Meckel 腔，与三叉神经半月节相连。包括传导面部痛、温觉的粗大根，传导头面部轻触觉的中间根和执行三叉神经运动功能的小根。后根长 6.1mm±1.4mm，直径为 4.1mm±1.2mm，位于展神经外上方 5.5mm±1.7mm，面、位听神经内上方 7.4mm±1.7mm。三叉神经的运动根黏附在感觉根前内侧的上方，枕下入路时不易见到运动根。脑桥臂接受小脑上动脉供血，三叉神经与小脑上动脉的接触被认为是三叉神经痛的主要原因之一。

4. 展神经的应用解剖　展神经起于脑桥下缘的桥延沟，位于面神经内侧；发出后沿基底动脉外侧向前上方上行，行走在脑桥前池之中；越过岩下窦后，急转向前经岩床韧带、岩尖和鞍背三者之间穿 Dorello 管，进入海绵窦后部。该神经在脑桥腹面行走时与小脑前下动脉（anterior inferior cerebellar artery，AICA）关系密切，AICA 多从该神经腹侧越过，少数自该神经背方越过。当自 AICA 背侧越过时，可使展神经受到压迫。展神经自脑干发出进入蛛网膜下隙段，多数是单个根，少数自脑干发出后即开始分为上、下两根，在 Dorello 管入海绵窦前或后再合为单根抵达外直肌。展神经脑池段长 5.6mm±1.1mm，距外侧的面、位听神经 6.4mm±0.8mm，进入 Dorello 管处距中线 3.4mm±1.9mm。

（三）桥小脑角的血管结构

1. 小脑前下动脉　小脑前下动脉出现率及发出的部位较不恒定，89% 发自基底动脉，从椎动脉及小脑后动脉发出者占 11%。AICA 从基底动脉下 1/3 段发出最多，占 79%，起点与基底动脉形成一个下开放的 45°角；从基底动脉中、上段发出者，占 10%。从基底动脉发出时，70%~90% 小脑前下动脉为单干，接近面、听神经处分为上下两支，也可以双主干或三主干的方式起源于基底动脉，占 10%~30%。AICA 发出后向外侧斜行，多横过面、听神经的前面（36%），少数横过其后面（8%）或穿过两个神经根之间（56%）。在小脑中脚处，AICA 形成桥臂袢，至绒球外上方弯向内侧，形成一个凸向外的内耳道袢，分为内侧支和外侧支，分布于小脑下面的前外侧部，还发出分支至脑桥、延髓，以及Ⅵ、Ⅶ、Ⅷ对脑神经根及齿状核。

2. 迷路动脉　内耳门内结构主要是面神经、前庭蜗神经和迷路动脉。迷路动脉又称内听动脉。在内耳道内，走行在Ⅶ、Ⅷ脑神经间或其前上方，直径为 0.15mm，为终末动脉，又分 2~3 支；或从小脑前下动脉袢直接发出 2~3 支，分别供应相应的脑神经。迷路动脉是内耳的供血动脉，供应面、位听神经及耳蜗和前庭器等附近结构。该动脉细长，可发自基底动脉下段（10%~15%），但最多为小脑前下动脉袢在内耳道内分的小支（60%~80%），也可以从小脑后下动脉或副小脑下前动脉（5%~10%）和椎动脉上（5%）发出。

3. 弓下动脉　弓下动脉多由小脑前下动脉袢分出，或由内听动脉分出，穿岩乳管进入鼓窦，是唯一供应迷路和中耳的交通动脉。经迷路手术时，可见到 80% 的弓下动脉在弓下窝下 5mm 处进入硬脑膜。弓下动脉孔距内耳道口后缘平均为 5.5mm，内耳道后缘距内淋巴囊骨嵴 9.5mm。为探查内耳道常以弓状隆起（上半规管）为主要标志。

另外，小脑后下动脉见颈静脉孔区解剖，岩上静脉见岩斜区解剖。

四、岩斜区的显微解剖

（一）岩斜区的定义

岩骨—斜坡区是蝶骨、颞骨和枕骨三骨交汇所围成的区域，简称岩-斜区。Aziz 等将岩斜区范围限定于前为鞍背，后为枕骨大孔前缘，外侧为三叉神经、面神经、前庭蜗神经的区域，并以内耳道口连线、颈静脉孔上缘连线将此区域分成上、中、下三区。

岩斜区是不同于单一的斜坡或岩骨的区域，它是指以颞骨岩部后表面与枕骨斜坡连接部以岩斜裂为中心的一个区域，包括了上到后床突、下到枕骨大孔、内到斜坡外 1/3、外到内耳道内侧缘的区域。

（二）岩斜区的分区

1. 上岩斜区　上岩斜区为大脑脚间池、蝶鞍后部和鞍旁区，相当于中脑前外侧的区域。其顶由三脑室底的后部和间脑结构所形成，后界是大脑脚和后穿质，下界是中脑脑桥沟，向前外至蝶鞍后和鞍旁区，主要包括动眼、滑车神经的硬膜内段，基底动脉（basilar artery，BA）顶端，大脑后动脉（posterior cerebral artery，PCA）和小脑上动脉（arteria cerebelli superior，SCA）。

2. 中岩斜区　中岩斜区为脑桥和脑桥小脑角区，相当于脑桥前外侧的区域。其上界是脑桥中脑沟，下界是桥延沟，外侧是颞骨岩部的后表面，外侧界是内耳道的内缘。中岩斜区包括三叉神经（V）、展神经（VI）、面听神经（VII、VIII）、BA 和 AICA。

3. 下岩斜区　下岩斜区为延髓和枕大孔区，相当于延髓前外侧的区域。其上界是桥延沟，下界是延髓和颈髓结合处。该区有后组脑神经、小脑的下部、椎动脉（vertebral artery，VA）及小脑后下动脉（posteriorinferior cerebellar artery，PICA）等。

（三）上岩斜区的解剖

1. 上岩斜区相关的脑神经　如下所述。

（1）动眼和滑车神经：动眼神经自中脑腹侧的脚间窝穿出斜向外上行，从 PCA 和 SCA 之间穿过，在后床突附近跨小脑幕，经过动眼三角进入海绵窦上壁。此段动眼神经的长度约 18.54mm（15.2～19.6mm）。滑车神经起自中脑下丘的下方，环绕中脑大脑脚，在 PCA 和 SCA 之间向腹侧行走，在小脑幕的下方直接穿入小脑幕。起初行走于顶盖和小脑之间、小脑幕缘的内侧。到达大脑脚与小脑幕缘接近处的后缘时，行至小脑幕缘的下面，在动眼三角的后部穿入小脑幕游离缘中，并行于前岩床韧带中，最后进入海绵窦外侧壁的硬脑膜夹层中。

（2）展神经：展神经自脑干发出后向前走行，进入斜坡中下部的 Dorello 管内。Umansky 测量 Dorello 管的平均直径为 1.5mm（0.5～3.0mm），其长度约为 9.22mm（0.4～13.0mm）；Gruber 韧带长度为 12.27mm±2.2mm，外侧宽为 4.38mm±1.8mm，内侧宽为 4.58mm±0.22mm。目前，许多作者倾向于将 Dorello 管称为岩斜静脉腔，这样就包括原骨纤维性管道在内的、展神经进出岩斜区硬膜两层间所夹的静脉腔，它可以更好地解释展神经受损伤的机制，并为岩斜区手术提供解剖标志。

（3）岩浅大神经和岩浅小神经：三叉神经压迹的外侧有岩浅大、小神经沟的开口。岩浅大神经自膝状神经节发出，出面神经管裂口，沿岩浅大神经沟向前内走行，穿越岩蝶下韧带的横行部分，在破裂孔处与岩深神经并发为翼管神经，经翼管至翼腭窝。岩浅大神经位于棘孔后 0.5～1cm 处，贴附于硬脑膜下方。岩浅大神经是面神经分支，也是面神经解压和内耳道开放术的重要标志。沿该神经向外即可追踪到面神经管裂，向外 2～3mm 为膝状神经节，15%的神经节表面无骨质覆盖，和岩浅大神经一起贴附在硬脑膜下，分离脑膜时必须注意勿使其损伤。该神经传导副交感节前纤维至 Meckel 蝶腭神经节，节后纤维分布于泪腺与鼻、腭的黏膜下腺体。

2. 上岩斜区相关的血管　如下所述。

（1）大脑后动脉的解剖：依据大脑后动脉的走行，将其分成中脑前段、中脑外侧段和中脑后段 3 段。中脑前段常发出 4～6 个穿支，其中 2～3 个穿支至脚间窝，另 2～3 个穿支供应大脑脚的腹侧；外侧段常发出 5～7 个穿支，供应中脑的外侧；中脑后段常无穿支。

（2）小脑上动脉的解剖：依据 SCA 的走行，将其分成中脑脑桥前段、中脑脑桥外侧段、中脑小脑裂段和皮质段 4 段。在中脑脑桥前段，SCA 的主干支在距起点约 4.54mm 处常发出 1～2 个穿支，回返至大脑脚供应中脑，其中较细的一支在桥前段不发出分支；主干支在中脑脑桥外侧段常发出 2～3 支直干型穿支供应中脑或脑桥的外侧面。另外，还发出一支较粗的长旋支，沿中脑后外至下丘，供应下丘和小脑上部。在中脑小脑裂段，主干支常发出 3 个短小的直干型分支，供应脑桥背外侧面，在其移行为皮质支前常发出一个较大分支供应下丘和小脑上蚓部。而另一支小脑上动脉在此段也常发出 2～3 支穿支供应脑桥背外侧、小脑上脚和前髓帆。皮质段主要发出分支供应小脑后上部。

（3）岩上静脉的显微解剖：岩上静脉干粗短、壁薄，呈游离悬空状跨越蛛网膜下间隙，其长度为 2.9mm±2.0mm（0.9～8.5mm），外径为 2.3mm±1.0mm（0.8～4.3mm）。岩静脉干短者管径较粗，干长者管径较细。在经乙状窦后入路行桥小脑角及岩斜区手术时，要注意岩上静脉的这一解剖学特征。先探查岩静脉，如果岩静脉较粗，则不要过分牵拉岩静脉，应先解剖分解和游离岩上静脉，使岩上静脉的长度延长，以增加手术操作空间，避免术中出血，减少并发症；如果岩静脉较细，提示岩上静脉多是线型，术中更易于保留。

3. Meckel 腔的解剖　如下所述。

（1）Meckel 腔的形态解剖：Meckel 腔（三叉神经腔）为由颅后窝向颅中窝后内侧部分突入的硬脑膜陷凹，呈扁平的卵圆体状，位于海绵窦后部外下，长轴向前内，冠状位切面两侧 Meckel 腔呈"八"字形。Meckel 腔是包绕三叉神经根和三叉神经节的硬脑膜和蛛网膜套，位于颞骨岩尖部、海绵窦后部的外下方，小脑幕附着缘和岩上窦下方，并参与构成海绵窦后部外侧壁的下部；海绵窦于其上方和下方与岩上窦和岩下窦相交通。颅后窝肿瘤常通过三叉神经池向 Meckel 腔生长。三叉神经节位于 Meckel 腔内，其前部松散，由多根神经纤维组成；后部紧密，汇集形成三叉神经感觉根，并与颅后窝的三叉神经桥池段相延续；三叉神经运动根与感觉根一同进入 Meckel 腔，运动根位于三叉神经节的深面，并随三叉神经的下颌神经经卵圆孔入颞下窝。

Meckel 腔壁：形成 Meckel 腔的硬脑膜来自颅后窝的硬膜延续，但其厚度较后者薄，其原因是，颅后窝的硬脑膜包括固有硬脑膜层和骨膜层两层，而形成 Meckel 腔的硬脑膜仅为一层固有硬脑膜层。Meckel 腔提供自颅中窝至颅后窝之间的自然通道，分为上、下、前、后壁及内、外侧 6 个壁。Meckel 腔前壁和上壁与海绵窦后部静脉间隙相邻；其外侧壁与颅中窝内侧壁的硬脑膜相贴；内侧壁前部与颈内动脉海绵窦段后升部相邻，其之有第Ⅳ对脑神经；内侧壁后部与颞骨岩尖部的骨膜相贴；下壁深面有岩大神经沟内的岩浅大神经横行向外走行，岩浅大神经前下方紧邻岩浅小神经。其内侧壁参与构成海绵窦后部外侧壁的下部，海绵窦位于其上方和下方与岩上窦和岩下窦交通。Meckel 腔位置深，解剖形态细小，毗邻结构复杂，可为多种病变累及。此腔在常规解剖图像上较难准确定位，影像学检查是其主要研究方式。

动态增强扫描早期 Meckel 腔和三叉神经节均无强化；中期 Meckel 腔外壁的硬脑膜开始强化，但强化较轻，三叉神经节无增强；后期 Meckel 腔的内外侧壁较中期强化明显，三叉神经节出现强化。常规增强检查（注射造影剂后 5min）Meckel 腔内外侧壁均显强化，边缘清晰。因为无信号的颈内动脉岩骨段的衬托，MRI 上 Meckel 腔内充满脑脊液，硬脑膜壁清晰。

Meckel 腔的大小：韩群颖等测得 Meckel 腔的上下径、内外径和前后径分别为：12.2mm ± 1.6mm、5.5mm ± 0.7mm 和 13.6mm ± 2.3mm，而三叉神经节的相应数值分别为 10.3mm ± 1.9mm、3.2mm ± 0.9mm 和 12.7mm ± 1.7mm。邵君飞等测得 Meckel 腔的上腔深度为 14.11mm ± 1.45mm，下腔深度 15.78mm ± 1.56mm，宽 12.15mm ± 1.34mm，厚 5.61mm ± 0.55mm。测 Meckel 腔入口的宽度（H－I）平均为 8.42mm（6.24～11.36mm），其高度（J－K）平均为 3.26mm（2.53～4.02mm），三叉神经入 Meckel 腔的宽度（L－M）平均为 5.47mm（4.41～7.36mm）。

Meckel 腔内结构：Meckel 腔入口位于小脑幕游离缘、岩上窦和床岩韧带下方，三叉神经节位于 Meckel 腔内，三叉神经半月节其外侧围绕三叉神经池。三叉神经节表面覆盖蛛网膜，该蛛网膜沿着神经节和近端神经根延伸，与三叉神经节之间有一定的间隙。三叉神经节周围的蛛网膜向后与颅后窝的蛛网膜相延续，包绕三叉神经形成蛛网膜下隙，此蛛网膜下隙间隙即三叉神经池。向前延伸至三叉神经节的前 1/3，蛛网膜与 Meckel 腔的硬脑膜间有潜在的间隙，为硬膜下腔。

（2）三叉神经节及其分支。

三叉神经节：三叉神经在脑桥腹外侧面由脑干发出，与伴随蛛网膜、硬膜一并进入 Meckel 腔。三叉神经感觉根与内侧方的运动根并发后离开脑桥前池。穿过位于内耳道和鞍背正中间的 Meckel 腔颅口。Meckel 腔内容纳三叉神经节，三叉神经节位于 Meckel 腔内，其长轴朝向前内。三叉神经感觉根进入颅中窝后组成三叉神经半月节，三叉神经节位于颞骨岩尖部的三叉神经压迹处，呈卵圆形、三角形或半月形，底朝前下，接受三叉神经的 3 个分支。在三叉神经节前半的四周，伴随神经节的蛛网膜变得很薄弱，硬脑膜则将 3 个分支相对紧密地包绕着，最后与神经外膜相延续。其中硬膜与三叉神经的眼神经支包绕最紧密，不易将其解剖分离。

三叉神经池：Meckel 腔内容纳三叉神经节和三叉神经池，并被三叉神经节分隔为上、下两部分，即位于节上的上腔和节下的下腔。三叉神经节表面覆盖的蛛网膜，与颅后窝的蛛网膜相延续。该蛛网膜包绕三叉神经节，并与三叉神经节之间有一定的间隙，形成蛛网膜下隙的三叉神经池。在显微镜下观察，三叉神经节上壁蛛网膜呈锯齿状附于神经节的中线附近；下壁蛛网膜附于神经节的后2/3处，即三叉神经节和三叉神经根的后半浸泡在脑脊液中。在活体，三叉神经池内充满脑脊液，与颅后窝的蛛网膜下隙交通。有研究显示三叉神经池的上壁蛛网膜止于三叉神经节中线，下壁蛛网膜止于三叉神经节后2/3，即三叉神经节的后2/3位于三叉池内。

三叉神经的分支：打开硬膜间隙，可清晰显露 Meckel 腔及三叉神经节分支。V_1（三叉神经眼支）位于三叉神经节前方稍上，经海绵窦外侧壁前行经眶上裂入眶；V_2（三叉神经上颌支）位于前下方，经海绵窦外侧壁下方穿圆孔入翼腭窝；V_3（三叉神经下颌支）位于三叉神经节下方，与三叉神经运动支共同经卵圆孔入颞下窝。三叉神经运动支纤维被表面光滑的神经外膜包裹，与松散的三叉神经半月节纤维分界明显，位于三叉神经节的深面，在下颌支内侧进入卵圆孔。

（四）中岩斜区的解剖

1. 与中岩斜区相关的脑神经 如下所述。

（1）三叉神经：起自脑桥臂，走行在面听神经复合体的前内侧。三叉神经后根经 Meckel 腔颅口进入 Meckel 腔。其内为三叉神经半月节，位于岩骨的三叉神经半月节压迹处。

（2）展神经：起自桥延沟，距正中矢状面 4~6mm，由起点至进入眼眶的长度为 59mm。展神经起始后向前外方行进，在蝶骨基底进入硬脑膜，然后继续向上前行，越过后床突基部进入海绵窦。

（3）面、听神经：从桥延沟的侧方出脑桥向上外行，经内耳门入内耳道。面神经和听神经位于三叉神经和岩上静脉的外下方、舌下神经的上方 2~3mm，由内向外侧排列，依次为面神经运动根、中间神经、前庭神经和蜗神经。中间神经较细小，紧贴前庭蜗神经，常连接在一起。前庭神经与蜗神经紧密相贴，肉眼难以区分，由于它们位于面神经的外侧和稍下方，故脑桥小脑角入路术中面神经常被遮挡而难以显露。面神经行向外侧并稍向上方进入内耳道，在桥小脑角池内和进入内耳道口时，面神经位于面听神经复合体的最前方，前庭蜗神经位于最后方。

2. 与中岩斜区相关的血管 如下所述。

（1）基底动脉：在脑桥腹侧自下向上行。BA 于桥延沟处由双侧的椎动脉汇合而成，其平均总长度约为26mm，管径大小为 3.8~4.4mm，自下向上逐渐变细。基底动脉的起点一般位于桥延沟上 2.56mm，也可见低于桥延沟者。BA 在行程中多位于脑桥腹侧的中线附近，但亦有偏向脑桥一侧或迂曲行走。在 BA 的行程中从其两侧依次发出 AICA、SCA 和 PCA，BA 的顶端多位于脑桥中脑沟的脚间窝处，但高位的 BA 顶端可上达乳头体，下达脑桥中脑沟下 1.3mm 处。基底动脉在其行程中，从其背侧和两侧常发出 9~15 支脑桥支，供应脑桥的腹侧和外侧，分别称之为短旋动脉和长旋动脉。这些脑桥支长短和管径不一，既有长的旋支也有短的直干支，甚至有长旋支供应到绒球。

（2）小脑前下动脉：AICA 分为脑桥前段、脑桥外侧段、小脑外侧间裂段和皮质段 4 段。在小脑中脚处形成桥臂袢，至绒球外上方向内下侧，形成一个凸向外的内耳道袢，最后分为内侧支和外侧支，分布于小脑下面的前外侧部，还发出分支至脑桥、延髓及第 V、Ⅶ、Ⅷ脑神经根和齿状核。无论在内耳道内或外，内耳道袢与第Ⅶ、Ⅷ脑神经紧密相随。小脑前下动脉与第Ⅶ、Ⅷ脑神经的关系较为复杂，共有 4 种关系：小脑前下动脉在面、听神经处形成一袢，此袢将面、听神经环绕，血管位于面、听神经的背侧；小脑前下动脉穿行于面、听神经间；小脑前下动脉行于面、听神经的腹侧并压于面、听神经根上；小脑前下动脉行于面、听神经的背侧。小脑下前动脉与展神经的关系也极为密切，动脉行于神经腹侧者占79%，行于背侧者占15%，穿神经根者占60%。

（3）岩上静脉：来自中岩斜区的静脉血主要经岩上静脉，汇入岩上窦。这是一支短粗的静脉干，由来自脑桥、小脑半球外侧、脑干和第四脑室的许多属支汇合而成，其汇合点位于三叉神经根附近。汇合后常在三叉神经根外下方向前外侧走行，在内耳门上方注入岩上窦。

（五）下岩斜区的解剖

1. 下岩斜区相关的神经 如下所述。

（1）舌咽、迷走和副神经：舌咽神经、迷走神经起源于延髓橄榄后沟的上 1/3 处，副神经根起源于橄榄后沟的下 2/3 和下位延髓及上位的颈髓处。舌咽神经和迷走神经根的起点位于舌下神经根起点的背侧。舌咽神经通常以单干起源，双干起源的较少见。如以双干起源，腹侧干较小，是运动根；背侧干较大，是感觉根。迷走神经的起点紧贴舌咽神经的下方，由大小不等的神经根丝构成的。副神经根较长，也是由大小不一的神经根丝构成，有时迷走和副神经作为一束进入迷走道，很难分辨下位迷走和上位副神经根。舌咽神经向前外上方走向舌咽道，而迷走神经和副神经斜向上外行入迷走道，再入迷走孔处，副神经的颅根和脊髓根有时也被一隔膜分开。

（2）舌下神经：多呈两束或扇形，起于橄榄前沟的下 2/3 处，多见呈两束，而后在蛛网膜下隙中向前外侧行走，在椎动脉的后方向舌下神经管汇聚。

2. 下岩斜区相关的血管　如下所述。

（1）椎动脉：椎动脉经寰椎横突孔穿出后，向上绕寰椎上关节突后方，向前内穿过寰枕后膜和硬膜。颅内段起自枕骨大孔处的硬膜环，经过枕骨大孔进入颅后窝，在舌下神经根的前面、延髓腹侧面斜向内上行走，至脑桥下缘，常在脑桥延髓沟水平左、右椎动脉汇合成一条基底动脉。但也有在脑桥延髓沟的上方或下方汇合形成基底动脉。椎动脉在形成基底动脉前常常发出小脑后下动脉和脊髓前动脉。一般从椎动脉的后壁发出 3~5 支直干型的短穿支供应延髓的腹侧，并发出脊髓前动脉。椎动脉常在舌下神经的前方行走，偶有行于舌下神经后方者。如果椎动脉短而直，可以不接触舌下神经或压于舌下神经上；如果椎动脉迂曲行走，它的后表面可紧压在舌下神经上。偶尔，椎动脉也可以行于舌下神经根之间。

（2）小脑后下动脉：发自椎动脉，靠近或穿过舌下神经根向后绕过延髓进入小脑延髓池。位于舌咽、迷走、副神经根的前面，并穿过以上神经根之间离开小脑延髓池。小脑后下动脉与舌下神经之间的关系与小脑后下动脉的起点密切相关，有以下 3 种情况：直接行走于舌下神经根的上、下或后表面，最多见；穿行于舌下神经根中，较少见；偶尔在经过舌下神经时形成袢。PICA 通常穿过舌咽、迷走和副神经，并常常形成一个动脉袢，环绕这些神经。通常在面、听神经的下方向前外侧方行走，而不与面、听神经接触。岩骨斜坡下区的硬膜接受来自咽升动脉分支、椎动脉脑膜支、枕动脉脑膜支的供血。此区的静脉回流主要靠桥延沟静脉、延髓内侧和延髓外侧静脉，以及橄榄体后静脉，经岩上窦、岩下窦或乙状窦引流。小脑后下动脉可以分为延髓前段、延髓外侧段、扁桃体延髓段、扁桃体远段和皮质段 5 段。

五、颈静脉孔区的显微解剖

（一）颈静脉孔的位置和形态结构

1. 颈静脉孔的形态　颈静脉孔是位于侧颅底的枕、颞骨之间较大的不规则裂隙，由颞骨、枕骨共同围成。其内有后组脑神经和颈内静脉穿行，该孔为颅底最低点，有利于颅内静脉引流至颈内静脉。颞骨岩部下面有一深窝，为颈静脉窝，构成颈静脉孔的前内界及外界，窝内容纳颈静脉球。由颈静脉球造成的穹隆陷窝双侧均存在的占 49%，仅右侧出现的占 36%，仅左侧出现的占 60%，双侧均缺如者占 9%。枕骨颈静脉突的前缘有一深而宽的切迹，为颈静脉切迹，构成颈静脉孔的后内界。颈静脉孔内存在颞骨和枕骨向孔内突出的颈静脉内突，分别称为颞突和枕突，部分融合形成骨桥。骨桥出现率为 5%~30%，颞突出现率为 100%，而枕突出现率为 30%~43.6%。

2. 颈静脉孔内结构　颈静脉孔内通过的结构由前内向后外，依次为舌咽神经、岩下窦、迷走神经和副神经、脑膜后动脉和颈静脉球。颈静脉孔内有颞骨和枕骨向孔内突出的颈静脉内突，分别称为颞突和枕突，部分融合形成骨桥。颈内静脉和颈内动脉相互伴行，两血管所经颅底孔洞—颈静脉孔和颈动脉管外口，仅靠一薄层骨板相隔，颈动脉管在前，颈静脉孔在后。从颅内看，颈静脉孔位于颞骨岩部外 1/3 的后面，岩枕裂的后端，岩部与枕骨结合处；从颅外看，颈静脉孔位于颈动脉管外口、茎突和枕髁三点连线形成的三角区内，居颈动脉管外口之后，茎突的前内侧，枕骨髁的外侧的稍上方。

颈静脉孔前内侧部有岩下窦沟，该沟从岩尖沿岩枕裂向下延伸，其内的岩下窦与展神经一同通过

Dorello 管。岩下窦向外下方引流至颈静脉孔注入颈静脉球。颈静脉孔后外侧部则有乙状窦沟，该沟从横窦沟外端沿颞骨乳突部向下延伸。乙状窦与乳突小房仅隔一层薄骨板，乳突手术时易误伤。颈静脉孔外口的前方为颈动脉管外口，外侧为茎突、茎乳孔以及稍远处的乳突，内侧为舌下神经管、枕髁和枕骨大孔，后方为枕骨颈突。

3. 颈静脉孔大小　颈静脉孔左右两侧大小存在较大的差别，以右侧偏大为多，约占3/5，左侧大于右侧者约占1/5，余下的左右侧相等。造成两侧颈静脉孔大小差别的原因可能与右侧颈内静脉移行为较短的无名静脉，受右心房舒张时造成的负压吸引力较大，在颈静脉孔处因血管走行弯曲而形成较大的涡流，右侧颈静脉孔受冲击较大所致。颈静脉孔的大小与颈静脉球大小成正比，与乙状窦和横窦是否为优势导流侧也呈正相关。1997 年，Graham 对颈静脉球的形态进行了观察，认为颈静脉球的大小变异较大，平均宽为15mm、高20mm，圆顶的顶高有时可以高出乙状窦水平段 19.05mm（75%），有时不到6.35mm（25%）。颅内及颅外颈静脉孔的骨管及开口的大小和外形常不一致，颅内的颈静脉孔形似鸟嘴状，而颅外的开口呈瓶状。颈静脉孔的颅内通道入口处被硬膜盖住，颅内有两个特征性的孔道，分别形成舌咽神经通道、迷走通道，硬膜返折是辨认颈静脉孔内脑神经的标志。

（二）颈静脉孔分区

临床上，将颈静脉孔分为前内侧较小的神经部和后外侧较大的静脉部。1934 年，Hovelacque 曾将颈静脉孔分为前内侧的神经部（有舌咽神经通过）和后外侧的血管部（有迷走神经、副神经和脑膜后动脉通过）两部分，此分法沿用至今。也有将颈静脉孔三分法，即将颈静脉孔分为前、中、后三部分。前内侧部包含有注入颈内静脉的岩下窦；中间部为舌咽、迷走和副神经通过；后外侧部分有颈内静脉的起始部颈静脉球穿行。目前，影像学也采用较为公认的是二分法，即前内侧的神经部，通过岩下窦和舌咽神经、迷走神经、副神经复合束；后外侧的血管部，通过颈内静脉和咽升动脉脑膜支。

静脉部大，是颈静脉球所在部位，占据颈静脉孔的后外侧；神经部小，居孔的前内侧。静脉部变异较大，左右、大小不等；神经部较恒定，左右两侧差别不大。静脉部和神经部之间由纤维桥或骨桥分隔。围成颈静脉孔的颞、枕两骨均长有伸向孔内的骨性突起，分别称枕突和颞突，突起的长短因人而异，突起间借纤维隔膜连结即为纤维桥，突起汇合在一起，便构成骨桥。据 Rhoton 等报告，受检查群中约3/4 的人静脉部与神经部由纤维桥隔开，另1/4 的人由骨桥隔开。有时枕骨存在两个枕突且均与颞骨的两个颞突相互汇合，构成独立的舌咽神经管和迷走—副神经管。此时，颈静脉孔分为三部分：内侧的舌咽神经管，内有舌咽神经穿行；中间部的迷走 – 神经管，有迷走神经和副神经穿行；后外侧部最大，容纳颈静脉球。

临床上发现颈静脉孔内口处硬膜分别沿舌咽神经和迷走神经、副神经入孔形成硬膜皱褶，分别称之为舌咽道和迷走道，两者间隔以纤维或骨性间隔。Katsuta 根据通过颈静脉孔的结构将其分为岩部、颈内部（或神经部）和乙状窦部。神经部有Ⅸ ~ Ⅺ神经穿行；岩部为接收岩下窦、舌下神经管静脉、岩下斜裂静脉和椎静脉丛分支的一个典型的静脉窦；乙状部接收乙状窦血流。约70%舌咽神经穿行于颈静脉孔的前腔隙，而颈静脉球和Ⅹ、Ⅺ神经位于后腔隙；25%的Ⅸ、Ⅹ、Ⅺ神经位于前腔隙，而颈静脉球位于后腔隙；5%观察到颈静脉孔被骨隔分隔为 3 个腔隙，前腔隙容纳Ⅸ神经，中腔隙容纳Ⅹ、Ⅺ神经，后腔隙容纳颈静脉球。

（三）骨性颈静脉孔

骨性颈静脉孔由颞骨岩部和枕骨颈静脉突围成，为一自颅内开口通向前、外、下方的骨性管道。颞骨岩部的后下缘和枕骨鳞部的前外缘分别构成颈静脉孔的前外侧壁和后内侧壁。颞骨和枕骨向孔内的突起，分别被称为颞突和枕突，是颈静脉孔内的重要骨性标志，两者构成孔内神经和血管的分隔。由颞突下方沿颈静脉球内侧缘伸向后方的骨性隆起称为颈内嵴，舌咽神经行于其内侧。

1. 颞突　颞突是构成颈静脉孔前外侧壁的颞骨伸向孔内的骨性突起，较恒定地位于颞骨三角切迹的后外侧。细长的尖指向孔的后内侧壁、舌下神经孔的后缘，是颈静脉孔前外侧壁静脉部和舌咽神经之间的分隔。

2. 枕突　枕突是构成颈静脉孔后内侧壁的枕骨伸向孔内的骨性突起，圆钝，常为略突的骨性隆起，分别位于舌下神经管的上方（占 98.6%）和后方（占 11.4%）。枕突两侧分别有舌咽神经和迷走—副神经经过。

3. Hemate 突　Hemate 突是颈静脉孔神经部内侧端发自枕骨，伸向对侧颞骨表面的骨棘。

4. 锥形窝　沿颈静脉球的内侧缘，颞突的内侧面向孔内延伸一骨嵴，称颈内嵴，嵴的尖端略指向内侧，在颈静脉孔的前壁颞突的内侧形成一三角形的隐窝，称锥形窝，容纳周围淋巴管，耳蜗管开口于窝的前尖部。嵴的内侧面形成浅的沟，称舌咽神经沟，舌咽神经在耳蜗管开口处的下方进入此窝穿行于内，有的嵴的边缘伸向附近的颞骨则形成深沟，还有可能与颞骨融合形成舌咽神经管。

5. 颈静脉窝　颈静脉窝是颈静脉孔向颅外移行过程中静脉部膨大形成的骨性穹隆陷窝，也称颈静脉穹隆（dome of the jugular loulb），容纳颈静脉球，其顶部光滑，但顶点有嵴且不规则，略偏向乙状窦入口的外侧。

（四）颈静脉孔的神经结构

1. 舌咽神经、迷走神经、副神经　是颈静脉孔区重要的脑神经，共同起自于延髓橄榄后沟。神经根丝自上而下起自下橄榄背侧、延髓和脊髓的后外侧沟。其中舌咽神经位于橄榄后沟最上方，迷走神经位于中间，副神经居沟的最下方，这 3 对脑神经共同构成舌咽、迷走副神经复合体，向前外侧至颈静脉孔处再彼此分离。神经根丝逐级汇合形成舌咽、迷走和副神经，并于颈静脉孔周围形成神经节。该区域的病变常常同时引起这 3 对脑神经的损害，并产生相应的脑神经症状，称为颈静脉孔区综合征。

2. 舌下神经　神经根丝则起自下 2/3 橄榄体和延髓锥体之间的前外侧沟，分为上下两组，分别入舌下神经管。

（五）颈静脉孔内的静脉

1. 乙状窦和颈静脉球　颈静脉孔由乙状窦的水平部延伸而成，乙状窦进入颈静脉孔的静脉部后延续为颈静脉球，乙状窦是颈静脉回流的主要属支，经乙状窦沟达颈静脉孔后外侧缘急转向前下，越过枕乳缝的近端入孔，移行为颈静脉球。颈静脉球是乙状窦和颈内静脉在孔内移行过程中，由于接受不同方向来源的静脉回流，血流速度减慢，流量骤增而形成的局部球形膨大，突向颈静脉孔静脉部的前外侧岩骨，内耳道及内耳的下方，一般右侧较左侧更明显。颈静脉球变异较大，这与乙状窦是否是主侧引流有关。

2. 岩下窦　岩下窦是除乙状窦外引流至颈静脉球的最大血管。位于岩斜裂的岩下窦沟内，其前上部与海绵窦和基底静脉丛相连，下方回流入颈静脉球。沿途接收周围多条回流静脉，与 Ⅵ、Ⅸ、Ⅹ、Ⅺ 脑神经，以及颈静脉球的关系密切。约 46% 病例存在岩骨内侧静脉，50% 病例存在岩骨外侧静脉；岩骨内侧静脉在岩下窦终末段内侧约 11mm 处汇入，岩骨外侧静脉至岩下窦终末部，与颈内动脉管静脉丛相交通。

岩下窦接纳斜坡区的血液，形成单一或多个静脉道，在舌咽—迷走神经间（48%），或舌咽神经前（30%），或迷走神经后（16%），或迷走—副神经间（6%）穿过，汇入颈静脉球内侧壁。岩下窦汇入颈静脉球的位置可有不同形式，大部分直接汇入颈静脉球中部的前内侧壁，部分汇入乙状窦或颈内静脉。岩下窦汇入颈静脉球的方式有 3 种：①直接开口于舌咽神经和迷走、副神经之间；②开口于迷走和副神经的下方；③形成短的岩下窦静脉引流入颈静脉孔外口下的颈内静脉。

3. 舌下神经管静脉丛　位于舌下神经管内，围绕舌下神经的周围，也称前髁管静脉。多在岩下窦的尾部入丛状静脉窦或直接回流入颈静脉球。髁导静脉、舌下神经管静脉丛也汇入颈静脉球或颈内静脉。

4. 后髁管导静脉　经枕髁后外侧缘的髁管后孔，穿髁管在颈静脉孔后缘的中部回流入乙状窦和颈静脉球的交界处的后内侧缘，经常与椎静脉丛、岩下窦之间或通过骨管与舌下神经管静脉丛相系。后髁管穿静脉的出现率为 64%~78%。

5. 岩下静脉　位于舌咽、迷走和副神经的后方，起自延髓的背外侧，终止于乙状窦。部分位于神经的前方，起自延髓的腹外侧，出现率为34%。

（郑 波）

第六节 体位与手术入路

一、开颅手术一般原则

1. 术前准备及用药　如下所述。

（1）术前晚上淋浴和洗头：如需要，同时剃头。手术消毒前可用甲紫在头部标画出中线、切口和邻近重要结构的体表位置。

（2）肿瘤患者如果术前应用激素治疗：术前6h增加50%剂量。术前未用者，术前6h地塞米松10mg静脉滴注。

（3）如已经服用抗癫痫药，继续同样剂量；如术前未用抗癫痫药且手术涉及脑组织者，给予抗癫痫药，如苯妥英钠300mg，每4h口服1次（早晨用少量水服下），连用3次。

（4）感染性手术，应在手术前给予抗生素；如为无菌手术，术中可预防性应用抗生素。

（5）推荐使用充气压力靴，或长筒弹力袜，避免下肢静脉血栓。

2. 麻醉　对于一些相对简单的手术，如头皮肿物、颅骨骨瘤、慢性硬膜下血肿钻孔引流可采用局部麻醉，同时静脉给药镇痛。绝大多数神经外科手术需要全身麻醉。

3. 体位　依手术部位而定，选取体位的原则是争取手术野的良好暴露，有利于术操作，长时间体位摆放不应造成患者身体损害，头部不宜过低过高，避免出血过多或气栓。具体如下：①仰卧位适用于额、颞和鞍区病变，头部可偏向手术对侧。②侧卧位适用于颞、顶、枕、颅后窝和脊髓手术，可增加侧卧角度以利暴露。③俯卧位少用，适用于枕部、颅后窝和脊髓的手术。④坐位少用，适用于颅后窝和高段颈髓的手术。

4. 手术切口选择　一般原则是选择入路距离近，同时避开重要结构和功能区，又可获得最佳手术视野（图5-6，图5-7）。在神经导航设备、内镜等辅助下，可以选择小切口小骨瓣锁孔入路（keyhole）。幕上开颅皮瓣基底应朝向供血动脉方向，基底宽度一般不低于5cm，皮瓣不宜过高，横与高比不宜超过1：1.25。

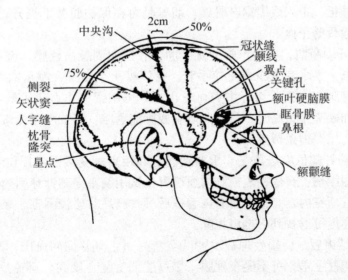

图5-6　脑重要结构的体表定位

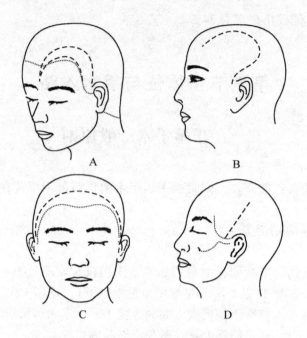

图5-7 不同手术入路切口

A. 额颞瓣入路；B. 改良翼点入路；C. 双侧额颞瓣
（冠瓣）入路；D. 骨窗开颅手术入路

二、标准开颅术

1. 头皮切开　头部局部麻醉后，术者和助手每人用一只手，手指并拢用纱布压在切口两旁，一次切开皮肤长度不应超过手指范围，深度到达帽状腱膜下，头皮夹止血，手术刀钝性或钝性分开帽状腱膜下至皮瓣基底。皮瓣下填纱布卷翻向下方，盐水纱布覆盖。

2. 骨瓣成形　如骨瓣游离，可切开和仔细推开骨膜或肌肉筋膜。如保留肌蒂和骨膜，可切开远侧骨膜，分别打孔。一般打孔4~5个，如应用铣刀，骨孔可适当减少。不易出血部位先钻孔，近静脉窦和脑膜中动脉处最后钻孔。如怀疑颅内压高，应在钻孔前静脉输注20％甘露醇250mL，降低颅压。在相邻两个骨孔穿入线锯导板，带入线锯锯开骨瓣。肌蒂处可在保护肌蒂下锯开，也可两侧咬骨钳咬开。骨瓣取下后，骨窗边缘涂骨蜡止血。

3. 硬脑膜切开　切开硬膜前，应将术野冲洗干净，骨缘四周悬吊硬膜，避免硬膜塌陷出现硬膜外血肿。骨缘四周铺湿棉条，手术者洗净或更换手套。硬膜可十字切开，颅后窝为Y形切开，U形切开硬膜时基底应在静脉或静脉窦方向。切开中如血管出血，可用银夹止血，尽量避免电凝。造成硬膜回缩，关颅时缝合困难。如硬膜张力高时，可穿刺脑室或肿瘤囊腔，降低颅压，避免切开过程中损伤脑组织。翻开的硬膜应悬吊，用湿棉条覆盖。

4. 脑切开　脑组织切开部位应选择在非重要功能区和距离病变最近的部位。尽量利用脑沟、裂切开脑组织，减少脑组织的损伤。囊性肿瘤或脑内血肿可尝试用脑室穿刺针穿刺病灶，吸除部分内容，达到减压效果，但不要抽空所有内容，抽空所有内容以后寻找病灶时比较困难。穿刺针可以留置以引导病灶的定位，如果穿刺的隧道可以找到，也可拔除。

5. 缝合伤口　手术结束后，应用生理盐水冲洗至清亮为止。并询问血压，不宜在血压低时缝合伤口，以免术后出血；减压性手术，可不缝合硬膜。尽可能严密缝合硬膜，避免皮下积液，如硬膜缺损，可应用骨膜，筋膜或人造硬膜进行修补。游离骨瓣可用粗缝线、钢丝或钛夹固定。带蒂骨瓣可缝合肌肉筋膜和骨膜固定。缝合肌肉、帽状腱膜和皮肤，每隔1cm缝合一针，分层缝合。如留置外引流管，须在切口外引出，外接引流袋。

术中气栓：当板障静脉或硬脑膜静脉窦暴露于空气时，手术都有潜在形成气栓的致命危险。血管内是负压时（头位高于心脏位置）空气可被血管内血液带走，积存于右心房内，静脉回流减少引起低血压，也可引起心律失常。特殊的气栓可发生在卵圆孔未闭或肺动静脉瘘，可产生缺血性脑梗死。头的位置越高，负压越明显，气栓的发生率越高。气栓可发生于任何头部高于心脏的手术。检测方法不同，发生率差距很大：用多普勒检测估计坐位手术的气栓发生率为 2.5% ~ 7%。有明显气栓危险手术，如坐位手术时，要求心前区多普勒监测并在右心房放置中心静脉导管。①气栓诊断：发生气栓时，最早表现是末梢血 $Pa(CO_2)$ 下降。心前多普勒也可提示气栓。血压可呈进行性低血压。②气栓的治疗：发现并闭塞空气进入位置，快速用湿海绵盖住伤口，用骨蜡抹骨缘；尽可能降低患者的头（30°或水平面下）；压迫颈静脉（最好压迫双侧）；使患者左侧卧位（空气积于右心房）；经中心静脉导管从右心房抽吸空气；给患者吸入纯氧；麻醉中不能继续使用一氧化氮（可以加重气栓）；使用升压和扩容药维持血压。

（朱国峰）

第七节　颅底手术入路基本原则

颅底外科是跨神经外科、耳鼻咽喉—头颈外科和口腔颌面外科、整形外科的交叉学科。颅底病变位置深在，解剖关系复杂，毗邻重要的脑神经与颅底血管，又与眶、鼻和鼻窦等邻近器官关系密切，术中常涉及多器官的处理与保护，手术难度很大。因此，颅底手术入路的设计原则是：既能充分显露和切除病变，同时有效地保护好毗邻重要的结构，并且要注意量化和个体化设计。

一、颅底手术入路的设计原则

根据病灶的位置选择最佳的手术入路。颅底骨质凸凹不平，神经血管相互交错，构成了颅底解剖的复杂性。颅底外科手术可供操作的空间狭小，通常需要充分打开蛛网膜下隙（池），在神经、血管之间分离和切除肿瘤。脑神经和重要动脉、静脉的损伤都会给患者带来严重的术后并发症，术后生活质量下降，甚至造成患者术后死亡。应该强调的是，颅底外科医师制定手术计划时，应正确做出颅底肿瘤术前的评估，要针对每个病例的特点做出个体化的设计方案。除认真选择手术入路外，还要充分估计术中可能发生的意外，并制定出预防和处理的措施。设计颅底手术入路一般遵循以下三个基本原则：

（1）选择尽可能短的手术路径，以缩小操作距离，同时避开重要功能的解剖区域。

（2）充分利用已有的或潜在的自然空隙作为手术通道，如颅底池、硬膜下腔及可牵开的肌肉间隙。

（3）颅骨骨窗的大小、位置合理有效，尽量减少对脑组织的牵拉。采用磨除颅底骨质的方法，来达到减少脑组织牵拉的目的。术中能避免损伤神经、血管，同时入路要求简便、创伤小，易推广，并注重外观和便于颅底重建。在应用新的颅底手术入路前，应先进行解剖研究和设计，并反复验证。为满足上述原则的要求，不仅应熟悉和掌握手术区域各个解剖层次的重要结构，而且必须对这些结构间的相互关系有着非常清楚的认识。

二、颅底外科手术入路应用原则

实施颅底显微手术前，需先明确以下几个主要问题：

（1）术前正确估计肿瘤的大小、性质、侵袭方向。

（2）对神经影像提示肿瘤周围的改变有正确认识，如要辨认清楚肿瘤的边界、肿瘤与周围组织粘连程度。

（3）根据皮瓣和骨瓣的设计原则选择手术入路时，应选择距离病灶近、避开重要结构和功能区、能获得最佳视野的手术入路，同时还要考虑到皮瓣的血液供应和美容问题，幕上开颅多采用基底朝向供血动脉方向的弧形切口或问号形切口，皮瓣基底宽度不应小于5cm，皮瓣基底与高径的比例最好应超过1：1.25，切勿采用呈倒烧瓶状皮瓣，以防术后皮瓣边缘缺血坏死。幕下多采用弧形、直线或拐杖形切口。各部位的开颅方法略有不同，如颞部手术多采用瓣前翻、肌骨瓣翻向颞侧，而硬脑膜翻向中线。而额部切口常为皮瓣、肌瓣、骨瓣一同翻向额下方。

（4）术中对肿瘤边界的标志要有正确的辨认。术前要准确评估肿瘤的切除程度，术中避免过度切除，并制定预防损伤周围正常组织的措施。对这些问题的回答将明显增加肿瘤全切率，而减少术中的副损伤，提高手术疗效。颅底外科手术应遵循以下原则：

第一，完善的术前计划。在处理颅底病变前，必须了解病变与其毗邻结构的解剖关系，包括相关的颅骨解剖、病变与脑神经、硬膜和血管的关系。神经外科医师应在实验室学习颅底三维解剖，这是每一位颅底显微外科医师必须具备的基本知识。

第二，良好的手术显露。采用最短的手术路径和获得良好的手术显露是手术成功的关键步骤。依据颅底解剖特征，选择路径最短和显露最充分的入路进行肿瘤切除，术中避开重要的神经和血管结构。这要求术者必须具备扎实的显微神经外科技术和熟悉颅底显微解剖。选择合适的颅底手术入路和适当的颅底骨质切除，这要求开颅的骨窗缘必须达颅底，以减少视野死角，才能达到良好的手术显露，有效地显露病变，这样既可安全地切除病变，又可最大限度地保护神经血管结构。

第三，正确有效的止血术。开颅时各种出血的止血方法（表5-3）。颅骨出血，包括颅骨板障和颅骨导静脉出血可采用骨蜡封闭止血。在出血处均匀涂一薄层骨蜡，然后用纱布和棉片压实，再检查是否还有出血。不要认为厚厚贴上一块可确保"万无一失"，过厚的骨蜡不但相对容易脱落而且易产生异物排斥反应。鞍区肿瘤，尤其是脑干及其周围区域的肿瘤切除，尽量做到少用双极电凝，一般的小渗血用明胶海绵压迫均可有效的止血。由于脑组织娇嫩，且组织内血管往往很细，脑内血管出血后易发生退缩，需采用吸引器配合将血管吸出来，同时用双极电凝止血。止血时电凝功率要恰当，另外应选择管径恰当的吸引器，以能够吸出血管而不破坏脑组织为宜，电凝血管要与断裂的血管垂直。

表5-3 神经外科术中止血方法

出血部位	止血方法
动脉出血	双极电凝止血
颅骨出血	骨蜡止血
硬脑膜出血	银夹止血、缝扎法止血、双极电凝止血、小纹钳钳夹止血、悬吊止血、吸收性明胶海绵或止血纱布压迫止血
静脉窦出血	吸收性明胶海绵或止血纱布压迫止血；静脉窦的裂伤可以缝合重建静脉窦
皮层静脉出血	电凝或者压迫止血

静脉窦损伤的处理原则：控制出血、避免气栓及恢复窦腔。处理这类损伤时，切勿急于探查静脉窦损伤区，应先做好术野的显露，将破裂的静脉窦两端暴露出来，并做好一切止血和输血的准备工作。适当抬高床头，然后揭除受损窦壁上的骨片、血块或临时止血材料，随即用吸引器吸住出血点，迅速查看破口状况，弄清情况后压迫控制出血，并根据静脉窦破损情况选用适当修补方法。①小裂伤：可用肌片或吸收性明胶海绵贴附于裂口上，轻压片刻即可止血，然后行8字缝合，固定止血材料，以免松动。②线形撕裂伤：采用缝合法，即以细丝线将裂口对位间断缝合。方法是用脑压板平压在裂口上或于受损窦的远近两端加压控制出血，继而边退边缝，至最后两三针时暂不打结，以便排放部分血液冲出腔内血块，然后再打结。③窦壁缺损：指静脉窦破口不规则并有缺损时，无法直接缝合，以肌肉或吸收性明胶海绵覆盖有陷入窦腔造成栓塞之虑，故需采用翻转附近硬脑膜外层掩盖缝合，或以骨膜、筋膜片修补破孔的方法，整复窦壁，再用医用胶加固。④静脉窦横断伤：当静脉窦已断裂为两段，处理极为困难，若属非主要静脉窦则可予以结扎，但若为上矢状窦中后段，右侧横窦或乙状窦，则需予以吻合或修复，以重建窦腔血流。通常可采用大隐静脉、硬脑膜、大脑镰、小脑幕或人工血管材料施行静脉窦成形术。术中适当抬高床头，窦两端暂时断流，要注意防止气栓，必要时需在远近端窦腔放置暂时分流管，保持窦内血液流畅，以免因静脉血回流障碍而发生急性脑膨出。吻合完毕时最后几针不打结，待拔除分流管、排除凝血块之后再打结。

第四，充分利用"自然通道"。如潜在的腔隙、颅底骨、脑底池、可牵开的肌肉及颅底肿瘤的潜在间隙，同时注意避免神经和血管损伤。采用磨除颅底骨质的方法，在扩大显露的同时可减少对脑组织的牵拉，这符合现代微创原则。

（5）肿瘤切除的方法和策略：对良性肿瘤原则上应争取全切，且最大限度地保留功能；对恶性肿瘤应在不损伤神经功能的前提下，主张尽可能整块和完全切除肿瘤，避免肿瘤的快速转移，至少要达到充分减压的目的。对有包膜的肿瘤，可先将肿瘤沿表面的包膜向四周分离，然后切开包膜，瘤内分块取瘤。当瘤内张力降低后，瘤壁将自然塌陷，易与周围组织分离，有利于保存神经血管结构。包膜与周围组织粘连紧密，常有下列情况：①粘连区内有血管或神经分支被肿瘤包绕，如果是供瘤血管牵扯，将血管电凝切断后，包膜自然与周围组织分离。②瘤结节嵌入脑组织内，将瘤结节内的肿瘤切除，瘤包膜即松解，易于分离。③肿瘤包膜与大血管或神经粘连紧密，说明肿瘤与神经或血管之间的蛛网膜界面已丧失，切忌盲目分离而损伤血管。④肿瘤有来源于正常的血管参与肿瘤的供血，在重要区域，应采取瘤内取瘤的切瘤方式，逐渐向周围扩大分离切除，注意须在直视下进行操作。

（6）保护神经功能，减少并发症：把保护脑神经和脑组织功能，提高患者术后生活质量作为决定手术的主要依据，不能盲目追求肿瘤的全切除率，而忽视术后并发症。由于颅底病变位置深在，手术操作时间长，因此手术应减少脑组织暴露时间和减少对脑组织的牵拉，可采用相应的保护措施：①用湿吸收性明胶海绵和脑棉片覆盖在暴露的脑组织表面，特别是要贴覆在牵拉部分的脑组织表面。②牵拉用的脑压板应表面平滑，且应与所牵脑组织的形状相适应，最好采用自动牵开器固定脑压板，并定期间隙放松脑压板，避免因牵拉而产生牵拉伤，这对于保护脑组织和神经十分重要。③降低颅内压，减轻脑组织张力，以提高脑组织和神经对牵拉的耐受性。如术前腰穿置管放液、术中充分打开脑池引流脑脊液或术中穿刺脑室、过度换气等。④术中应用脑保护剂，如甘露醇、类固醇激素、钙通道阻滞剂等。

（7）有效控制颅内压：充分释放脑脊液，有效地控制颅内压，可改善手术显露，减轻脑组织损伤。选择最佳的入路，充分利用解剖间隙，必要时采用神经导航技术和内镜辅助技术，以达到有效地降低颅内压，使脑组织松弛。术前可采取抬高手术床头和腰穿置管引流脑脊液，术中可采取脑室穿刺和应用甘露醇等脱水降压药等方法控制颅内压。同时，脑组织牵拉必须有保护措施，尽可能避免对有张力的脑组织牵拉。

（8）软组织保留和术后重建：术前必须制定颅底硬脑膜重建、颅底骨重建和软组织重建的合理方案；术中颅底脑膜缺损应修复完整，以防止术后脑脊液漏和感染等并发症。手术切口附近的筋膜、骨膜、肌肉和硬膜及与它们有关的血管（如颞浅动脉、枕动脉）应予保留，组织和血管的保留，不仅有利于术后伤口的闭合，也便于术后颅底重建。

三、常见颅底手术入路

颅底手术入路有几十种，各种手术入路均有其适应证，也有其各自不同的优缺点。多数学者认为现代颅底外科手术入路的设计原则是力求术野暴露充分，颅底重要结构得到保护，同时兼顾面容和功能的恢复。常用的颅底手术入路有：扩大经额入路、颅—眶—颧入路、额颞—经颧入路、颞下—经海绵窦入路、颞下—经岩嵴入路、颞枕—经天幕入路、颞下—耳前颞下窝入路、乙状窦前—幕上下联合入路、枕下乙状窦后—经内耳道入路、枕下乙状窦后—经内耳道上入路、枕下远外侧入路、后正中—经小脑裂入路等。我们根据颅底肿瘤的特点选择眶—额入路、眶颧额颞入路、颞下—经岩骨嵴入路、枕下乙状窦后入路及其改良入路、远外侧—经颈静脉结节，这几种入路能够最大限度地暴露肿瘤，最小范围牵拉脑组织，达到肿瘤的全切除或次全切，同时又不在颜面部留下切口瘢痕，达到兼顾面容的目的。而且从蛛网膜界面分离神经血管，得以最大限度地保护功能。眶—额入路或眶颧额颞入路由于将眉弓、颧弓取下，与以往的经额入路、翼点相比增了颅底的显露，从而减轻对脑组织的牵拉，特别是避免对下丘脑等重要结构的牵拉。

（一）前颅底手术入路

1. 经鼻蝶窦入路　包括口—鼻—蝶入路，鼻小柱—鼻中隔入路，经单鼻孔 - 经蝶入路。到达区域有蝶窦、垂体窝、上斜坡和中斜坡。优点是无需开颅，硬膜外操作，无外部切口；缺点是有手术进路通道长，海绵窦区视觉差，有发生脑脊液漏的危险。

2. 经口 – 硬腭入路　　可到达中、下斜坡，颅颈关节前面等区域。对口咽、鼻咽、蝶窦、斜坡、$C_1 \sim C_3$、垂体、岩骨内颈内动脉、脑干前面、椎基底动脉、展神经等结构有良好的暴露。优点是硬膜外入路，无需开颅，直接到达斜坡和脑干前面；缺点是有菌的手术通道、两侧暴露受限、有发生脑脊液漏和颅颈关节不稳定的危险。

3. 经上颌入路　　可到达斜坡、颞下窝等区域。暴露的解剖结构有口咽、鼻咽、蝶窦、上颌窦、斜坡、垂体窝、颞下窝、腭窝、双侧海绵窦中段等。优点是同时暴露斜坡、翼腭窝和颞下窝；硬膜外入路无需开颅；缺点是手术通道有菌，术后面部瘢痕和畸形，牙齿脱落，术后并发感染的概率大。

4. 扩大经额入路　　该入路可到达颅前窝、额窦和斜坡等区域。对颅前窝、筛窦、蝶窦、视神经管、视交叉、终板、硬膜内颈内动脉、嗅神经、垂体和斜坡等解剖结构有良好的暴露。优点是可显露从颅前窝至枕大孔广泛区域；可从硬膜外到达颅前窝、鼻窦和斜坡；缺点是嗅觉丧失，有时需牵拉额叶；前颅底重建。

（二）中颅底手术入路

1. 额下入路及其扩展入路　　提供对嗅沟、鞍区肿瘤以及 Willis 环前部的动脉瘤、眼动脉瘤的手术途径。经此入路进入蝶窦，称之为经额 – 蝶窦入路。额下 – 经蝶入路是额部开颅后将鞍结节及蝶鞍前壁的骨质磨除，使鞍内及蝶窦内的肿瘤被充分显露，使得能够在直视下全切除肿瘤。额下入路有单侧和双侧之分。单侧额下入路又可分作内侧和外侧额下入路两种方式。内侧额下入路，即额底入路；外侧型额下入路，又称为额外侧入路。经额底入路是 Cushing 提出的切除鞍区肿瘤的开颅方法，适用于肿瘤向鞍上发展压迫视神经者。对于鞍内 – 鞍上型、质地较韧的肿瘤采用额下入路切除肿瘤，其优点是能较充分的显露肿瘤上极与视神经、视交叉及颈内动脉的关系。额下入路的缺点是术中需要牵拉额叶脑组织，易造成对下丘脑及垂体结构的机械性损伤及嗅神经的损伤。

2. 翼点及改良翼点入路　　翼点入路也称额颞入路，是进入幕上外侧裂池等脑池的门户，常用来处理鞍区病变。1973 年，Yasargil 首先定义了翼点入路，此入路以最短的路径进入鞍区，比额下入路缩短约 2cm。此入路以翼点为中心，可采用硬膜外、硬膜内及联合入路，能很好地暴露眶上、外侧区、视神经管、眶上裂以及颞前窝。通过咬除蝶骨嵴和分开侧裂显露前、颅中窝交界内侧的视交叉区，可避免过多的牵拉脑组织。

3. 眶颧 – 额颞下入路　　到达区域包括前床突、蝶鞍、鞍旁和鞍背、海绵窦、颅中窝底及上斜坡等。显露结构有视神经、视交叉、垂体柄及垂体、颈内动脉及其分支、终板、下丘脑、脚间窝、基底动脉上段、后床突和鞍背、岩尖及上斜坡等。其优点是入路平中颅底，对鞍旁及颅中窝底显露充分，脑组织牵拉轻，到达蝶鞍和鞍旁的手术距离短；缺点是蝶窦视觉效果差。

4. 额颞硬膜外经海绵窦入路　　到达区域和显露结构同额颞硬膜内经海绵窦入路。优点是硬膜外入路对额颞叶损伤小，并发症少；缺点是手术进程可能会受棘手的海绵窦出血限制。

5. 额颞硬膜内经海绵窦入路　　到达区域包括：海绵窦、蝶鞍和一侧鞍旁。显露结构有：视神经管、视神经和视交叉、颞骨岩部、海绵窦内结构。优点是手术距离短，易与颞下入路联合；缺点是增加对颞叶的牵拉，有时需牺牲颞极桥静脉。

（三）后颅底手术入路

1. 幕上下联合经岩骨入路　　主要到达区域有岩斜区和桥小脑角区，显露的结构包括：脑桥和中脑侧方、单侧 III ~ XII 脑神经、椎基底动脉、后海绵窦。该入路的优点是广泛显露岩斜区，减少脑牵拉；缺点是操作复杂，有损伤静脉窦的危险。

2. 经迷路入路　　可显露的区域主要是桥小脑角。显露的结构包括桥小脑区的神经和血管，包括单侧脑桥、单侧 V ~ XI 脑神经、小脑前下动脉。优点是无需牵拉脑组织；缺点是损失听力。

3. 经迷路后入路　　也是为了显露桥小脑角，对迷路、面听神经有良好的显露。优点是减少脑组织牵拉；缺点是术野小，有听力丧失的危险。

4. 乙状窦后入路　　主要是处理桥小脑角区病变。显露的结构也主要是桥小脑角区内的神经和血管及脑桥外侧等。优点是保留骨迷路；缺点是牵拉小脑，脑干前方受限。

（四）侧颅底手术入路

侧颅底是指与颅中窝相对的颅底下方，由眶下裂、岩枕裂、鼻咽顶所构成的三角形区域，包含了蝶骨体、蝶骨大翼、颞骨岩部及穿行其中的血管和神经。

1. 硬膜外经岩骨前入路　到达区域包括岩斜区、CPA中央、后海绵窦，可显露的解剖结构有颞骨岩部颈内动脉、内耳道、脑桥和基底动脉、三叉神经、展神经和面听神经。其优点是硬膜外岩尖切除，颞叶牵拉轻，保留听力和平衡功能；缺点是技术复杂，有丧失听力的危险。

2. 颞下窝入路　该入路可到达颞下窝，颅中窝等区域，显露的解剖结构包括：面神经、颞下颌关节、上颌动脉、颈内动脉、脑膜中动脉、三叉神经、颧弓、翼腭窝和斜坡。该入路的优点是硬膜外入路，颞叶牵拉轻，无需面神经前移；缺点是面神经麻痹和颞下颌关节障碍的危险，向后暴露受限。

（五）颅颈交界区手术入路

1. 经颈入路　可到达的区域包括颈动脉三角、下颌后区、岩骨底、斜坡下1/2，该入路可显露的解剖结构有颈动脉、颈内静脉、面神经、舌咽神经、迷走神经、副神经、舌下神经、椎动脉、上颈椎和岩骨底等。其优点是硬膜外入路，感染机会少；缺点是手术野深，主要用于硬膜外病变的处理。

2. 远侧入路　以切除部分或全部枕骨及寰椎的髁突为手段，增加枕骨大孔及脑桥延髓腹侧面的显露，主要是处理延髓腹侧面和颅颈交界处中线部位病变。该入路充分利用解剖自然间隙，在充分牵开软组织最大限度地磨除阻挡视野骨质的情况下，形成由背外侧指向腹内侧的圆锥形操作空间，减轻了对脑干和神经血管的牵拉。还可以先期控制病变侧的椎动脉，早期切断肿瘤的血供。

（朱国峰）

第八节　神经外科术后并发症防治

神经外科术后并发症对患者的预后有一定影响，严重者可导致患者预后不良，故对术后并发症的判断和处理尤为重要。常见术后并发症有：颅内出血、颅内压增高、尿崩症、术后癫痫、术后感染、脑脊液漏、深静脉血栓等。

一、颅内出血

颅内出血的主要原因为止血不彻底，也可因颅内压降低过快、硬膜与颅骨剥离、头架金属钉穿透颅骨引起术区邻近部位或远隔部位颅内出血。临床经验发现，出血以术野及其邻近部位最多见，其次为同侧颅腔或对侧颅腔。其类型有瘤床出血、脑内出血、脑室出血、硬膜外血肿、硬膜下血肿等，少见为术野远隔部位出血。如右侧听神经瘤手术，可并发右侧幕上硬膜外血肿，甚至左侧幕上硬膜外血肿。表现为术中原因不明的脑膨出或术后不能马上苏醒，或苏醒后意识状态再度恶化，出现神经功能缺失、颅高压症等生命体征改变。术中应细心止血，注意硬膜悬吊。缝合硬膜前，应将收缩压升高至140mmHg。

术后预防：

（1）术后密切监护生命体征和临床表现，如出现病情变化，应及时做头颅CT检查。

（2）防止高碳酸血症和缺氧，以免二氧化碳在体内蓄积引起脑血管扩张增加再出血机会。

（3）术后早期避免过度脱水，以免造成低颅压，诱发或增加颅内出血量。

（4）保持血压在正常水平并保持稳定，避免突然升高或下降。

（5）对有轻度凝血障碍或出血倾向的患者给予针对性的病因治疗。术后处理：术后局部会有渗血，一般给予止血药物治疗3d，如注射用凝血酶1~2U，肌肉注射或静脉注射，1~2次/d；氨甲苯酸0.2g，加入250mL生理盐水或5%葡萄糖注射液，静脉滴注1次/天。术后血肿是颅脑手术后主要死亡原因之一。若出现血肿表现时，要保持呼吸道通畅、维持生命体征平稳，降颅压处理，并及时复查头颅CT，根据其出血量、中线偏移情况，以及意识恶化程度与速度等情况来判断是否需要手术治疗。符合手术适应证时，应及时再次开颅清除血肿。由于神经外科手术术后一般都会出现脑水肿，为控制脑水肿，术后需要抬高头部15°~30°。

此外，还要考虑到患者可能会出现继发性深静脉血栓形成，尤其是下肢。急性期血栓可能会脱落造成肺栓塞，此时需要抗凝治疗，如低分子肝素、华法林、阿司匹林等。抗凝治疗又可能导致手术区出血，因此需要遵循个体化原则权衡术后出血与抗凝治疗的利弊来决定治疗方案；术后可以通过中心静脉压监测来判定是否存在低血容量。需要注意的是，适当的低血容量对患者并无大碍，保证灌注压即可。

二、颅内压增高

（一）病因

（1）术后继发性脑水肿。最多见，一般在术后48h达到高峰，维持5~7d，逐渐消退，20~30d可恢复正常。也可能进行性加重，危及生命。

（2）脑积水。脑室系统手术后较为多见，脑内外脑脊液通路因局部脑组织肿胀、脑室出血或残留病灶而阻塞或因脑脊液吸收障碍。

（3）颅内出血。

（4）颅内感染。

（5）静脉窦栓塞。引起静脉回流受阻。

（二）临床表现

1. 生命体征改变　术后出现头痛、呕吐等颅高压症状，严重者出现血压升高，心率、呼吸减慢或节律紊乱。

2. 意识改变　出现不同程度的意识改变，术后清醒、术后1~2d出现意识水平进行性下降，如烦躁、淡漠、迟钝、嗜睡甚至昏迷。

3. 术后癫痫　高颅压可影响脑供血，导致缺血、缺氧。

（三）辅助检查

（1）头颅CT：平扫可见脑积水或脑水肿表现。

（2）头颅MRI：冠状MRI有助于发现矢状窦阻塞。

（3）颅内压监测：如术后行脑室外引流，可作颅内压监测，了解颅内压动态变化。压力在15~20mmHg者，为轻度增高；压力在21~40mmHg者，为中度增高；压力超过40mmHg者，为重度增高。

（4）脑脊液检查。

（四）处理

1. 一般处理　抬高头部15°~30°，保持颅内静脉通畅和良好的脑血供。保持呼吸道通畅，包括吸痰，必要时气管切开。

2. 脱水治疗　可用甘露醇、呋塞米或甘油果糖降颅压治疗。

3. 病因治疗　应根据不同病因，积极给予相应处理。

4. 手术治疗　可采取脑脊液外引流、脑室腹腔分流、颞肌下减压、去骨瓣减压及内减压手术等。

三、尿崩症

（一）病因

1. 中枢性尿崩　下视丘—垂体轴异常。

2. 肾性尿崩　肾脏对正常或高于正常的ADH耐受性增高，导致过多水及电解质自肾脏丢失。神经外科临床常见中枢性尿崩，通常当临床症状出现时，约85%ADH分泌功能已经丧失。

（二）临床表现

中枢性尿崩可见于以下情况：

（1）经蝶垂体瘤术后：常为暂时性，由于损伤神经垂体或垂体柄，可出现以下几种类型的尿崩症。①一过性尿崩：尿量高于正常并伴有烦渴，术后12～36h趋于正常。②迁延性尿崩：尿量高于正常且持续一段时间，从数月至1年，甚至少数可为永久性尿崩。③"三相反应"尿崩：第一期，术后即出现尿崩，由垂体损害致ADH水平下降所致，历时4～5d。第二期，短暂性尿量恢复正常，甚至有类似ADH分泌失常所致水潴留，历时也达4～5d。此由细胞死亡、释放ADH所致。如临床上未能发现从多尿期转入此期，仍继续使用血管加压素，可导致严重后果。第三期，由于ADH分泌减少或缺乏，出现一过性尿崩或迁延性尿崩。

（2）脑死亡后。

（3）鞍区生殖细胞瘤、颅咽管瘤、前交通动脉瘤等。

（4）脑外伤尤其伴有颅底骨折。

（5）脑炎或脑膜炎。

（6）药物引起酒精和苯妥英钠能抑制ADH释放、肾上腺功能不足者补充激素后可引起尿崩。

（三）诊断

有上述病因，并出现以下相应临床表现时，应考虑尿崩症：

（1）尿渗透压50～150mmol/L，或尿密度在1.001～1.005之间。

（2）尿量高于250mL/h。

（3）血清钠正常或偏高。

（4）肾上腺功能正常：肾上腺功能不足者不会引起尿崩，因肾脏分泌尿液时需少量盐皮质激素，肾上腺功能不足者补充激素后可引起尿崩。鉴别中枢性尿崩及肾性尿崩：患者皮下注射垂体后叶素5U，若为中枢性尿崩，1～2h内尿渗透压加倍。

（5）必要时可做限水试验。

（四）治疗

1. 一般处理 适用于轻度尿崩者。由于患者生理口渴，中枢功能正常，可指导患者仅在口渴时饮水，这样一般能弥补损失，不会过度摄入水分。

2. 药物治疗 适用于重度尿崩者，患者无法摄入足够水分。

（1）醋酸去氨加压素（弥凝）：鼻腔喷雾剂，初始10μg，睡前喷鼻，并根据尿量调整用量。维持用药10～40μg（成人）或5～30μg（儿童），分1～2次喷鼻。片剂，每次100～200μg，每天3次，每天总剂量200μg～1.2mg。

（2）ADH增强剂（对慢性部分性ADH缺乏有效，完全性ADH丧失无效）：①氯贝丁酯，500mg，口服，每天4次；②氯磺丙脲，100mg，每天3次；③氢氯噻嗪（双氢克尿塞），25mg，每天3次；④卡马西平，0.1g，每天3次。

3. 静脉补液 基本补液用5%葡萄糖或生理盐水。按75～100mL/h静脉滴注，并补充K^+，另外，在原有补液基础上，根据尿量增补相应液体，常采用0.45%生理盐水。

（五）注意事项

1）术后患者，如术中已用足够液体，术后相应会出现多尿情况。此时应在原有补液基础上补充约2/3尿量的液体，并采用0.45%生理盐水。

2）如静脉补液（或鼻胃管）仍无法弥补液体丧失（通常此时尿量超过300mL/h），可选用下列药物治疗，并根据尿量调整用药剂量、速度。

（1）精氨酸血管加压素：5U（水剂），静脉、肌肉或皮下注射，每4～6h1次。应避免使用鞣酸血管加压素（油剂），因其吸收和作用时间不稳定。

（2）血管加压素：开始0.2U/min，静脉滴注（最大用量为0.9U/min）。

（3）醋酸去氨加压素静脉注射，根据尿量调整。通常成人剂量为 $1\sim4\mu g/$ 次，超过 1 岁 $0.4\mu g/$ 次，不超过 1 岁 $0.2\sim0.4\mu g/$ 次，每日 $1\sim2$ 次。

3）口渴机制不完善者，有脱水或水潴留危险者，可采用：

（1）每日记尿量及体重，采用 ADH 刺激剂，以保持出入水量平衡及正常尿量。

（2）每周或隔日随访有关实验室检查，包括：血钠、血尿素氮。

4）卧床、昏迷、木僵或脑死亡患者，可采用：

（1）每小时测出入水量，每 4h 测尿密度。如尿量不低于 250mL/h 应随时测尿密度。

（2）实验室检查：每 6h 测肾功能及尿渗透压。

四、术后癫痫

癫痫发作是神经外科颅脑手术后常见的并发症之一，可能对手术的成功率、术后神经功能的恢复产生不良影响。在临床上，如何有效地防治术后癫痫发作是一个值得关注的问题。

（一）颅脑手术后癫痫的临床特征

颅脑手术后癫痫的定义及分类有多种，按首次抽搐发生的时间分为以下几类。①速发抽搐：外科手术后 24h 内发生的抽搐。②早发抽搐：手术后 1 周内发生的抽搐。③晚发抽搐：手术后 1 周或是更长时间发生的抽搐。速发抽搐和早期手术后出现抽搐多为神经系统对颅脑损伤的迅速反应，临床上所指的手术后癫痫发作，一般指手术后晚发抽搐，可以是术后一次发作，也可以多次发作，但是只有术后反复出现的晚期发作才能代表术后癫痫发作的全部特征。

颅脑手术，特别是幕上开颅手术，有 20%～50% 患者术后至少发生过一次抽搐，术后发生抽搐的风险相当高。根据病变的性质、部位、术前病情、手术入路等不同因素，颅脑手术后癫痫的发生率文献报道为 8%～17%。从神经外科颅脑手术后癫痫的发病情况来看，手术创伤与手术后癫痫发病无疑是相关联的。

1. 术后癫痫发作与基础疾病　颅脑手术后癫痫发作与患者的基础疾病有密切的联系。Foy 等随访了1103 例颅脑手术患者，提示神经外科幕上手术患者术后 5 年内癫痫发病率为 17%。大部分手术后癫痫（60%～83%）在术后 6～12 个月内出现，并达到术后癫痫的发病高峰。因颅内病变的病理类型及手术方式，术后癫痫的发病率各异。手术后癫痫发生率较高的的病种有脑脓肿（92%）、脑胶质瘤（36%）、脑膜瘤（29%）、幕上动脉瘤（14%）、脑外伤术后（14%），其他颅脑手术后较少发生术后癫痫。在颅内血管性疾病中常见术后癫痫的疾病是动静脉畸形（50%）、大脑中动脉动脉瘤（38%）、脑出血（20%）。

2. 术后癫痫发作类型与部位　术后癫痫约 1/4 患者表现为部分发作，约 1/2 患者为全身强直 - 阵挛发作，约 1/4 患者表现为部分发作进展至或并发全身性发作。施行颅脑手术，是对脑组织的损伤性操作，可导致脑组织的结构性改变，是术后癫痫发作的原因之一。颅脑术后癫痫的发作与手术损伤部位相关，观察术后癫痫的临床发作特征有助于定位并识别致痫病灶。脑部损伤所致癫痫，以大脑皮质运动区、邻近中央沟的顶叶损伤发生率较高。颞叶损伤，尤其是海马和杏仁核损伤也常发生癫痫，且潜伏期也短。开放性脑外伤后癫痫平均潜伏期为 6 个月，闭合性损伤后癫痫平均潜伏期为 10 个月。额叶损伤多表现为全身性发作，顶叶损伤多发生局灶性运动发作，颞叶多为精神运动性发作。左侧脑损伤为主者意识障碍出现较早，表现为强直 - 阵挛发作、右侧肢体抽搐、尿失禁、头眼偏转、失神、失语、强迫症状、思维感觉障碍，甚至连续发作。右侧脑损伤为主者多表现为意识丧失、左侧肢体及面部抽搐、头眼偏转、精神障碍、幻觉、猝倒或全身强直发作。

3. 术后癫痫的危险因素与发病机制　颅脑手术后癫痫属于症状性癫痫，其抽搐发作只是脑部疾病的全身症状之一。脑脓肿、颅脑肿瘤、颅内动脉瘤、脑外伤术后癫痫的发病率较高。其危险因素与患者年龄、性别、病变病理类型、病变体积、格拉斯哥昏迷评分、世界神经外科协会联盟评分、硬脑膜损伤程度、手术及病变部位有关。Suri 等对 511 例颅后窝开颅手术方式对术后发作研究发现，手术体位也是导致术后发作的重要因素之一。坐位手术引发术后癫痫要比俯卧位及平卧位要高，这可能与术中容易形成静脉气体栓塞或颅内积气有关。脑室分流术的术后癫痫发生率为2%～47%，如果并发脑室系统感染则术后癫痫发病率更高。颅内肿瘤术后癫痫发生率约25%，术前有癫痫发作史的患者术后发生癫痫的概率远比术前无癫痫发作史者要高。结合患者的基础疾病、高危因素评估颅脑手术后癫痫发生可能性，有助于及时处理危险因素，预防术后癫痫的发生。

目前对于颅脑手术后癫痫的确切机制尚未明确，颅脑手术后癫痫发作的可能机制包括以下几个方面：术后颅内血管损伤渗出的血液成分或坏死组织所产生的自由基等各种病理因素导致的神经细胞电生理学改变；术后血液循环变化造成大脑局部缺血缺氧引起脑组织及细胞破坏或变性，慢性供血不足造成癫痫病灶；手术侵入性操作引起的脑部结构性改变，如神经纤维束断裂、血管破裂、小胶质细胞增生与瘢痕形成、血－脑脊液屏障变化等。

4. 术后癫痫的脑电图改变　手术前后脑电图可以出现异常改变，但缺乏特异性。正常脑电图者约占30%，异常脑电图约为70%。其中局限异常占异常脑电图的40%（包括局限性棘波、棘慢复合波、局限性慢波），广泛性异常占60%（广泛性慢波占40%，阵发性慢波占20%）。颅脑术后异常脑电图对预后的预测意义目前各家学者仍有争议。Annegers等认为脑外伤术后出现局限异常或是痫样放电，提示出现晚发癫痫的可能性比较大。如果长期存在发作间期的棘波、棘慢波、棘慢复合波，预示癫痫存在或将要发生。但半数以上的脑外伤性癫痫在10年内会停止发作，这时脑电图也逐渐恢复正常；Di－Gennaro等研究指出，难治性癫痫外科治疗手术后脑电图出现发作间期痫样放电者与术后发生癫痫发作有很强的相关性。也有相反的观点，认为术后脑电图改变对预测术后晚发癫痫作用不大；Jennett等跟踪研究722例颅脑创伤术后高危患者，虽然创伤后癫痫患者常见脑电图异常，但20%的晚发癫痫患者创伤后3个月内的脑电图是正常的。而部分脑电图异常的患者却从未见有术后癫痫发作，因此认为早期术后的脑电图对预测术后癫痫作用不大。

（二）颅脑术后癫痫药物治疗策略

目前尚无颅脑术后癫痫发作的治疗指南，使用药物控制手术后癫痫仍是最常用的处理措施。对于抗癫痫药物各家存在争议，如施行颅脑手术前是否应该预防性使用抗癫痫药物、预防性用药的时间问题、术后发生一次抽搐后，是否该马上进行抗癫痫药物治疗等。

1. 预防性用药　在施行颅脑手术后患者会有相当高的癫痫发作的风险，颅脑手术前是否应该预防性使用抗癫痫药物，对预防使用抗癫痫药物各家有不同的争议。早期临床研究认为，颅脑手术前预防性使用1～2种抗癫痫药物（苯妥英或苯巴比妥）可以降低术后晚期癫痫的发生率，并鼓励对术后有高发作风险的患者术前长时间应用抗癫痫药物预防术后发作。但是这些早期的研究缺乏随机、合适的对照病例设计及对长期治疗效果的跟踪随访，并不能证实术前长期使用抗癫痫药物（单药或多药使用）对患者的保护效应。Temkin研究提示，预防性给予传统的抗癫痫药物组与安慰剂组或未予干预治疗组对比能减少40%～50%颅脑手术后术后1周内的早期抽搐发作，但是任何一种抗癫痫药物都不能够证实能够有效减少术后1周以后的晚期抽搐发作。苯妥英虽能有效预防颅脑手术后1周内的早期抽搐发生，但不应常规应用作为手术1周后晚期抽搐发作的预防用药。与上述观点相似，美国神经病协会质量标准分委会建议对于重度颅脑创伤的患者应尽早使用4倍于普通起始剂量的苯妥英来预防颅脑创伤后7d内的抽搐发作，而不建议常规应用苯妥英、卡马西平或丙戊酸预防术后晚发抽搐。

2. 颅脑术后单次抽搐发作治疗策略　目前传统的神经科观点认为，单次的抽搐发作不应马上进行抗癫痫药物治疗，而应该进行必要的检查评估。抗癫痫药物治疗方案应该在至少发生2次抽搐后才启动，并长期维持抗癫痫药物治疗。这样做的目的是为了避免误诊和不必要的抗癫痫治疗带来的不良反应。如果由于急性病变导致的可疑的症状性癫痫不必立即使用抗癫痫药物治疗即能短期内自行缓解。但是临床上患者的情况远比想象中的复杂。在施行颅脑手术后患者会有相当高的癫痫发作的风险，在患者出现第1次抽搐发生后就应立即给予抗癫痫药物治疗，从而获得最优治疗效果。Marson等跟踪研究了1443例新发抽搐患者，随机给予立即抗癫痫治疗方案或延迟使用抗癫痫治疗方案处理。新发抽搐患者立即予抗癫痫药物治疗组确实能够减少1～2年内抽搐复发的概率，但两种方案对更长时期3～5年抽搐缓解效果无明显差异。如卒中、感染、痴呆、肿瘤、脑外伤以及颅脑手术的患者出现抽搐症状后，有相当高的再发风险。目前观点认为如果临床医师能在上述患者第 1 次抽搐发生后，特别是颅脑手术后 1 周内出现抽搐的患者，立即使用抗癫痫药物治疗，患者将从中受益，并能提高手术的成功率、减少术后并发症发生、改善术后神经功能的恢复。

综上所述，颅脑手术后癫痫发作是常见的术后并发症之一。手术后癫痫发作与患者基础疾病相关。可以根据患者颅脑病变病理类型、格拉斯哥昏迷评分、世界神经外科协会联盟评分、硬脑膜损伤程度、手术及病变部位评估术后癫痫发生的危险，正确把握抗癫痫药物的使用策略。预防性给予抗癫痫药能有效预防颅脑手术后 1 周内的早期抽搐发生，但是不应该作为常规用于预防术后晚发抽搐。颅脑术后新发抽搐立即给予抗癫痫药物治疗能使患者从中受益。目前对于神经外科颅脑手术后癫痫治疗的认识尚未完全阐明，随着对癫痫的发病机制的研究深入，必会推动更合理的预防及治疗用药方案的确定。

五、手术部位感染

手术部位感染（surgical site infection，SSI）是神经外科术后严重并发症之一，尤其是颅内感染与围术期死亡率直接相关，严重影响患者的预后。

（一）定义与发病率

（1）定义：神经外科手术部位感染是指围术期（个别情况在围术期以后）发生在切口或手术深部器官或腔隙的感染（如切口感染、脑脓肿、脑膜炎）。手术后 30d 内发生的感染以及体内植入人工材料（或装置）的手术后 1 年内发生的感染，都属于 SSI。神经外科手术根据部位分为颅脑手术、脊柱手术、周围神经手术，其中颅脑手术 SSI 发生率相对最高。

（2）我国颅脑手术后颅内感染发生率为 2.6%，病死率高达 21%。这与国外数据略有差异（北美发生率为 2.2%，在欧洲发生率则高达 5.7%）。

（3）神经外科手术按照切口污染程度可分为 4 类。①感染手术：包括脑脓肿、硬脑膜下脓肿、骨髓炎等手术，手术后感染发生率为 30%~80%；②污染手术：包括伴有开放性颅骨骨折、头皮裂伤的脑外伤或头皮裂伤超过 4h 的手术，感染发生率 10%~25%；③清洁 - 污染手术：包括进入鼻窦或乳突的手术，修补颅骨骨折或无菌技术有明显缺陷者，感染发生率为 6.8%~15%；④清洁手术：为选择性非急症手术，手术感染率为 2.6%~5%。

（二）神经外科手术部位感染的诊断

外科手术部位感染分为切口浅部组织感染、切口深部组织感染、器官（腔隙）感染。

1. 切口浅部组织感染　指手术后 30d 以内发生的仅累及切口皮肤或者皮下组织的感染，并符合下列条件之一：①切口浅部组织有化脓性液体；②从切口浅部组织的液体或者组织中培养出病原体；③具有感染的症状或者体征，包括局部发红、肿胀、发热、疼痛和触痛。

2. 切口深部组织感染　指无植入物者手术后 30 天以内、有植入物者手术后 1 年以内发生的累及深部软组织（如筋膜和肌层）的感染，并符合下列条件之一：①从切口深部引流或穿刺出脓液，但脓液不是来自器官（腔隙）部分；②切口深部组织自行裂开或者是由外科医师开放的切口。同时，患者具有感染的症状或者体征，包括局部发热、肿胀及疼痛；③经直接检查、再次手术探查、病理学或者影像学检查，发现切口深部组织脓肿或者其他感染证据。

同时累及切口浅部组织和深部组织的感染归为切口深部组织感染；经切口引流所致器官（腔隙）感染，无需再次手术归为深部组织感染。

3. 器官（腔隙）感染　指无植入物者手术后 30d 以内、有植入物者手术后 1 年以内发生的累及术中解剖部位（如器官或者腔隙）的感染，并符合下列条件之一：①器官或者腔隙穿刺引流或穿刺出脓液；②从器官或者腔隙的分泌物或组织中培养分离出致病菌；③经直接检查、再次手术、病理学或者影像学检查，发现器官或者腔隙脓肿或者其他器官或者腔隙感染的证据。

在神经外科，切口浅部组织感染主要指皮肤或皮下组织感染，切口深部组织感染则包括帽状腱膜下、颅骨骨膜或脊膜等组织感染。早期症状多不明显，数日后头皮出现红肿。如头皮下积脓，患者会出现发热、白细胞计数增高。需行穿刺抽吸放出脓（积）液并行细菌培养，一般不需切开引流。致病革兰阳性菌来源于术者和患者皮肤，特别是术者手或面部及患者皮肤脱屑，在手术过程中污染致病。革兰阴性菌来源于各种冲洗液或引流系统。

神经外科器官（腔隙）感染主要是颅内感染，包括脑膜炎、脑室炎、脑脓肿、硬膜下和硬膜外脓肿等，临床表现为发热、乏力等毒血症症状，脑膜刺激征阳性。细菌性脑膜炎患者的脑脊液细胞学和生化检查出现变化：如白细胞总数升高（多在 10^9/L，多形核中性粒细胞不低于80%，甚至可达99%），氯化物、糖定量降低、蛋白量增高。在腰椎穿刺前使用过抗菌药物的患者，脑脊液细胞数改变可类似病毒性脑膜炎。脑脊液的细菌涂片约10%假阳性，使用过抗菌药物者40%假阴性。脑脊液细菌培养90%可获明确诊断，但国内脑脊液培养确诊率还达不到类似比例。血培养则阳性率低，对诊断帮助不大。

（三）神经外科手术部位感染危险因素

神经外科手术部位感染危险因素包括：脑脊液鼻漏、耳漏及切口漏；术后切口外引流；手术放置异物（如分流管、颅骨修补材料、人工脑膜、电极板等）；手术切口污染；手术持续时间长（超过4h）；再次手术者；伴有其他部位感染（呼吸道、泌尿道等感染）。

（四）神经外科手术部位感染常见病原菌分布及药敏状况

神经外科手术部位感染中，颅内感染的病原菌以革兰阳性菌为主，以葡萄球菌属最为常见，手术切口感染病原菌主要为金黄色葡萄球菌和凝固酶阴性葡萄球菌。2008年Mohnarln监测数据显示，外科患者脑脊液常见分离菌依次为凝固酶阴性葡萄球菌（28%）、金黄色葡萄球菌（21.5%）、不动杆菌属（14%）、肺炎克雷白杆菌（5.6%）、大肠埃希菌（5.6%）、铜绿假单胞菌（4.7%）。中国CHINET耐药监测数据显示的脑脊液常见分离菌依次为：凝固酶阴性葡萄球菌（42.5%）、不动杆菌属（11.9%）、肠球菌属（8.7%）、铜绿假单胞菌（6.1%）、金黄色葡萄球菌（6.0%）、大肠埃希菌（5.3%）、肺炎克雷白杆菌（5.1%）等。两项监测结果显示脑脊液常见分离菌分布基本相似（表5-4）。

表5-4 近年来全国各监测网的脑脊液分离菌耐药性监测数据

细菌	耐药率
凝固酶阴性葡萄球菌	对万古霉素、利奈唑胺耐药率为0，对替考拉宁耐药率为0.5%
耐甲氧西林凝固酶阴性葡萄球菌（MRC-NS）	对利奈唑胺耐药率为0，对万古霉素耐药率为0，对替考拉宁耐药率为0.4%~0.7%
金黄色葡萄球菌	对万古霉素、利奈唑胺耐药率为0，对替考拉宁耐药率为0.4%~1.5%
耐甲氧西林金黄色葡萄球菌（MRSA）	对万古霉素、利奈唑胺、替考拉宁耐药率为0
肺炎球菌	对利福平、左氧氟沙星、莫西沙星、万古霉素、利奈唑胺的耐药率为0
粪肠球菌	对利奈唑胺、替考拉宁耐药率为0，对万古霉素耐药率为0~1.9%
屎肠球菌	对利奈唑胺、替考拉宁耐药率为0，对万古霉素耐药率为2.9%~4.3%
不动杆菌	对头孢哌酮舒巴坦耐药率为12%~14.8%，对亚胺培南耐药率为24.1%~26.9%，对美罗培南耐药率为29.3%，对头孢吡肟耐药率为59.5%~59.7%，对阿米卡星耐药率为55.7%~68.8%
	其中鲍曼不动杆菌对多黏菌素耐药率为0，对米诺环素耐药率为24.0%，对头孢哌酮/舒巴坦耐药率为25.7%，对亚胺培南耐药率为56.4%，对阿米卡星耐药率为57.6%，对美罗培南耐药率为60%，对头孢吡肟耐药率为74.3%
大肠埃希菌	对亚胺培南耐药率为0~2.9%，对美罗培南耐药率为0~4.9%，对头孢哌酮/舒巴坦耐药率为2.1%~6%，对阿米卡星耐药率为6%~20.6%，对哌拉西林/他唑巴坦耐药率为2%~10.4%
铜绿假单胞菌	对头孢哌酮/舒巴坦耐药率为20%~31.5%，对亚胺培南耐药率为22.2%~33.9%，对美罗培南耐药率为25.9%~27.3%，对环丙沙星耐药率为26.3%~29.1%，对阿米卡星、头孢吡肟耐药率为28.1%~35%，对头孢他啶耐药率为25%~36.8%

（五）神经外科手术部位感染抗菌治疗

1. 选择抗菌药物治疗神经外科手术部位感染的治疗原则　如下所述。

（1）病原检测，明确诊断。细菌性脑膜炎是严重感染，一旦做出临床诊断，应在脑脊液及采血标本送培养后应立即开始抗菌药物经验治疗，再根据革兰染色涂片及病原学培养结果，结合药敏及临床疗效为病原菌目标治疗药物选择提供依据。

（2）药物应对所怀疑或已经证实的细菌有良好的抗菌活性。

（3）药物能通过血-脑脊液屏障进入脑脊液。临床选择抗菌药物时，应该考虑到药物通过血-脑脊液屏障的能力。常用抗菌药物根据脑膜通透性可分为3类：①能通过血-脑脊液屏障的抗菌药物：氯霉素，磺胺嘧啶、复方磺胺异噁唑、甲硝唑、利奈唑胺；②大剂量时能部分通过血-脑脊液屏障或能通过炎症脑膜的抗菌药物：青霉素类、头孢菌素类、氨曲南、美罗培南、万古霉素、磷霉素、喹诺酮类；但喹诺酮类可能引起中枢神经系统不良反应；③不能通过血-脑脊液屏障的抗菌药物：氨基糖苷类、多黏菌素、大环内酯类、四环素类和克林霉素。所用药物在脑脊液中的浓度，应比该药物的最小杀菌浓度至少高出数倍。抗菌药物在中枢神经系统的分布与浓度：由于血—脑脊液屏障的存在，抗菌药物在脑脊液中的浓度常明显低于血清浓度。然而在脑膜炎症时，由于细菌酸性代谢产物积蓄，导致脑脊液pH下降，引起血—脑脊液的pH梯度升高，而有利于抗菌药物向脑脊液中移动，故脑膜炎越严重，血—脑脊液pH梯度越大，越有利于抗菌药物通过血-脑脊液屏障。有文献报道，中枢神经系统感染治疗过程中可应用局部给药方法。

（4）若联合用药，应选择互相有协同作用的配伍。

2. 经验性治疗　根据细菌流行病学分析，神经外科术后颅内感染主要致病菌中革兰阳性菌以葡萄球菌属为主，革兰阴性菌以不动杆菌、铜绿假单胞菌、肺炎克雷白杆菌等为主。耐药性革兰阳性菌对万古霉素、替考拉宁和利奈唑胺高度敏感；革兰阴性菌对三代、四代头孢菌素，头孢哌酮/舒巴坦、哌拉西林/他唑巴坦敏感率高，肠杆菌科对碳青霉烯类高度敏感。经验治疗应联合使用覆盖革兰阳性菌和革兰阴性菌的药物。

3. 病原菌目标治疗　一旦病原学检查明确，应该根据不同病原菌及药敏选择抗菌药物。

（1）葡萄球菌属：对于MRSA和MRCNS感染，推荐万古霉素或利奈唑胺单用或联合利福平。在非炎性状态下，利奈唑胺透过血-脑脊液屏障能力优于万古霉素。利奈唑胺的药物脑脊液浓度/血浆浓度在非炎症性脑膜炎时为66%~70%，炎症性脑膜炎时可达1.2~2.3，而万古霉素仅为同期血浓度的20%~30%。利奈唑胺对MRSA和MRCNS有高度活性（100%）。对甲氧西林敏感金黄色葡萄球菌可选苯唑西林，如敏感，可考虑替莫西林（TMPC）。

（2）肠球菌属：对氨苄西林敏感的肠球菌属，选用氨苄西林单用或联合庆大霉素；若对氨苄西林耐药，选用万古霉素联合利福平；对万古霉素耐药菌株（VRE），选用利奈唑胺。

（3）肠杆菌科细菌：对于产ESBL的大肠埃希菌和肺炎克雷白杆菌感染，参考药敏可选用碳青霉烯类或β-内酰胺类/β-内酰胺酶抑制剂复合制剂如头孢哌酮/舒巴坦和哌拉西林/他唑巴坦，非产ESBL菌株，参考药敏可选用第三、四代头孢菌素单用或联合氨基糖苷类，也可选用氨曲南。

（4）铜绿假单胞菌：可用环丙沙星、头孢哌酮/舒巴坦、哌拉西林/他唑巴坦、头孢吡肟、头孢他啶或碳青霉烯类，联合一种氨基糖苷类。

（5）不动杆菌属：不动杆菌属对头孢哌酮/舒巴坦、米诺环素等耐药率低，治疗可以选用头孢哌酮/舒巴坦、米诺环素等。碳青霉烯依然可选，尤其对于MDR或者PDR菌株。

（六）神经外科手术部位的感染预防及抗菌药物应用

为预防神经外科手术部位感染的发生，需遵循严格的无菌技术、轻柔的手术操作以及一整套相关的外科原则。患者体温术后每6h测量1次，术后1d和3d检查手术切口，术后7~8d拆线后，再次检查伤口，量体温、血常规检查，必要时可取CSF样本做生化、镜检和培养。术后1个月最后一次检查手术切口。任何时候患者体温一旦超过38℃，都要再次检查切口是否有感染迹象，如果表现为阴性，需做 CSF 样本的细胞学检查和细菌培养，每隔 1d 进行 1 次外周血常规检查。

在神经外科清洁手术中，围术期应用预防性抗菌药物有减少术后感染的作用。在神经外科，金黄色葡萄球菌和凝固酶阴性葡萄球菌是最易引起手术部位感染的病原菌，预防用抗菌药物应根据实际的细菌耐药状况选择药物。用药时机在切皮前 30min，应静脉给药，并且在 20~30min 内滴完，以保证在发生污染前血清及组织中的药物已达到有效药物浓度。因某种限制而选用万古霉素、喹诺酮等，应在术前 2h 应用。常用头孢菌素半衰期在 1~2h，若手术时间较长或失血量超过 1500mL 可在 3~4h 后重复给药 1 次，使有效药物浓度覆盖手术全程。半衰期较长的药物一般无需追加剂量。坚持短程用药原则，一般常规择期手术后不必继续使用预防性抗菌药物。若手术前已有污染发生（如开放性创伤）或患者有感染危险因素，可将用药时间延长到 24~48h。

六、术后脑脊液漏

术后脑脊液漏的发生率为 0.7%~27%，由于脑脊液是细菌的良好培养基，颅后窝及颅底易形成无效腔，一旦并发颅内感染难以控制，常常危及患者生命，需密切关注。脑脊液漏的诊断标准：术后 2 周内切口和（或）同侧鼻腔或外耳道有清亮脑脊液溢漏，临床可表现为切口溢液、鼻漏和耳漏，由于鼓膜的存在，脑脊液耳漏较少见；也有少部分患者表现为单纯枕部皮下积液。所有病例均常规行颅底 CT 检查，作为脑脊液漏的最终诊断。开颅术后脑脊液漏常见原因有：①硬脑膜未缝合或缝合不严密；②颅内压增高未解除；③切口缝合不严密或愈合不良；④术中侧脑室开放；⑤颅骨骨质破坏；⑥鼻窦封闭不严，涉及的范围有：颅后窝—乳突气房、颅前窝—额窦、前床突—蝶窦和各种经眶入路累及的蝶窦及筛窦。这些气窦区域的脑脊液漏识别和治疗常有难度。

脑脊液漏发生的时间差异较大，多数于术后立即出现或于数天内发生，系属急性期脑脊液漏；但也有少数患者迟至数周或数月之后才出现，称为延迟性脑脊液漏。延迟性脑脊液漏一旦出现则常迁延不愈，时停时漏，往往导致颅内继发感染、反复发作性脑膜炎。延迟性脑脊液漏发生的原因，可能与颅脑手术后创口局部出血、脑组织水肿，暂时将硬脑膜破孔封堵有关。待凝血块溶解、吸收，脑水肿消退之后，又可因某些突然升高颅压的因素，如用力咳嗽、喷嚏等而使薄弱的裂口发生漏液，所幸这类患者并发脑膜炎的病死率较一般脑膜炎患者明显为低，估计亦与脑脊液漏的引流作用有关。

（一）确定鼻漏或耳漏液是否为脑脊液漏

1）下列特点支持脑脊液。

（1）漏液像水一样清亮（感染或混有血液除外）。

（2）漏液没有导致鼻内或外表皮脱落。

（3）患者描述鼻漏液有咸味。

（4）收集漏液含糖量高（尽管其中含大量黏液，用尿糖检测条检测仍可呈阳性）。收集后马上检测，以减少发酵。正常脑脊液含糖超过 30mg/dL（脑膜炎时常降低），而泪水和黏液含糖常低于 5mg/dL，阴性基本可排除脑脊液（脑脊液糖分过少的患者除外），但假阳性率为 45%~75%。

（5）β_2 - 转铁蛋白：脑脊液中含有，而泪液、唾液、鼻腔分泌物和血清中没有（新生儿和肝病患者除外）。其他只是在眼的玻璃体液中含有 β_2 - 转铁蛋白。可用蛋白电泳检测，取 0.5mL 漏液放入消毒容器，用干冰包裹，送有条件的实验室检查。

（6）圆形征：怀疑脑脊液漏而漏液又被血染，让漏液滴在亚麻布（床单或枕套）上，可见一圆形血迹，其周围有更大范围的无色湿痕，则提示为脑脊液（所谓的双圆征或晕圈征），这是一种老的但不可靠的征象。

2）放射学表现：CT 或 X 线片显示颅内积气。

3）脑池造影：鞘内注射放射性核素后拍闪烁图，或注射造影剂后行 CT 扫描。

4）约 5% 脑脊液漏伴有嗅觉丧失。

5）颅底手术后（尤其是侵及岩大浅神经者）可有假性脑脊液鼻漏，这可能是由于手术侧鼻黏膜自主性调节障碍引起分泌过多，常伴有鼻塞、同侧无泪，偶有面色潮红。

（二）确定漏口部位

1. 头颅 CT　颅底薄层三维扫描，可显示漏口部位；增强扫描可见漏口邻近的脑实质有异常增强（可能是由于炎症所致）。

2. 水溶性造影剂 CT 脑池造影（WS－CTC）　可以选用，条件如下：①颅底 CT 平扫没发现漏口；②发现多处骨缺损时，为了确定哪一处有活动性脑脊液漏；③头颅 CT 平扫发现骨缺损而其邻近脑组织没有相应的强化。操作技术：将碘海醇（iohexol）6～7mL 通过腰椎穿刺注入腰部蛛网膜下隙（或 C_1～C_2 穿刺注入 5mL），患者以特伦德伦博格卧位（Trendelenburg）头低脚高 70°、颈部轻度俯屈 3min，做 CT 时保持俯卧位，头过伸，冠状位扫描 5mm/层，重叠 3mm 再扫（必要时 1.5mm 扫一层）。有时需刺激使脑脊液漏时扫描（冠状位扫描时俯卧位、额部仰起或以能使脑脊液漏出的体位，鞘内注入生理盐水）。观察气窦内有无造影剂。CT 显示明显的骨不连而没有造影剂外渗，说明其可能不是漏口（骨不连为 CT 部分容积效应所致的伪影）。

3. 颅骨 X 线片　阳性率仅 21%。

4. 放射性核素脑池造影（RNC）　可显示漏液太慢或太少而 WS－CTC 不能显示的漏口。已有多种放射性物质用于此项检查，包括：放射性碘标记的人血清清蛋白（RIHSA）和 500μCi 的 ^{111}In－DPTA。用棉拭子做上标记塞满鼻腔（鼻腔顶的前部、后部、蝶筛隐窝、中鼻道及鼻腔底部后方），确定其位置，腰穿鞘内注射放射性示踪剂，从侧位、前后及后位进行扫描。注射 ^{111}In－DTPA 后马上扫描一次，4h 后再扫描一次，并抽 0.5mL 血（检测血清的放射活性），然后取出棉拭子，分别进行检测放射活性与血清相比，比率不超过 1.3 为正常，比率超过 1.3 提示为脑脊液漏。如果没有发现漏口，则重新塞鼻，第二天早晨再次检查。

脑脊液漏入额窦会流入中鼻甲前方的鼻部，这与筛板漏不同。RNC 检查漏口部位阳性率为 50%。注药数小时后，由于放射性物质可吸收入血，聚集在鼻甲黏膜腺体内沾染至棉拭子上，故检测结果有可能产生误导。患者体位改变也有可能使棉拭子受沾染。

5. MRI　MRI 对确定漏口部位几乎无帮助，但在除外空蝶鞍方面优于 CT。

（三）术后脑脊液漏的治疗

1. 非手术治疗　如下所述。

（1）一般处理：①绝对卧床休息，脑脊液鼻漏者应半坐卧位，脑脊液耳漏应患侧卧位，避免漏出的脑脊液回流入颅内引起逆行颅内感染，且有利于脑脊液漏口愈合。②按无菌伤口处理，头部垫无菌小巾或无菌棉垫，并随时更换。③禁止鼻饲、鼻内滴液和鼻腔吸痰等操作，以免引起颅内感染。鼻漏未停止，不能从鼻腔插各种管道。颅底骨折患者禁止做腰穿，已有颅内感染者除外。④保持耳、鼻的局部清洁，每日用过氧化氢或生理盐水棉球清洁局部。⑤注意观察有无颅内感染。

（2）减少脑脊液分泌：乙酰唑胺 50mg，口服，4 次/d。

（3）预防性应用抗生素：有争议。应用抗生素或不用，其脑膜炎发病率无差异，而且用抗生素后可能导致耐药菌群的产生，所以应避免使用。

（4）对术后持续性脑脊液漏，可采用：①腰椎穿刺：1～2 次/d（使颅内压降至接近大气压或出现头痛为止）。②持续腰穿引流（CLD）：经皮放导管。床头抬高 10°～15°，引流管高度平肩（若仍漏则调低位置）。应在 ICU 监护，若患者出现病情加重，立即停止引流，将患者放平（或轻度 Trendelenburg 位），吸 100% 氧气，做急诊头颅 CT 或拍床头 X 线片（以除外因空气进入而形成张力性气颅）。

2. 外科治疗　手术指征：①术后脑脊液漏持续超过 2 周，保守治疗无效；②术后延迟性脑脊液漏者，因其复发率高而需手术治疗；③并发脑膜炎者手术方式参阅手术学相关章节。

七、深静脉血栓

深静脉血栓多见于下肢，上肢较少见。可发生于手术后或长期卧床患者。深静脉血栓形成的急性期血栓有蔓延倾向，也可能脱落，造成肺栓塞，延迟治疗可能致死、致残，因此强调早期诊治。

（一）发生率

各家报道不同，在欧美有 29% ~46% 的神经外科手术患者在术后短期内发生深静脉血栓。其中 3% ~6% 可出现临床症状。在我国深静脉血栓发生率似较国外低，但对此不可掉以轻心。在 40 岁以上的择期手术患者中，术前、术后不给予预防性措施，可能约有 1/3 患者发生深静脉血栓；而约有 7% 的手术患者出现近端静脉血栓，易造成肺栓塞。神经外科手术患者肺栓塞的发生率不清，但有报道，幕上肿瘤手术后肺栓塞的发生率为 4% 左右。

（二）病因

与其他专科手术相比，神经外科手术后深静脉血栓的发生率无明显差别。但手术时间长、激素、卧床时间长、恶性肿瘤、脱水治疗和脑内致血栓形成物质释放等因素可增加静脉血栓发生的机会。

此外，脑内组织促凝血因子激酶（tissue throm – boplastin）含量最高。颅脑手术可通过释放促凝血因子激酶激活凝血机制，促发血栓形成。

（三）临床表现

多数深静脉血栓患者可无临床症状或体征，有 10% ~17% 的患者可有临床表现，主要有以下几个方面：①起病急骤，主要症状为患肢肿胀、疼痛。②患肢呈指陷性，张力高，周径明显大于对侧。③皮肤暗红，皮温较对侧略高。患肢浅静脉扩张，在下肢可波及下腹壁，上肢波及肩部及锁骨上下区。④上述症状并非特异性表现，无症状并不表示无血栓形成。

肺栓塞是术后患者猝死的常见原因。文献报道有 37% 发生肺栓塞的患者最终死亡。临床上可出现：①术后呼吸骤停，见于 80% 肺栓塞患者。②胸膜炎性胸痛，见于 3/4 患者中。不常伴咯血，如出现，提示已有梗死。③其他症状，如干咳、出汗、晕厥等。④体检发现呼吸急促、心动过速，但无系统感染症候；广泛栓塞时，心脏听诊可闻及奔马律。但发绀不常见，仅见于广泛栓塞引起严重缺氧时。

（四）辅助检查

1. 超声多普勒血流检查 对怀疑深静脉血栓形成的患者，可作为首选检查方法，患肢静脉回流量明显低于对侧。准确性在 95% 左右。

2. 体积描记法 也有诊断参考价值，敏感性高、特异性差，故出现阴性结果，对排除诊断价值更大。

3. 静脉造影 可明确显示血栓累及范围、侧支开放状态。近心端有无外来压迫而致主干静脉移位或狭窄等改变，是深静脉血栓的确诊手段。

（五）处理

1. 一般处理 抬高患肢促进静脉回流。可给予利尿剂减轻肢体水肿。

2. 药物治疗 抗凝治疗是主要治疗方法，术后深静脉血栓的抗凝治疗可能引起术区出血，导致严重后果。故应慎重权衡手术后出血与抗凝治疗的利弊。常用药物有：

（1）肝素及香豆素类药物：对已形成血栓者无消融作用，但可起防止血栓进一步蔓延作用，并且不增加颅内出血机会。

（2）溶纤治疗：效果优于肝素和华法林，适用于发病后 2 ~3d 内的早期患者。常用药物为尿激酶、链激酶等。对处于活动性颅内出血或近 2 个月内因脑血管病引起颅内出血的患者禁止使用溶纤药物。

（3）其他：右旋糖酐 40、阿司匹林等，对预防血栓形成有帮助。

3. 手术治疗 直接清除静脉腔内血栓。手术最佳时机为发病后 2 ~3d。

（六）预防

1. 物理方法 以往防止深静脉血栓的物理方法有：早期活动、肢体抬高、穿弹力袜，但研究发现，上述方法对深静脉血栓无预防作用。近来在神经外科手术患者中，开始使用渐进性充气压力袜（sequential pneumatic compression stockings，SPCS）。主张早期使用，术后即刻开始，持续至完全自主活动。使用此袜能增加 75% 静脉回流量，并使深静脉血栓发生率自 20% 降至 10%。

2. 药物方法　如下所述。

（1）包括使用能阻止血块形成的药物：阿司匹林、双嘧达莫（潘生丁）等，但预防效果不肯定。

（2）小剂量肝素：在预防血栓形成中的作用得到承认，可能通过抑制 X 因子打断内源性和外源性凝血途径发挥作用。血清中 0.05 ~ 0.033IU/ml 的肝素浓度可阻止促凝血因子激酶的形成，而 0.25 ~ 0.5IU/ml 的肝素浓度能破坏已形成的促凝血因子激酶，可能增加出血机会。

（3）低相对分子质量肝素：半衰期更长，出血机会减少，生物利用度更高。

（4）右旋糖酐 40：可减少红细胞聚集。可于术前使用静注 100mL，术中使用 400mL，术后当晚静注 500mL，术后第 2d 再静注 500mL。主要不良反应为变态反应。但颅脑病变伴有血 - 脑脊液屏障破坏时使用右旋糖酐可加重高颅压和脑水肿。因此对脑外伤和颅内肿瘤的患者应慎用。

（朱国峰）

第六章

脑血管病常见症状及体征

第一节 意识障碍

一、意识障碍的概念

意识是中枢神经系统对内外环境中的刺激所做出的有意义的应答能力。它通过人的语言、躯体运动和行为表达出来，使人体能正确而清晰地认识自我和周围环境。对各种刺激能做出迅速、正确的反应。当这种应答能力减退或消失时就导致不同程度的意识障碍。

完整的意识由两个方面组成，即意识的内容和觉醒系统。意识的内容是大脑对来自自身和周围环境的多重感觉输入的高水平的整合，是高级的皮质活动，包括定向力、感知觉、注意、记忆、思维、情感、行为等，使人体和外界环境保持完整的联系。意识的觉醒系统是各种传入神经冲动激活大脑皮质，使其维持一定水平的兴奋性，使机体处于觉醒状态，临床上常说的昏迷、昏睡、嗜睡、警觉即视为不同的觉醒状态。

意识的改变从概念上分为两类，一类累及觉醒，即意识的"开关"，出现一系列从觉醒到昏迷的连续行为状态。临床上区别为清醒、嗜睡、昏睡及昏迷，这些状态是动态的，可随时间改变而改变，前后两者之间无截然的界限，其中昏睡和昏迷是严重的意识障碍。另一类累及意识的内容，即大脑的高级功能，涉及认知与情感，此类意识改变涉及谵妄、精神错乱、酩酊状态、痴呆和癔症等。

二、意识障碍的诊断

对意识障碍患者的评价首先要明确意识障碍的特点（如急性意识错乱状态、昏迷、痴呆、遗忘综合征等），其次就是明确病因。现将诊断步骤概括如下。

（一）病史采集

病史采集尤其对昏迷患者的病因判断极为重要，应尽可能地向患者的朋友、家属、目击者、救护人员询问患者发病当时的情况，既往病史以及患者的社会背景、生活环境。

1. 现病史　注意了解患者昏迷起病的缓急。急性起病，昏迷为首发症状，历时持久常为脑卒中、脑创伤、急性药物中毒、急性脑缺氧等。急性昏迷历时短暂，提示痫性发作、脑震荡、高血压脑病、阿—斯综合征等。慢性昏迷或在某些疾病基础上逐渐发展变化而来，提示脑膜脑炎、脑肿瘤、慢性硬膜下血肿、感染中毒性脑病、慢性代谢性脑病（如尿毒症、肝性脑病、肺性脑病）等。

注意了解昏迷前出现的症状：昏迷前有突然剧烈头痛的，可能为蛛网膜下隙出血；昏迷前有突然眩晕、恶心、呕吐的，可能为脑干或小脑卒中；昏迷前伴有偏瘫的，可能为脑卒中、脑脓肿、脑肿瘤或某些病毒性脑炎、脱髓鞘脑病等；昏迷前伴有发热的，可能为脑膜脑炎、某些感染中毒性脑病、中暑、甲状腺危象、癌肿恶病质等；昏迷前伴有抽搐，可能为脑卒中、脑动静脉畸形、脑肿瘤、中枢神经系统感染、高血压性脑病、癫痫、妊娠子痫、脑缺氧、尿毒症、药物或乙醇戒断；昏迷前伴有精神症状，可能为肝性脑病、尿毒症、肺性脑病、血电解质紊乱、某些内分泌性脑病（肾上腺危象和甲状腺功能减退）

或 Wernicke 脑病、脑炎、药物戒断；昏迷前伴有黑便的常见于上消化道出血，肝硬化患者常可诱发肝性脑病；昏迷前有恶心呕吐的，应考虑有无中毒的可能。

2. 既往史　更能提供意识障碍的病因线索。应尽可能地向家属询问，有时是通过既往的经治医生来询问。

（1）心血管系统：卒中、高血压、血管炎或心脏病或许能提示意识错乱状态和多发梗死性痴呆的血管性原因。

（2）糖尿病史：糖尿病患者认知紊乱常由高渗性酮症状态或胰岛素诱发低血糖所致。

（3）癫痫发作：癫痫病史对持续痫性发作、发作后意识模糊状态或意识障碍伴有脑外伤患者可能提供病因诊断。

（4）脑外伤史：近期脑外伤常致颅内出血，时间久些的脑外伤可产生遗忘综合征或慢性硬膜下血肿伴痴呆。

（5）乙醇史：对乙醇依赖的患者更易出现急性意识错乱状态，原因有乙醇中毒、戒断、醉酒后、醉酒后脑外伤、肝性脑病及 Wernicke 脑病。酗酒患者慢性记忆障碍可能为 Korsakoff 综合征。

（6）药物史：急性意识错乱状态也常常由药物所致。如胰岛素、镇静催眠剂、鸦片、抗抑郁药、抗精神病药、致幻觉剂，或镇静药物的戒断。老年人对某些药物认知损害的不良反应更为敏感，而年轻人往往有很好的耐受性。

（7）精神疾病史：有精神障碍病史的患者出现的意识障碍常常是由于治疗精神病药物过量，如苯二氮䓬类药、抗抑郁药、抗精神病药。

（8）其他：对于性混乱者、静脉注射药物者、输入被感染的血液及凝血因子血制品者及上述这些人的性伴侣、感染母亲的婴儿都有感染 AIDS 的危险。

发病时的周围环境和现场特点也应在病史中问及：①冬季，如北方冬天屋内生活取暖易导致 CO 中毒。②晨起发现昏迷的患者，应想到心脑血管病、CO 中毒、服毒、低血糖昏迷。③注意可能发生头部外伤的病史和现场。④注意患者周围的药瓶、未服完的药片、应收集呕吐物并准备化验。⑤周围温度环境，如高温作业、中暑等。

（二）一般体格检查

目的在于寻找导致昏迷的可能病因。

（1）生命体征：注意血压、脉搏、体温和呼吸变化。
（2）皮肤及黏膜。
（3）头部及颈部。
（4）口腔及口味异常。
（5）胸、腹、心脏及肢体。

（三）神经系统检查

仔细查体，搜寻定位体征，以确定病变的部位。

（四）观察患者

观察患者是否处于一种自然、合适的体位，如果和自然的睡眠一样，意识障碍的程度可能不深。哈欠、喷嚏也有助于判断意识障碍的深浅。张口及下颌脱落常提示患者的意识障碍可能较重。

意识状态有以下几种情况。

（1）意识模糊：意识模糊是一种常见的轻度意识障碍。有觉醒和内容两方面的变化，表现为淡漠、嗜睡、注意力不集中、思维欠清晰，伴有定向障碍。常见的病因为中毒、代谢紊乱，也有部分患者可以表现大脑皮质局灶损害的特征，尤其当右侧额叶损害较重时表现明显。

（2）谵妄：谵妄是一种最常见的精神错乱状态，表现为意识内容清晰度降低。特点为急性起病，病程波动的注意力异常，睡眠觉醒周期紊乱，语无伦次、情绪不稳，常有错觉和幻觉。临床上，谵妄必须与痴呆、感觉性失语及精神病相鉴别。

（3）嗜睡：觉醒的减退，是意识障碍的早期表现。对言语刺激有反应，能被唤醒，醒后能勉强配合检查，简单地回答问题，刺激停止后又入睡。

（4）昏睡：较重的痛觉或大声的语言刺激方可唤醒，并能做简短、含糊而不完全的答话，当刺激停止时，患者立即又进入昏睡。

（5）浅昏迷：仍有较少的无意识自发动作，对疼痛刺激有躲避反应及痛苦表情，但不能回答问题或执行简单的命令。各种反射存在，生命体征无明显改变。

（6）深昏迷：自发性动作完全消失，肌肉松弛，对外界刺激均无任何反应，各种反射均消失，病理征继续存在或消失，生命体征常有改变。

三、昏迷的鉴别诊断

（一）判断是否为昏迷

通过病史询问和体格检查，判断患者是否有昏迷。一般不会很困难，但一些精神病理状态和闭锁综合征也可对刺激无反应，貌似昏迷，需加以鉴别。

（1）醒状昏迷：患者表现为双目睁开，眼睑开闭自如，眼球可以无目的的活动，似乎意识清醒，但其知觉、思维、语言、记忆、情感、意识等活动均完全丧失。呼之不应，而觉醒—睡眠周期保存。临床上包括：①去皮质综合征：多见于缺氧性脑病和脑外伤等，在疾病的恢复过程中皮质下中枢及脑干因受损较轻而先恢复，皮质广泛损害仍处于抑制状态。②无动性缄默症：病变位于脑干上部和丘脑的网状激活系统，大脑半球及其传出通路则无病变。

（2）持久植物状态：是指大脑损害后仅保存间脑和脑干功能的意识障碍，多见于脑外伤患者，经去大脑皮质状态而得以长期生存。

（3）假性昏迷：意识并非真正消失，但不能表达和反应的一种精神状态，维持正常意识的神经结构并无受损，心理活动和觉醒状态保存。临床上貌似昏迷。

（4）心因性不反应状态：见于癔症和强烈的精神创伤之后，患者看似无反应，生理上觉醒状态保存，神经系统和其他检查正常。在检查者试图令患者睁开双眼时，会有主动地抵抗，脑电图检查正常。

（5）木僵状态：常见于精神分裂症，患者不言、不动、不食，甚至对强烈的刺激亦无反应。常伴有蜡样弯曲、违拗症等，并伴有发绀、流涎、体温过低、尿潴留等自主神经功能紊乱，缓解后患者可清晰回忆起发病时的情况。

（6）意志缺乏症：意志缺乏症是一种严重的淡漠，行为上表现不讲话，无自主运动，严重的病例类似无动性缄默症，但患者能保持警觉并意识到自己的环境。

（7）癫痫伴发的精神障碍：可出现在癫痫发作前、发作时和发作后，也可以单独发生，表现有精神错乱、意识模糊、定向障碍、反应迟钝、幻觉等。

（8）闭锁综合征：见于脑桥基底部病变，患者四肢及脑桥以下脑神经均瘫痪，仅能以眼球运动示意。因大脑半球及脑干背盖部网状激活系统无损，故意识保持清醒，因患者不动不语而易被误诊为昏迷。

（二）判断病变部位

根据昏迷患者有无神经系统损害、颅内压增高和其他系统的表现，可推测导致昏迷的病因是在颅内还是颅外，颅内病变又可根据其范围和性质分为幕上还是幕下，局灶性病变还是弥漫性病变。

四、昏迷的病因

昏迷是最严重的意识障碍，并不都是原发于中枢神经系统的损害，也多见于其他各科疾病中。了解昏迷可能的病因对于临床医生工作中配合抢救、处理昏迷患者具有指导意义。

五、昏迷的实验室检查

（一）常规检查

有助于昏迷病因的定性和鉴别诊断。包括血、尿、便分析，尿素氮和肌酐的测定，快速血糖、血钙、血钠检测及血气分析，此外还有肝功能、酶学、渗透压、心电图和胸片等。

（二）毒物的筛查

可对患者的尿、胃肠内容物进行毒物的检测，包括鸦片、巴比妥盐、镇静剂、抗抑郁药、可卡因和乙醇等。

（三）特殊检查

1. 头颅 X 线片　头颅 X 线片因价廉、操作简便、快速而成为基层医院常用的检查手段，对脑外伤具有重要的诊断价值。能发现颅骨骨折，有无颅内异物和颅内积气。如果见到脑回压迹、颅缝分离、蝶鞍吸收和扩大、颅骨普遍性吸收萎缩、蛛网膜粒压迹增大等常提示有颅内压增高。

2. 脑电图　疑似脑炎、癫痫发作后昏迷状态的患者，可行脑电图检查。此外，还有助于昏迷与闭锁综合征、癔症、紧张症的鉴别及脑死亡的判定。

3. 腰椎穿刺　高热伴脑膜刺激征者或暂时原因不明的昏迷患者应做腰椎穿刺以明确诊断。颅内压增高行腰椎穿刺后脑疝的发生率为 1% ~ 12%，如怀疑患者脑疝形成，应先行头颅 CT 检查，做好静脉注射甘露醇及抢救措施，以防发生脑疝。颅内压显著增高者，留取 2 ~ 3mL 脑脊液供生化、常规、涂片、培养用。对有出血倾向患者，穿刺可诱发脊髓硬膜外血肿。

4. 头颅 CT 检查　头颅 CT 检查能迅速显示颅内结构，特别适用于颅脑外伤的急诊检查。在脑卒中的鉴别诊断中更有意义，虽然在脑梗死早期（24h 以内）可能难以完全显示梗死的部位，但对有无出血、出血的范围、中线结构有无移位、是否破入脑室等信息的提供有高度的准确性。不足之处对幕下结构显示不佳，对早期脑梗死、脑炎及等密度硬膜下出血等易漏诊。

5. 磁共振成像（MRI）　MRI 对后颅凹病变、脑肿瘤及脱髓鞘病灶比 CT 具有更高的灵敏度和准确度，尤其对脑肿瘤的诊断要优于 CT；对急性脑出血的诊断则不如 CT，其检查时间较长，因躁动或呼吸困难常使头位改变而影响图像质量。

6. 数字减影脑血管造影（DSA）　DSA 适用于疑似蛛网膜下隙出血的患者，可发现有无颅内动脉瘤或动静脉畸形。DSA 为有创性检查，并有一定的风险性。

（何景良）

第二节　视觉障碍

一、概述

视神经病变可有视力、视野、眼底不同程度的改变，但眼球活动受动眼神经、滑车神经、展神经等脑神经支配，如这 3 对脑神经有病变，必可出现视觉障碍，故视觉障碍包括视力、视野、复视和眼睑 4 个部分。

二、临床类型

临床类型分为以下几个类型：①视神经受损时出现受损侧视力减退或丧失。视交叉的一侧外部受损出现一边鼻侧盲；交叉部受损则出现二颞侧盲；视束受损出现双眼对侧偏盲；枕叶视觉中枢受损出现双眼对侧偏盲，与视束受损不同的是中心视力保存；顶叶有视辐射上部通过，颞叶有视辐射下部通过，故这两个部分分别受到损害时可产生下或上 1/4 部分性偏盲。②眼球活动受 3 对神经支配。展神经支配外直肌，动眼神经支配上直肌、下直肌、内直肌、下斜肌，以及瞳孔括约肌和睫状肌。滑车神经支配上斜肌。凡是上述神经或上述肌肉有病变，在检查眼球活动时可发现瘫痪肌外，两眼视物也可出现复视（一物视二），看到两像中有真像、假像，瘫痪肌所属眼所见的必是假像。根据视物时物件在两眼视网膜上成像的情况来测定假像必定在真像的外侧，据此可推知哪块肌肉瘫痪。如需精细定位，可请眼科医生做红绿灯检查。③两眼能同向活动或内聚还受大脑、脑干的同向凝视或内聚中枢控制。如大脑凝视中枢破坏性病变，则两眼向大脑病变侧凝视；脑桥病变时，则向脑桥病变的对侧凝视（由于脑桥一侧病变，锥体束到延髓时才交叉到对侧，所以肢体瘫痪在脑桥病变对侧，两眼向肢体瘫痪侧凝视）；上下垂直凝视中枢在四叠体，该处病变可出现上下凝视障碍；动眼神经、滑车神经、展神经脑干的核性损害，则常可表现为病变侧的脑神经瘫和对侧肢体瘫的交叉性瘫的症状。Foster Kennedy 综合征时，一侧嗅觉丧失，视神经萎缩，对侧视盘水肿。④在普通光线下瞳孔两侧等大，正常直径为 3 ~ 4mm，交感神经径路上的损害则瞳孔缩小，常伴眼裂变小、眼球内陷等，称 Horner 综合征。脑桥中部病变时，两侧瞳孔常呈针尖样缩小。Argyll Robertson 瞳孔为对光反应丧失，调节反射存在，多见于神经梅毒。Adie 瞳孔（又称强直性瞳孔）常见一侧瞳孔散大，瞬间对光反应消失，然而在暗处持续性强光刺激后可有缓慢收缩反应。动眼神经病变时常见瞳孔扩大，上眼睑下垂、眼球上下和内收活动障碍。

（何景良）

第三节　失语症、失用症、失认症

大脑器质性病变引起高级神经活动障碍如失语症、失用症和失认症。这些症状单独或相伴出现，如 Broca 失语可伴面 - 口失用。

一、失语症

（一）失语症的理解

1. 语言交流的基本形式　交流的基本形式包括听、说（口语理解及表达）、读、写（文字理解及表达）。口语表达包括自发谈话、复述和命名。

2. 失语症的概念　意识清晰，受损或丧失了后天获得性的对各种语言符号（口语、文字、手语等）的表达及认识能力，即脑损害导致语言交流能力障碍。

患者无精神障碍或严重智能障碍，视觉及听觉正常。无发音器官肌肉瘫痪，共济运动正常，不能听懂别人或自己的讲话，不能说出要表达的意思，不理解亦写不出病前会读、会写的字句等。

3. 构音障碍

（1）构音障碍：因发音器官神经肌肉病变引起发音器官肌无力及运动不协调导致发声困难、发音不清，以及声音、音调及语速异常等，但能正常理解言语，保留文字理解（阅读）和表达（书写）能力，通过文字能进行交流。

构音障碍是纯言语障碍，不属于失语症，患者具有语言形成及接受的能力，仅在言语形成阶段不能形成清晰的言语。

（2）常见疾病：如肌营养不良症，重症肌无力，延髓性麻痹和面、舌瘫，小脑病变及帕金森病。

（二）失语症的分类

参照 Benson 近代失语症分类法，依据失语症的临床特点及病灶部位，结合我国的实际情况，制定国内常用的失语症分类。

（1）外侧裂周围失语综合征：病灶在外侧裂周围区，共同特点是均有复述障碍，包括 Broca 失语（BA）、②Wernicke 失语（WA）、传导性失语（CA）。

（2）经皮质性失语：又称分水岭区失语综合征，病灶在分水岭区，共同特点是复述相对保留，包括经皮质运动性失语（TCMA）、经皮质感觉性失语（TCSA）、经皮质混合性失语（MTA）。

（3）完全性失语（GA）。

（4）命名性失语（AA）。

（5）皮层下失语综合征：包括丘脑性失语（TA）、底节性失语（BGA）。

（三）失语症的临床特点

大脑病变引起的失语症有 6 个方面的障碍：听理解、自发谈话、阅读、书写、复述、命名。因病因及病变部位不同，失语症类型多以一种语言障碍为主，伴有不同程度的其他语言功能障碍，或表现为全部语言功能受损，可伴有失用、失认或肢瘫等。

1. Broca 失语（运动性失语）　临床特征：口语表达障碍非常严重。

（1）相对较好的理解口语。

（2）特征性的电报式语言：语量少，仅限于实质词且缺乏语法结构。

（3）非流利型口语：即讲话费力，发音、语调障碍，找词困难。

（4）复述、命名、阅读及书写的不同程度障碍。

（5）较难理解有语法词及秩序词的句子：如分不清"猫比狗大还是狗比猫大"。

（6）病位：优势半球 Broca 区（额下回后部），还可累及相应皮层下白质及脑室周围白质甚至顶叶及岛叶。

2. Wernicke 失语（感觉性失语）　临床特征：口语理解障碍十分明显。

（1）口语理解障碍，即不能理解别人和自己讲的话，或仅理解个别词。

（2）答非所问。

（3）错语，表现为患者不断地说，但因错语较多，不易被人理解。

（4）流利型口语，表现为发音清晰，语法结构缺乏实质词，语量多，讲话不费力，正常语调。

（5）命名、朗读及文字理解障碍。

（6）复述及听写障碍，常与理解障碍同时出现。

（7）病位发于优势半球 Wernicke 区（颞上回后部）。

3. 传导性失语　临床特征：明显的复述不成比例受损。

（1）听理解正常。

（2）伴不同程度的书写障碍。

（3）自发讲出正常的句子，表现为患者口语清晰，语法结构、语义完整。

（4）错语复述，多为语音错语（如将"铅笔"说成"先北"）。

（5）病位发于优势半球缘上回皮质或深部白质内的弓状纤维。

4. 经皮质性失语　临床特征：复述较其他语言功能好。根据病变部位和临床表现分为经皮质运动性失语、经皮质感觉性失语、经皮质混合性失语。

5. 命名性失语　临床特征：不能命名的失语。

（1）选择性命名障碍，表现为口语找词困难、缺实质词，多以描述物品功能代替说不出的词，表现出赘语和空话较多，在所给的供选择名称中能选出正确的名词。

（2）理解及复述正常或近于正常，与 Wernicke 失语不同。

（3）病位多在优势半球颞中回后部的颞枕交界区。

6. 完全性失语（混合性失语）　临床特征：所有语言功能均有明显障碍。

（1）刻板性语言，表现为口语表达障碍明显，只能发出"吗""吧""哒"等声音。

（2）理解、复述、命名、阅读和书写均严重障碍，预后差。

（3）通过学会非语言形式交流，如结合语境、表情、手势、姿势、语调变化等进行。

（4）病位多在较大范围的优势侧大脑半球病变，如大脑中动脉分布区的大片病灶。

7. 皮质下失语（尚存争议）　皮质下结构参与语言的过程，其病变影响了皮质语言中枢的血供及代谢，从而产生失语。

CT 和 MRI 证实，局限于优势侧皮质下结构（如丘脑及基底节）病变引起的失语，但较皮质病变少见，症状不典型。

（1）基底节性失语，表现为自发性言语受限，且音量小，语调低。

（2）丘脑性失语，表现为音量小、语调低、表情淡漠、不主动讲话，且有找词困难，可伴错语。

二、失用症

（一）失用症概述

失用症指脑部疾患时，患者无意识及智能障碍，无运动麻痹、共济失调、肌张力障碍和感觉障碍，但在企图做出有目的或细巧的动作时不能准确执行其所了解的随意性动作。

患者不能正确地使用肢体功能完成已经形成习惯的动作，如不能按要求做洗脸、伸舌、吞咽、划火柴等简单动作，但在不经意的情况下却能自发地完成此类动作。

左侧缘上回是运用功能的皮质代表区，该处发出的纤维至同侧中央前回，再经胼胝体到达右侧中央前回。因此左侧顶叶缘上回病变产生双侧失用症，从左侧缘上回至同侧中央前回间的病变引起右侧肢体失用。胼胝体前部或右侧皮质下白质受损时引起左侧肢体失用。

在运动的意念指导下，一个复杂的随意运动，通过上、下运动神经元和锥体外系及小脑系统的整合而完成。

（二）临床类型及表现

1. 观念运动性失用症

（1）日常生活不受影响。最常见的失用症，可自动地、反射地做有关运动。

（2）复杂的随意动作或模仿动作不能按照指令完成。患者知道和能说出如何做，但不能按指令做伸舌、刷牙等动作；进食时，可无意地自动伸舌舔留在唇边的米粒。

（3）病位多在左侧缘上回。运动区及运动前区病变，可能与动作观念的形成区（缘上回）和执行动作的中枢间的纤维通路中断相关。

2. 观念性失用症

（1）弄错动作的前后程序。失去做复杂精巧动作的正确观念，只能做复杂动作中的单一行为或一些分解动作，日常活动显得不正常。

（2）无模仿动作障碍，与其他失用症可同时发生。

（3）综合感觉缺失。

（4）病因多为脑部弥漫性病变，如中毒、动脉硬化性脑病、帕金森综合征或神经症。

（5）病位多在左侧顶叶后部、缘上回及胼胝体发生病损，或双侧病变所致。

3. 结构性失用症

（1）空间关系的结构性运用障碍：患者能认识和理解建筑、排列和绘画的各个构成部分及位置关系，但构成整体的空间分析和综合能力出现障碍。

（2）与视觉性失认症可能有关。

（3）病位为非优势半球枕叶与角回间联合纤维中断所致。

4. 肢体运动性失用症

（1）表现多限于上肢远端，简单动作笨拙；失去执行精巧、熟练动作的能力，患者被动执行口令，模仿及主动自发动作障碍，如不能书写、扣衣扣和弹琴等。

（2）病位为双侧或对侧运动区（4区及6区）及该区发出的神经纤维或胼胝体前部病变所致。

5. 面－口失用症

（1）表现为不能按指令或模仿检查者完成面部动作，如眨眼、舔唇、伸舌、吹灭火柴等；但不经意时能自发地完成上述动作，运用实物的功能较好。

（2）病位局限于左运动皮层的面部区域，则失用仅限于面部肌肉，可伴言语失用或 Broca 失语；位于左缘上回底面或左联合运动皮层区，可伴有肢体失用。

6. 穿衣失用症

（1）表现为不能正确地穿脱衣裤，可合并结构性失用、偏侧忽视或失语等。

（2）病位多由右侧顶叶病变产生，与视觉性空间定向障碍有关。

三、失认症

（一）失认症的概念

失认症是指脑损害时，患者在无视觉、触觉、听觉、智能及意识障碍等情况下，不能通过感觉辨认熟悉的物体，但能通过其他感觉通道认识该物。如看到手表，虽不知为何物，经过触摸表的外形或听到表走动的声音，而知其为手表。

（二）临床类型及表现

1. 视觉失认

（1）表现为初级视觉无丧失，但对视觉对象本身与其概念间的联系中断，不能正确认识、描述和命名眼前看到的熟悉物品，包括物品失认、面孔失认、颜色失认、纯失读、同时性失认。

（2）病位多由后枕叶、纹状体周围区和角回病变。

2. 听觉失认

（1）表现为听力正常，不能辨别原来熟悉的声音。

（2）病位多由双侧听觉联络皮质（如精神聋）、双侧颞上回中部皮质、左侧颞叶皮质下白质（如纯词聋）。

3. 触觉性失认

（1）表现为患者触觉、本体感觉和温度觉正常，但不能单纯通过用手触摸来认出手中感觉到的熟悉的物体。

（2）病位多发于双侧顶叶角回、缘上回。

4. 体象障碍

（1）表现为视觉、痛温觉和本体性感觉完好，但不能认识躯体各个部位的存在、空间位置及各组成部分之间的关系。主要有自体部位失认、偏侧肢体忽视、病觉缺失、幻肢症及半侧肢体失存症等。

（2）病位多发于非优势半球（右侧）顶叶病变。

5. Gerstmann 综合征

（1）表现为双侧手指失认、肢体左右失定向、失写和失算。

（2）病位多发于优势半球顶叶角回病变。

（何景良）

第四节　头痛

头痛是神经系统临床最常见的症状之一，但引起头痛的病因较多。

一、病史

（一）头痛部位

全头痛提示高血压、脑肿瘤、颅内感染及肌紧张性头痛；一侧头痛提示偏头痛、耳源性头痛、牙源性头痛、颞动脉炎等；前头痛多提示鼻窦炎、痛性眼肌麻痹。

（二）头痛性质及程度

波动性头痛常见于偏头痛；剧烈头痛见于蛛网膜下隙出血、偏头痛及急性颅高压；中度头痛见于慢性炎症、肿瘤；轻度头痛多为紧张性头痛。

（三）病程

头痛时间长，症状波动，功能性头痛可能性大；头痛时间短，症状持续并有加重趋势，则器质病可能性大。

（四）起病速度

急性起病多为偏头痛，严重者脑出血、蛛网膜下隙出血；慢性起病为肿瘤、慢性炎症。

（五）伴随症状

头痛伴恶心、呕吐可能为偏头痛、脑出血、蛛网膜下隙出血；伴头晕多为颅后窝病变；伴动眼神经麻痹多为动脉瘤。

（六）诱发、加重和缓解因素

咳嗽后加重多为高颅压；坐起头痛加重多为低颅压；紧张、睡眠不足可诱发紧张性头痛；压迫颞动脉可缓解偏头痛。

二、症状体征

头痛无神经系统体征多是功能性头痛；伴脑膜刺激征见脑膜炎、蛛网膜下隙出血；眼球突出、眼外肌麻痹、球结膜充血见于痛性眼肌麻痹；伴 Brun 征多为第四脑室活瓣性病变；一侧头痛伴对侧肢体运动障碍脑出血可能性大；慢性头痛伴癫痫发作提示脑囊虫病、脑肿瘤等。

（杨　靖）

第五节　痫性发作和晕厥

一、晕厥

晕厥（syncope）是指突发性、短暂性、一过性意识丧失和昏倒，是由许多疾病导致一过性脑供血不足，致使脑组织由常态供氧而迅即陷于缺氧状态所突发，但可呈自然迅速恢复，不留任何后遗症的良性过程。引起晕厥的血流阈值，全脑为 25～30mL／（100g 脑组织·min），而与意识维持有关的脑干网状结构激活系统出现较轻的血流低下即可造成晕厥。

（一）病因及发病机制

1. 神经介导的反射性晕厥　血管迷走神经性晕厥、颈动脉窦性晕厥、条件性晕厥（急性出血、咳嗽、打喷嚏、吞咽、排便、腹痛、排尿后、运动后、餐后等）、神经痛（舌咽神经痛、三叉神经痛）致脑供血不足而引发的晕厥。

2. 直立性晕厥　原发性自主神经调节失常综合征（如单纯自主神经调节失常、多系统萎缩、帕金森病伴有自主神经功能障碍）、继发性自主神经调节失常综合征（如糖尿病性神经病变、淀粉样变性神经病变）、药物和乙醇诱发的直立性晕厥、血容量不足（出血、腹泻、Addison 病）

3. 原发于心律失常的晕厥

（1）缓慢性心律失常：病态窦房结综合征、房室传导系统疾病。

（2）快速性心律失常：阵发性室速、阵发性室上速、遗传性综合征（如长 QT 综合征、Brugada 综合征）、起搏器功能不良、药物促心律失常作用等。

4. 器质性心脏病或心肺疾病　主动脉瓣狭窄、急性心肌梗死、心肌缺血、肥厚型心肌病、主动脉夹层、心房黏液瘤、心包疾患、心脏压塞、肺栓塞、肺动脉高压、先天性心脏病、二尖瓣脱垂、反射性心搏骤停。

5. 脑血管性晕厥　短暂性脑缺血发作（TIA）、锁骨下窃血综合征、脑动脉硬化症、高血压脑病、低血压、颈动脉狭窄、椎－基底动脉供血不足、血管性头痛、颅脑损伤、中暑、过度的剧烈运动等，造成脑供血不足而引发晕厥。

6. 血源性疾病　严重贫血、低血糖症、低氧血症、过度换气综合征（低碳酸血症）、低钠综合征、药物毒血症等，因血流量、血含能量（氧、糖）不足及药物毒性作用而导致晕厥。

（二）诊断

1. 临床表现

1）症状。

（1）发作前症状（先兆）：表现为头部、腹部及全身不适、头晕、眼花、耳鸣、心悸、面色苍白、出冷汗、打呵欠、流涎等，如能及时低头平卧，可以防止发作。

（2）发作时症状：第一阶段，意识模糊伴眩晕、呕吐，面色发白，肢体无力、摇摇欲坠，头向前垂下。第二阶段，意识丧失，肌张力低下，患者跌倒在地，背伸直，眼球上转。第三阶段，可出现强直性痉挛，历时 1~2s，较少见。

（3）发作后症状：清醒后感乏力、恶心、头部不适、嗜睡、出汗、面色苍白等。

2）体征。

（1）血压变化：低血压休克、高血压脑病等以及各种直立性低血压可有血压变化。

（2）颈动脉窦过敏：心率减慢或心脏停跳、血压下降、休克。

（3）心血管体征：心律失常、脉搏减弱或消失、心界扩大。

（4）呼吸道症状：过度换气型呼吸障碍、连续剧烈咳嗽。

（5）神经系统体征：伴阳痿、多汗等自主神经症状；偏瘫、复视、震颤、共济失调多为脑源性晕厥。

（6）其他：屏气、用力、吞咽、排尿等动作可诱发晕厥，发作期观察可见面色苍白、瞳孔扩大。眼底可呈高血压、动脉硬化性眼底。

2. 实验室检查　血液检查可示贫血、低血氧、低血糖、高血糖；血气分析可示低氧、低碳酸血症；血液毒物检测等有助于血源性晕厥的诊断。

3. 特殊检查

（1）心电图示心律失常、心肌缺血或梗死等，有助于心源性晕厥的诊断。

（2）脑电图示广泛同步慢波化（发作期）。

（3）TCD、CVA、SPECT、PET 等项检测，可提示脑血管狭窄，血流不畅，脑供血不足。

（4）脑血管造影可提示血管狭窄及偷漏情况。结合第 2、3 项检查，有助于脑源性晕厥的诊断。

（5）CT、MRI 检查有助于引起脑源性晕厥病变的发现。

（6）X 线检查可发现有颈椎病及颅脊部畸形改变等。

（7）诱发试验。①直立倾斜试验：血管迷走神经反射性晕厥多呈阳性。②颈动脉窦按摩试验：颈动脉窦性晕厥常呈阳性，行此检查应小心，并应备急救用药。③双眼球压迫法：迷走神经兴奋者多呈阳性。④深呼吸法：呼吸过度所致血源性晕厥常呈阳性。⑤吹张法：心源性及反射性晕厥常呈阳性。

（三）鉴别诊断

1. 晕厥与其他症状鉴别

（1）晕厥与昏迷：晕厥为短暂、突发一过性意识丧失，而昏迷则多渐起而进行性加重，持续时间长，恢复慢。

（2）晕厥与眩晕：眩晕为自身或周围景物旋转感，无意识障碍。

（3）晕厥与癫痫小发作：癫痫小发作为时更短，终止亦快，常不伴跌倒、抽搐，脑电图示典型 3 周/s 棘慢波。

（4）晕厥与发作性睡病：发作性睡病为不择场合和时间的发作性睡眠，为时较长，可唤醒而无意识丧失。

（5）晕厥与癔症：癔症无意识丧失而具意识范围狭窄，常无阳性体征发现，既往多有类似发作，与精神因素有关，暗示可以加强或终止发作。

2. 各型晕厥的鉴别

（1）心源性晕厥：可检获各种阳性心脏病症，如心律失常、阻塞性器质性心脏病、心电图异常、心瓣膜病等及其相应表现。

（2）血源性晕厥：可检获严重贫血、血糖、血氧含量降低及低血钠、低碳酸血症及其相应表现。

（3）血管源性晕厥：可检测出头颈部血管炎症、狭窄、闭塞、痉挛、偷漏症等致脑供血不足的阳性体征及相应疾病的体征。

（4）反射性晕厥。①单纯性晕厥：常因紧张、激动、焦虑、恐惧、疲劳、饥饿、闷热、久立等因素而引起，且常有既往类似发作史。②颈动脉窦晕厥：可查出颈部局灶性病变，且颈动脉按摩试验阳性。③直立性晕厥又可分为：特发性晕厥，具直立性低血压、无汗、阳痿三主症，另可伴多种神经征，如复视、震颤、强直、肌萎缩、排尿排便障碍、Horner 征等；症状性晕厥，常见于心血管病、内分泌病、糖/卟啉代谢障碍、脊髓病变及交感神经切除术后，故可获相应病史及体征。④药源性晕厥：有服降压药，扩血管药，交感神经阻滞药，肌肉松弛药，镇静、安眠、麻醉药史及其相应表征。⑤排便性晕厥：多见于老年人夜间起床后机械性排便时。⑥咳嗽性晕厥：多发生于剧烈咳嗽数秒钟后，常有呼吸道病史及相应表征。⑦屏气性晕厥：儿童多见，在哭笑过程中发生屏气而起，发作时伴呼吸停止，面色青紫或灰白，屏气试验可诱发。⑧吞咽性晕厥：因咽喉、食管、胃部病变及机械性刺激，引起吞咽动作，激惹迷走神经而发生晕厥。⑨舌咽神经痛性晕厥：常在舌咽神经痛同时突起，并具有心动过缓、血压下降，苯妥英钠及阿托品可终止发作。

二、痫性发作

痫性发作是脑部神经元过度放电而引起的一过性大脑功能紊乱。

根据痫性发作时的大脑病灶部位及发作时间的不同，痫性发作可有多种临床表现。

1. 意识障碍　发作初始，可有突发意识丧失、发作结束后，可有短暂的意识模糊、定向力障碍等。

2. 运动异常　常见有肢体抽搐、阵挛等，依发作性质（如局限性或全面性）可有不同表现，如单手不自主运动、口角及眼睑抽动、四肢强直阵挛等。

3. 感觉异常　发作时感觉异常可表现为肢体麻木感和针刺感，多发生于口角、舌、手指、足趾等部位。

4. 精神异常　有些发作的类型可有精神异常，表现为记忆恍惚，如似曾相识和旧事如新等；情感异常，如无名恐惧和抑郁，以及幻觉错觉等。

5. 自主神经功能异常　发作时自主神经功能异常可表现为面部及全身苍白、潮红、多汗、瞳孔散大及小便失禁等。临床上，痫性发作的病因多种多样，可由原发性神经系统疾病引起，晕厥与痫性发作的临床表现存在一定的相似之处，有时容易混淆，但两者有着完全不同的病因及发病机制，相应的治疗差别很大，因此对它们的鉴别尤为重要。晕厥与痫性发作的鉴别要点见表 6 - 1。

表 6 - 1　晕厥与痫性发作临床特点比较

临床特征	晕厥	痫性发作
先兆症状	较长，可数十秒	短，数秒
发作与体位关系	多站立时发作	无关
发作时间	白天较多	白天黑夜均可，睡眠时较多
发作时皮肤颜色	苍白	青紫或正常
抽搐	少见	常见
尿失禁	少见	常见
舌咬伤	几乎无	常见
发作后意识模糊	少见	常见，可历时较长
发作后头痛	无	常见

临床特征	晕厥	痫性发作
神经系统定位体征	无	可有
心血管异常	常有	无
发作间期脑电图异常	罕见	常有

三、治疗

（一）应急处理

（1）立即将患者保持平卧或头低位（10°～15°），并转移到空气新鲜场所，防止受凉。

（2）立即指压或针灸人中、内关、百会、十宣等穴位。晕针者忌用。

（3）立即给予 50% 葡萄糖液 60mL 静脉注射或饮糖水，糖尿病、高血糖者忌用。

（4）中枢兴奋药，如嗅吸氨溶液、皮下注射咖啡因。

（5）心率快者可用心肌抑制剂，如普萘洛尔、洋地黄；心率慢者可用阿托品、异丙肾上腺素；心脏停搏者应立即行胸外心脏按压。

（6）密切观察患者血压、脉搏、呼吸、瞳孔、意识变化，检查有无外伤。

（二）非发作时治疗要点

1. 病因治疗

（1）心源性晕厥应治疗各种原发性心脏病，必要可安装按需或非同步心脏起搏器。

（2）血管源性晕厥除治疗原发病外，可选用扩血管药物并调整血压、改善血流及脑循环代谢药剂。

（3）血源性晕厥：应治疗贫血，补糖，输氧，排毒，纠正水、电解质及酸碱平衡失调。

（4）反射性晕厥：应防止各种诱因，避免精神刺激、过劳、过热、饥饿等。

（5）直立性晕厥：避免久立及长期卧床者突然体位改变，尽量下身穿着弹力袜、紧身裤。盐酸米多君（管通）对于改善直立性低血压有治疗作用。

2. 心理治疗 对患者进行卫生宣教，了解该病发作规律，避免相关的诱发因素，降低对疾病本身的紧张恐惧情绪。

3. 中医药治疗 属中医厥逆之证，可依据病情选用独参汤、四阳饮、大补元煎、理中汤、安厥汤等，并可配以针灸辅助治疗。

（徐 宁）

第七章

脑血管病的定位诊断

第一节　大脑皮质病变的定位诊断

一、额叶病变的定位诊断

额叶控制机体的随意运动、语言、情感和智能，并与自主神经功能的调节和共济运动的控制有关，额叶前部与精神智能有关，额叶后部与运动有关。额叶损害的主要表现如下：

（一）运动障碍

中央前回皮质运动中枢（4 区）受损，早期出现典型的运动障碍。毁坏性病变表现为以对侧上肢、下肢或颜面部为主的局限性的不全性瘫痪或完全性瘫痪（单瘫）。当双侧旁中央小叶受损时，可引起双下肢的上运动神经元性瘫痪，并伴有小便障碍。刺激性病变表现为以对侧上肢、下肢或颜面部损害为主的局限性癫痫发作，肌肉抽搐由身体某部位开始，逐渐向邻近或全身的肌群扩散，引起全身痉挛性大发作（Jackson 癫痫），继之出现 Todd 麻痹。

运动前区（6 区），位于中央前回前方，为锥体外系和部分自主神经的高级中枢，此区受损时，出现对侧肢体共济运动障碍、肌张力增高、自主神经功能紊乱、强握反射及摸索现象等释放症状。额中回后部为额叶的同向侧视（凝视）中枢，此区受刺激时，出现眼和头向病灶对侧的痉挛性抽动或同向痉挛性斜视；如为毁坏性病变，则出现两眼向患侧偏斜和对侧凝视麻痹。优势半球的额中回后部为书写中枢，受损时出现书写不能（失写症）。

（二）语言障碍

优势半球的额下回后部（44 区，又称 Broca 语言区）为语言运动中枢，受损时产生运动性失语，完全丧失讲话能力。部分运动性失语者，具有一定语言功能，但词汇贫乏，言语迟缓而困难。

（三）精神障碍

额叶前部的额叶联合区（9 区、10 区、11 区、12 区）为精神和智能的功能区，与精神状态、记忆力、判断力和理解力等有密切的关系。当双侧额叶受损时，出现明显的额叶性精神障碍，表现为感情淡漠、反应迟钝、记忆力和注意力减退，定向力不全，性格行为异常、情绪不稳定，常自夸、滑稽、幼稚、欣快、不洁、易冲动，尿便失禁，随地大小便，对自己所处状态缺乏认识，对疾病的严重性估计不足，出现智力衰退等等。

二、顶叶病变的定位诊断

顶叶位于中央沟和顶枕裂之间，其下界为外侧裂，包括中央后回（1 区、2 区、3 区）、顶上小叶（5 区、7 区）、缘上回（40 区）、角回（39 区），与躯体感觉功能、自身位置觉的认识及语言功能有关，顶叶损害的主要表现如下：

1. 感觉障碍　中央后回的刺激性病变引起对侧身体发作性的感觉异常（感觉性 Jackson 癫痫），出现蚁走感、麻木感或串电感。破坏性病灶引起对侧身体的位置觉、震颤觉、压觉、实体觉、两点分辨觉严重障碍，而痛觉、温觉、触觉障碍较轻。

2. 失读症　优势半球顶叶角回为阅读中枢，受损后出现阅读能力的丧失，同时伴有书写能力障碍，并可出现词、字、句法和语法上的错误。

3. 失用症　优势半球顶叶缘上回为运用中枢，受损后出现双侧肢体失用，患者虽无瘫痪，但不能完成复杂而有目的的动作，自己不能穿衣、扣纽扣，对日常工具的使用也发生障碍。

4. 格斯特曼综合征（Gerstmann 综合征）　见于优势半球顶叶后下部的角回、缘上回及邻近枕叶的病损，出现手指认识不能、左右认识不能、计算力障碍和书写不能等症状。

三、颞叶病变的定位诊断

颞叶功能区既是听觉、嗅觉中枢，又是语言、声音和记忆的储存中枢，颞叶损害时可出现下列症状：

1. 感觉性失语　优势半球的颞上回后部（42 区）为感觉性语言分析中枢，此区受损后患者具有能听到声音和自动说话的能力，但丧失了语言理解的能力，听不懂他人的话语，也听不出自己话语中的错误（错语症）。

2. 命名性失语　优势半球颞叶后部和顶叶下部（37 区）损害时，患者对熟悉的物品只能说出其用途，而道不出其名称，丧失了对物品的命名能力。

3. 颞叶刺激征　颞叶各中枢受刺激后可出现幻听、幻嗅、幻味、幻视等现象，常为癫痫发作的先兆。沟回发作为海马沟回受刺激出现一过性嗅幻觉；如其邻近的味觉中枢受到刺激，可伴有幻味；幻视为视放射受损之症状；幻听为听觉中枢病损所致。

4. 精神运动性发作　颞前内侧部损害时常出现发作性的精神障碍，表现为一种特殊的意识混乱状态，出现狂躁、兴奋，甚至攻击行为，部分患者表现为自动症、睡梦或幻觉状态。

5. 视野缺损　颞后深部病变，累及视放射，出现病灶对侧的同向偏盲（半侧性或象限性偏盲）或对物体大小的错误认识。

（何仲春）

第二节　大脑后部病变的定位诊断

一、大脑后部的解剖生理

大脑后部包括顶叶后部、颞叶后部、外侧裂后部区域，枕叶、侧脑室三角区等处。顶叶、颞叶和枕叶在解剖学上没有明显的界限，在生理上和临床上也是密切相关的。枕叶在大脑半球的后端，位于小脑幕上方，是大脑后部的主要组成部分。内侧面借顶枕裂与顶叶分界，距状裂由前向后水平走至枕极，枕极为枕叶最后之尖端。距状裂之上方为楔叶，下方为舌回。枕叶在半球外侧面所占面积较小。

视觉有三级中枢。第一级视觉中枢在距状裂两侧的楔叶和舌回，接受来自外侧膝状体的视放射纤维。视放射纤维先向前行进入颞叶，再弯向后行到达距状裂两侧。后枕部接受来自额叶、顶叶、颞叶和内囊的纤维，投射至二级视觉中枢，即旁纹状视觉皮质。第三级视觉皮质中枢即枕叶前视觉皮质，接受顶叶后部与颞叶后部来的纤维。枕叶还接受对侧视觉中枢经胼胝体来的联合纤维，由额叶眼球运动中枢来的纤维至对侧眼球运动皮质；顶叶视觉皮质与顶叶、颞叶和角回有纤维联系。枕叶传出纤维有自距状裂一级视觉中枢至二级视觉中枢的纤维。自二级视觉皮质发出的纤维至顶叶前部与角回视觉皮质中枢，并至额叶、顶叶、颞叶及岛叶皮质，发出皮质中脑顶盖束、皮质中脑束至中脑顶盖核，发出皮质束由角回至顶颞部皮质及眼球运动皮质。

一级视觉中枢（纹状皮质）为黄斑在枕叶后部的投射区，司中心视力，此区相当大；视网膜周缘部纤维投射至距状裂的前方，司周边视力。视网膜下部的纤维至距状裂下唇，视网膜上部纤维至距状裂上唇。二级、三级视觉中枢病变时出现视觉失认及反射性眼球运动，表现对物体追索。角回、Wernicke区及顶、颞叶皮质是阅读、感觉性言语中枢，为复杂的视觉、听觉的理解分析区域。

大脑后部接受大脑中动脉及大脑后动脉的血液供应。大脑中动脉的顶枕支供应角回、顶叶前部及后部，顶颞支供应 Wemicke 区和顶、颞叶皮质。大脑后动脉的距状裂支供应枕叶内侧面视觉中枢，颞后支供应内侧面颞枕叶皮质，后外侧中央支供应外侧膝状体及内囊后部的视放射。

二、大脑后部病变的临床表现

1. 中枢性偏盲　大脑后部病变时产生中枢性同向偏盲。中枢性偏盲有黄斑回避现象，即黄斑部的视力不受损。

2. 识别障碍　大脑半球后部损害时出现识别功能障碍。优势半球损害时出现感觉性失语、失读、失写、失算、失用及各种失认症，如视觉失认及两侧空间失认等，Gerstmann 综合征即此区的病变所致。非优势半球病变时此类症状不明显。

3. 视觉发作　大脑半球后部发生刺激性病变时引起视觉发作，有时为癫痫的先兆，表现为在病灶对侧视野出现单纯性幻视。枕叶或顶枕叶病变引起不成形幻视，如闪光、亮点、火花等，即光与色的幻觉，影像不具体。颞叶和颞枕部病变时引起成形性幻视，即在视野范围内出现具体影像、人物等。如出现视物变大或变小，并伴有自动症时为一侧颞叶病变。视物变形即变视症，又为颞叶病变时的视觉发作症状，视觉滞留见于顶叶、枕叶病变。

三、大脑后部病变的定位诊断和鉴别诊断

如出现感觉性失语、失读、失写、失算、失用及各种失认症，则病变应在优势半球后部颞叶、顶叶、枕叶移行区。如出现中枢性偏盲，病变应在外侧膝状体至枕叶视觉皮质区。中枢性偏盲有黄斑回避现象，瞳孔光反射正常，无视神经萎缩，这有别于视束病变引起的同向偏盲。枕叶病变引起的偏盲两侧是对称的，这也有别于颞叶靠前病变引起的偏盲。枕叶及顶叶引起的象限盲多在下 1/4，颞叶病变的象限盲则多在上 1/4。关于刺激性病变引起的为视觉发作性症状，枕叶病变引起的为单纯性幻觉，影像不成形；颞叶病变引起的为成形性幻觉，如出现视物变形，尤其合并自动症，则提示为颞叶的病变。出现视觉滞留则提示为枕叶的病变。

（张慧琴）

第三节　大脑深部病变的定位诊断

一、大脑深部的解剖生理

大脑深部包括基底核、内囊、丘脑、胼胝体等区，丘脑因属间脑范围另行叙述。基底核包括尾状核、豆状核、杏仁核和屏状核。豆状核又包括壳核和苍白球两部分。

（一）纹状体

纹状体包括尾状核和豆状核。尾状核是细长的马蹄铁形的灰质团块，紧靠侧脑室前角下缘，头部膨大位于丘脑前方，与豆状核相连，尾端较细长，沿丘脑背外侧缘向后到达丘脑后端、抵达侧脑室颞角顶端之前的杏仁核。豆状核位于岛叶、尾状核及丘脑之间，呈楔形，底部凸向外侧，尖端指向内侧；借内囊与尾状核及丘脑相隔。外髓板将之分为两部分，外侧较大的部分称为壳核，内侧较小的部分称为苍白球；壳核外侧面紧贴外囊。苍白球因有许多有髓纤维横行穿过呈苍白色而得名。在发生学上，苍白球属于较古老的部分，称为旧纹状体；尾状核及壳核属于较晚的部分，称为新纹状体，如今多不用此划分的名称，而是将尾状核和壳核合称为纹状体，将苍白球包括在内合称为纹状体苍白球系统。这是锥体外系统的主要组成部分。此外，大脑基底部还有黑质、红核、底丘脑核及小脑，又属于锥体外系统的重要组成部分，而且还包括丘脑的部分。尾状核和壳核主要由小型细胞和中型细胞组成，是接受冲动的部分。

苍白球主要由大型细胞组成，其轴突为传出纤维。壳核和苍白球有密切联系，尾状核和壳核的传入纤维主要来自额叶的运动前区和运动区的皮质，丘脑的背内侧核、腹外侧核、中间内侧核及黑质、尾状核和壳核的传出纤维多数进入苍白球，仅有少数进入黑质。苍白球还有来自运动前区皮质、丘脑及黑质的纤维，而主要来自尾状核及壳核。苍白球发出的纤维至丘脑的腹前核及腹外侧核，有纤维经内囊至脑干被盖部。中央被盖束为苍白球与下橄榄核、被盖与下橄榄核、红核与下橄榄核的联系纤维。还有纤维至底丘脑、下丘脑、脑干网状结构散在的核及某些颅神经运动核。皮质运动区经锥体束来完成精细运动，而运动前区、运动区及其他皮质区的锥体外系中枢发出冲动管理姿势调节、粗大随意运动及调节自主性功能。

（二）杏仁核

杏仁核为小的球形核团，位于颞叶深部背内侧，与尾状核尾端相连，盖以一层原始皮质。其后方连接海马沟，内侧为嗅区，外侧为屏状核，背侧为豆状核。杏仁核接受外侧嗅纹的纤维，发出的纤维为终纹；终纹中部分纤维通过前联合联系两侧杏仁核。

（三）屏状核

屏状核为一片状灰质区，在岛叶皮质和豆状核之间，其内侧是外囊，外侧是最外囊。其纤维联系和功能尚不清楚。

（四）内囊

内囊为片状白质区，在横切面呈横置的 V 字形，尖端指向内侧。其外侧为豆状核，内侧为尾状核头部及丘脑。内囊是大脑皮质与下级中枢许多重要纤维的必经通道，可分为前肢、膝部和后肢 3 部分，前肢的纤维组成包括丘脑皮质和皮质丘脑纤维，丘脑外侧核借此与额叶皮质联系。额桥束是额叶至脑桥核的纤维，还有尾状核至壳核的纤维。膝部为皮质桥延束的纤维，支配脑干各运动颅神经核。后肢分为 3 部分，前 2/3 为皮质脊髓束，为皮质运动区至脊髓前角纤维，后 1/3 为丘脑外侧核至中央后回的感觉纤维，在豆状核的下方称为豆状核底部，有发自颞叶和枕叶的颞桥和枕桥束，终止于脑桥核。有听放射，为内侧膝状体至颞叶听觉皮质的纤维；有视放射，为外侧膝状体至枕叶距状裂皮质的纤维。

（五）大脑深部的血液供应

来自大脑中动脉的豆纹动脉供应尾状核的头部、壳核与苍白球的外侧部；来自大脑前动脉的内侧纹状动脉发出分支供应内囊前肢、尾状核头部、壳核前部、豆状核的前外侧部及外囊；脉络膜前动脉供应苍白球的内侧部及尾状核尾部；大脑后动脉的后内侧中央支供应苍白球尾侧部。内囊前肢主要由大脑前动脉的返回动脉及大脑中动脉供应。膝部主要由大脑前动脉的返回动脉供应。颈内动脉有分支供应膝部下方。大脑中动脉的中央支供应内囊后肢的上 3/5，脉络膜前动脉供应内囊后肢的下 2/5，即内囊后肢的背侧部相当于皮质脊髓束通过处，由大脑中动脉的中央支供应；内囊后肢的腹侧部相当于丘脑皮质束及视放射通过处，由脉络膜前动脉供应。

二、大脑深部病变的临床表现

（一）肌张力增高

1. 慢性肌张力增高　呈慢性进行性加重。

（1）折刀样肌张力增高：又称痉挛性肌张力增高，表现为上肢屈肌及下肢伸肌张力增高。在被动伸屈肢体时仅在某一阶段张力增高，如同拉开折刀一样，偏瘫患者常有此表现，属锥体束征。

（2）铅管样肌张力增高：在做肢体被动运动时，伸肌和屈肌张力均同等增高，犹如弯铅管，常见于帕金森病患者。

（3）齿轮样肌张力增高：表现为在既有伸屈肌张力同时增高又合并有震颤时，在做肢体被动运动的过程中有转动齿轮的感觉，可见于帕金森病的某些患者。

（4）屈肌张力增高：表现为颈部、躯干及四肢的屈肌张力均增高，整个身体屈曲，呈强迫体位，可见于帕金森病晚期患者。

（5）扭转性肌张力障碍：以躯干及四肢的纵轴为中心，相互拮抗的两组肌肉出现交替性的肌张力时高时低，出现扭转样运动，肢体近端明显，且合并有姿势异常，可见于扭转痉挛的患者。

（6）颅神经支配肌群的张力增高：帕金森病的患者有瞬目、眼球运动减少、面部表情呆板、语音低沉不清、吞咽困难、流涎等症状，这些均与肌肉张力增高有关。

2. 急性肌张力增高　急性肌张力增高起病急剧，常伴有意识障碍。

（1）去皮层强直：全身肌张力增高，上肢屈曲，下肢伸直，双下肢出现病理反射。

（2）去大脑强直：全身肌张力增高，四肢伸直。

（3）角弓反张、颈肌强直：颈肌张力增高，颈向后仰，四肢伸直，脊柱伸肌张力增高而后弯。

（4）颈项肌张力增高：见于脑膜刺激性病变，颅后窝及枕骨大孔附近肿瘤及小脑扁桃体下疝。

（二）运动增多

1. 节律性运动增多　如静止性震颤、姿势性震颤、意向性震颤、肌阵挛等。

2. 非节律性运动增多　如投掷运动、舞蹈症、扭转痉挛、手足徐动症、痉挛性斜颈等。

（三）肌张力减低

舞蹈症、投掷运动患者可伴有肌张力减低。

（四）运动减少

帕金森病患者在肌张力增高的同时，可伴有动作缓慢、运动减少。

（五）内囊综合征

临床上常出现偏瘫、偏身感觉障碍、偏盲等三偏征。有时单引起偏瘫。引起单肢瘫极为少见，也不引起癫痫发作。急性内囊病变，如脑血管病开始多有锥体束休克、反射消失、肌张力减低，病理反射出现较早，随后逐渐出现腱反射亢进及折刀样肌张力增高。早期常伴有眼球向偏瘫侧注视麻痹，多在数日内逐渐恢复。如果偏瘫程度轻，上、下肢瘫痪程度相差明显，提示为内囊高位损害。

（六）胼胝体综合征

对胼胝体功能的研究尚不充分，故对其临床意义了解还不多。胼胝体前 1/3 损害时引起左手失用症，因前 1/3 接近运动性语言中枢，损害时可出现语言障碍；中 1/3 接连共济运动及运用中枢，损害时可出现共济失调症状；后 1/3 连接两侧视区与听区。胼胝体肿瘤，尤其是胼胝体前部肿瘤常引起精神障碍，患者可表现出注意力不集中、记忆力减退、思维困难、理解迟钝、定向障碍、人格改变、淡漠或激怒等症状。

（七）大脑深部缺血性病变的临床表现

1. 大脑中动脉起始段闭塞　大脑中动脉起始段发出很多条细小中央支，在 1cm 内发出者称为内侧纹状动脉，在 1~2cm 处发出者称为外侧纹状动脉。中央支主要供应壳核、尾状核、内囊膝部、内囊前肢、内囊后肢背侧部。大体上内囊上 3/5 由大脑中动脉中央支供应，下 2/5 由脉络膜前动脉供应。中央支还供应外囊和屏状核。大脑中动脉起始段闭塞的主要症状为病灶对侧三偏征，优势半球病变时还伴有失语。

2. 大脑中动脉中央支闭塞　中央支中最重要的一支为豆纹动脉，它供应内囊的上 3/5 及大部分壳核，闭塞后仅出现偏瘫。

3. 脉络膜前动脉闭塞　脉络膜前动脉多在后交通动脉起始部外侧 1.5~4.5mm 处，由颈内动脉发出，主要供应脉络丛、视束的大部分，外侧膝状体的外侧部，内囊后肢下 2/5 高度的后 2/3（即丘脑皮质束、视放射及听放射纤维通过处），大脑脚底的中 1/3（锥体束通过处）及苍白球的大部分。脉络膜前动脉闭塞后的临床表现为：①对侧偏瘫，为大脑脚底中 1/3 软化所致；②对侧偏身感觉障碍与偏盲，为内囊下 2/5 软化所致。此三偏征是否恒久取决于侧支吻合的情况，其中偏盲多恒定。

4. Heubner 回返动脉闭塞　可表现为：①对侧偏瘫，以下肢为重，或仅有下肢瘫痪，可伴有额叶性共济失调；②对侧下肢感觉障碍；③有时有排尿障碍；④精神症状。

三、大脑深部病变的定位诊断和鉴别诊断

临床上出现各种不自主多动、肌张力障碍，通常意味着病变在基底核。根据表现的具体类型，可分析病变的具体部位，再进一步确定引起的原因。出现偏瘫、偏身感觉障碍、偏盲等三偏征多数为内囊部位的病变，并可根据三偏征中的某些临床表现，来分析病变的详细部位。胼胝体病变的临床表现虽无明显的特征，当患者以精神智能障碍为主要表现时应想到有胼胝体病变的可能。

（张慧琴）

第四节　间脑病变的定位诊断

间脑位于大脑和中脑之间，第三脑室位于其中央，其两侧壁为间脑的内壁。间脑系由许多不同的灰质块组成。丘脑下沟可将其分为上方的丘脑部和下方的丘脑下部。间脑包括丘脑部、丘脑下部和第三脑室三部分。

一、丘脑病变的解剖生理与定位诊断

（一）丘脑的解剖生理

丘脑为一卵形的灰质核团块，两侧之间有一灰质横桥，称为中间块。其背面是侧脑室，外侧为尾状核和内囊，下侧通过丘脑底部与中脑相连接。丘脑后部有一隆起，称为丘脑枕，内藏枕核，其下方为内侧膝状体和外侧膝状体。在丘脑后部的后方有缰三角、后连合及松果体，合称为丘脑上部。

丘脑在水平断面上被"V"形的白质纤维板（即内髓板）分隔成3个核团，即前核、外侧核及内侧核。

1. 前核　位于丘脑前方的背部，主要与嗅觉通路有关，嗅觉路径先和丘脑下部的乳头体产生联系，再由乳头丘脑束与前核联系；然后由前核发出纤维至大脑半球的扣带回，管理内脏活动。

2. 外侧核　可分为背、腹两部，背部向后与丘脑枕连接，腹部向后与内、外侧膝状体连接。腹部又分为腹前核、腹外侧核、腹后核三部分。腹前核接受由苍白球来的纤维。腹外侧核接受由小脑经结合臂来的纤维；再发出纤维至大脑皮质运动区，与维持姿势有关。腹后核又分为腹后外侧核及腹后内侧核，腹后外侧核接受脊髓丘脑束及内侧丘系的纤维，腹后内侧核接受三叉丘系的纤维，由此二核再发出纤维至中央后回皮质感觉区。外侧核的背部又分为背外侧核及后外侧核，此二核接受上述各丘脑核发出的纤维，并与顶叶后部的顶上小叶及楔前叶发生联系。

3. 内侧核　内侧核又分背内侧核及中央核，发出一小部分纤维至丘脑下部，大部分接受其他丘脑核的纤维，再发出纤维与额叶发生联系。

丘脑各核之间、丘脑与端脑（嗅脑、基底核、大脑皮质）之间及皮质下结构之间，均有复杂的纤维联系。从进化程序上看，丘脑的核团可分为古丘脑、旧丘脑、新丘脑三种，各有其特殊的纤维联系。

1）古丘脑

丘脑的中线核、内髓板核、背内侧核的大细胞部（内侧部）、腹前核及网状核等是丘脑进化中较古老的部分，有人认为无直接进入大脑皮质的向心纤维，但与嗅脑、纹状体、丘脑下部、网状结构等都有往返的联系。有人认为它们接受来自网状结构的非特异性冲动的上行纤维，再发出纤维至大脑皮质的广泛区域。古丘脑又称为丘脑网织系统，其功能似与完成躯体和内脏间复杂反射的整合作用有关。

2）旧丘脑

在进化中较新，接受脊髓和脑干发出的外部感受和本体感受的冲动，它们又发出纤维经内囊至大脑皮质的特定区域，故丘脑各核团又称"驿站核"，包括以下诸核：

（1）腹后外侧核：接受内侧丘系和脊丘系的上行纤维，投射到中央后回一般感觉区的腿区和臂区。

（2）腹后内侧核：接受三叉丘系的纤维，投射到中央后回一般感觉的面区。

（3）外侧膝状体核：接受视束的纤维，发出纤维投射到枕叶皮质的视区。

（4）内侧膝状体核：接受外侧丘系的听觉纤维，发出纤维至颞叶皮质的听区。

（5）腹外侧核：接受结合臂的纤维，发出纤维至大脑皮质中央前回运动区。

3）新丘脑

丘脑进化中最新的部分，与古、旧丘脑核均有联系，发出纤维投射到大脑运动皮质及感觉皮质以外的皮质区域，这些核团又称"联络核"。

（1）外侧核背侧组核团：接受丘脑其他核团的纤维，发出纤维投射到顶上小叶。

（2）枕核：接受内、外侧膝状体的纤维，发出纤维至顶下小叶、枕叶和颞叶后部皮质。

（3）背内侧核小细胞部：接受丘脑其他核团的纤维，发出纤维至额叶前部皮质。

（4）丘脑前核：接受乳头体的纤维，发出纤维至扣带回皮质。

综上所述，丘脑有交替及传导痛、温、触觉冲动的功能，大脑皮质接受精细的感觉。

丘脑接受颈内动脉系统和椎－基底动脉系统的血液供应，其中绝大部分来自椎－基底动脉系统。①颈内动脉系统，即脉络膜前动脉的丘脑支和枕支，大脑前动脉的丘脑前动脉，大脑中动脉的豆状核丘脑动脉，后交通动脉的丘脑结节动脉；②椎－基底动脉系统，即大脑后动脉的丘脑膝状体动脉及丘脑穿动脉。

丘脑各部的血液供应。①丘脑外侧核：由丘脑膝状体动脉、丘脑穿动脉和豆状核丘脑动脉供应；②丘脑内侧核：由丘脑穿动脉、脉络膜前动脉的丘脑支供应；③丘脑前核：由豆状核丘脑动脉、丘脑前动脉供应；④丘脑枕核：由脉络膜前动脉枕支、丘脑膝状体动脉供应；⑤内髓板核：主要由丘脑穿动脉供应。

（二）丘脑病变的临床表现

1. 丘脑综合征　如下所述。

（1）对侧半身感觉障碍。①对侧半身感觉缺失：各种感觉均缺失，是丘脑外侧核，特别是腹后核的损害；②感觉障碍程度不一致：上肢比下肢重，肢体远端比近端重；③深感觉和触觉障碍比痛、温觉重：可出现深感觉障碍性共济失调；④实体感觉障碍：出现肢体的感觉性失认。

（2）对侧半身自发性剧痛。其为内髓板核和中央核受累所致，病灶对侧上下肢出现剧烈的、难以忍受和形容的自发性疼痛。疼痛呈持续性，常因某些刺激而加剧，同时常伴感觉过敏和过度。疼痛部位弥散，难以定出准确位置，情感激动时加重。

（3）对侧半身感觉过敏和过度。其为丘脑病变的常见典型症状，尤其感觉过度更是丘脑病变的特征，患者对任何刺激均极为恐惧，还可出现感觉倒错。

（4）丘脑性疼痛伴自主神经症状，如心跳加快、血压升高、出汗增多、血糖增高等。

（5）对侧面部表情运动障碍。其为丘脑至基底核联系中断所致，病灶对侧面部表情运动丧失，但并无面瘫。

（6）对侧肢体运动障碍。在急性病变时出现瞬息的对侧偏瘫，也可出现对侧肢体的轻度不自主运动。

2. 丘脑内侧综合征　病变位于丘脑内侧核群，为穿通动脉闭塞引起。

（1）痴呆及精神症状：由丘脑投射至边缘系的纤维中断所致。

（2）睡眠障碍：由行网状激活系统经丘脑前核及内侧核向大脑皮质投射路径中断所致。

（3）自主神经功能障碍：如出现体温调节障碍、心血管运动障碍、胃肠运动失调等症状。

（4）自发性疼痛：由内髓板核及中央核受损所致。

3. 丘脑红核综合征　病变部位在丘脑外侧核群的前半部，多由丘脑穿动脉闭塞所致。

（1）小脑性共济失调：为腹外侧核病变，小脑发出的结合臂纤维在此处中断，不能投射到大脑皮质中央前回运动区，使小脑失去了大脑皮质的支配所致。

（2）意向性震颤：发生机制同上。

（3）舞蹈徐动样运动：为腹前核受损所致，多为短暂性。

（三）丘脑病变的定位诊断和鉴别诊断

丘脑是皮质下感觉中枢，损害时感觉障碍是其最主要最突出的症状，其外侧核受损时更为明显，一切感觉均受损，故当发现患者有偏身感觉障碍时应想到是否有丘脑的病变，偏盲、偏身感觉性共济失调及偏身感觉障碍等三偏征为丘脑病变的特征，有偏身自发性疼痛也提示丘脑病变的可能，偏身感觉过度及过敏也是丘脑病变的典型症状。因感觉障碍出现于偏身症状者可以是器质性的，也可以是功能性的，病变的部位也不单是在丘脑，因此根据一些感觉障碍特征在考虑丘脑病变同时，还应排除其他部位的病变甚至功能性疾病引起的偏身感觉障碍。如偏身感觉障碍，尤其是深感觉及实体觉障碍明显，仅伴有轻度的偏身运动障碍，则提示病变在丘脑的可能性最大，但也要排除顶叶的病变。内分泌及自主神经功能障碍通常为丘脑下部的病变所引起，也要注意是否为丘脑病变的影响。至于嗜睡、痴呆、精神症状等引起的病变部位很多，单凭这些症状不能确定病变的部位在丘脑，如合并一些感觉症状，则丘脑病变的可能性很大。丘脑与基底核及中脑有密切联系，部位接近，当出现中脑及基底核症状时，也要注意是否有丘脑的病变。

二、丘脑下部病变的定位诊断

（一）丘脑下部的解剖生理

1. 外形　丘脑下部为间脑丘脑下沟以下的结构，分为3个部分。

（1）丘脑下视部：为丘脑下部的前部，包括灰结节、漏斗、垂体、视交叉等。

（2）丘脑下乳头部：主要为两个乳头体，呈半球形，在灰结节后方。

（3）丘脑底部：为大脑脚和中脑被盖向前的延续，腹侧与丘脑下视部连接，其中有丘脑底核（路易体）、红核前核以及红核和黑质的延伸。

2. 内部结构及功能　如下所述。

（1）核团。分4个区，从前向后依次为：①视前区，为第三脑室最前部的中央灰质，内有视前核；②视上区，在视交叉上方，内有视上核、室旁核及前核；③灰结节，在漏斗后方，内有腹内侧核、背内侧核；④乳头体区，在乳头体部，内有乳头体核、后核。

垂体主要分前叶和后叶，前叶为腺垂体部，是甲状腺、胰腺、肾上腺、生殖腺等靶腺的促成激素的分泌腺体。后叶是神经垂体部，为神经组织。在前叶与后叶之间有一中间叶。

（2）纤维联系。①传入纤维：海马有纤维至穹隆，由穹隆来的纤维终止于乳头体。额叶皮质、苍白球及脑干网状结构等均有纤维止于丘脑下部。②传出纤维：自乳头体发出乳头丘脑束，止于丘脑前核。自丘脑下部发出下行纤维至中脑被盖部，还有一些下行纤维止于脑干内脏运动核团。③与垂体的联系：视上核和室旁核分泌的垂体后叶素（包括抗利尿激素及催乳素）经丘脑下部垂体束输送到垂体后叶，根据身体生理需要再释放入血液。丘脑下部还有7种释放激素，刺激垂体前叶腺细胞分泌相应的激素，它们是促甲状腺素释放激素、促肾上腺皮质素释放激素、生长激素释放激素、促滤泡素释放激素、促黄体化素释放激素、促泌乳素释放及抑制激素、黑色素细胞扩张素释放激素等。丘脑下部与垂体前叶之间没有直接的神经纤维联系，而是通过垂体门静脉系统进行沟通。

（3）丘脑下部的功能。丘脑下部是人体较高级的内分泌及自主神经系统整合中枢，控制交感神经系统和副交感神经系统的活动。①水分平衡：视上核和室旁核根据生理需要分泌抗利尿激素，控制肾对水分的排出与再吸收；损害丘脑下部与垂体后叶的系统可引起尿崩症。②调节自主神经：丘脑下部前区和内侧区与副交感神经系统有关，丘脑下部后区和外侧区与交感神经系统有关，通过丘脑下部以调节交感和副变感神经的功能。③调节睡眠与糖的代谢：丘脑下部视前区损害后出现失眠，丘脑下部后方损害后出现睡眠过度，丘脑下部对血糖的高低有调节作用。④调节进食功能：丘脑下部腹内侧核的内侧部有饱食中枢，腹内侧核的外侧部有嗜食中枢，通过这两个中枢调节进食功能。腹内侧核损害时出现肥胖症。⑤调节体温：丘脑下部通过使散热和产热取得平衡而保持体温相对恒定，散热中枢忙于丘脑下部的前部，产热中枢位于丘脑下部后部。⑥调节消化功能：丘脑下部与胃肠功能有密切关系，丘脑下部损害后可引起消化道出血。⑦调节内分泌功能：丘脑下部能产生多种促垂体素释放激素，丘脑下部能直接调节垂体的部分内分泌功能。

（二）丘脑下部病变的临床表现

丘脑下部解剖结构复杂，生理功能又极为重要，其重量虽只有 4g 左右，但其核团却多至 32 对，此处的病变多种多样。

1. 内分泌及代谢障碍　如下所述。

（1）肥胖症：丘脑下部两侧腹内侧核破坏时可引起肥胖症，破坏室旁核也可引起肥胖，而且丘脑下部前部、背侧部、视交叉上部、视束前部都与产生肥胖有关。引起肥胖的机制可能与以下几个方面有关，即进食量异常增加、运动减少导致脂肪沉积、基础代谢降低。

（2）水代谢障碍：视上核与室旁核病变时尿量显著增加，产生尿崩症，此部功能亢进时产生少尿症。

（3）盐类代谢异常：破坏腹内侧核可引起高钠血症；破坏室旁核时尿中排钠增多，并伴有多尿。

（4）性功能异常：可表现为性早熟及性功能不全。丘脑下部结节漏斗核与性功能有关，此核发出结节垂体束，影响垂体性腺激素的排出量。

第一，性早熟：临床上按性早熟的程度分为 3 种，为外观上类似性早熟、不完全性性早熟和完全性性早熟。外观上类似性早熟表现为新生儿或儿童期乳房发育和子宫出血，早期生长阴毛；完全性性早熟应有发育成熟的睾丸或卵巢，有成熟的精子或卵泡，有月经排卵，有早熟妊娠，性激素达到成人水平。性早熟女性多于男性。

丘脑下部病变引起的性早熟主要因为损伤了第三脑室底部及丘脑下部的后部，除有性早熟表现外，尚有精神异常、智力低下、行为异常、情绪不稳、自主神经症状等。松果体病变尤其是肿瘤，常引起性早熟，这是压迫了丘脑下部所致。

第二，Albright 综合征，病因不明，临床上常表现为以下 4 个特点。①弥漫性纤维性骨炎：多为偏侧性，有骨质脱钙、骨纤维变性及囊肿形成；②皮肤色素沉着：在骨质变化的皮肤上出现色素沉着；③性早熟：多呈完全性，主要见于女性；④可并发甲状腺功能亢进，神经系统有锥体束征、先天性动－静脉瘘、大动脉狭窄及肾萎缩等。

第三，性功能发育不全，指青春期生殖系统不发育或发育不完善，分为丘脑下部性、垂体性、性腺性三种。

第四，丘脑下部病变的性功能发育不全，常伴有肥胖症，有两个综合征。①Frohlich 综合征：临床症状有性功能低下，生殖系统发育不良，男性多见，伴有智力低下、肥胖、生长发育迟滞、多尿、其他发育畸形、头痛等。②Laurence－Moon－Biedl 综合征：表现有肥胖、外生殖器发育不良、生长障碍、尿崩症、智能障碍、视网膜色素变性及多指症或指愈合畸形等。此等症状可呈完全性或不完全性。

第五，垂体病变的性功能发育不全，表现为侏儒症、性功能发育不全、垂体功能失调等。男、女皆可发生。垂体促性腺激素特异性缺乏为促性腺激素不足所致。男性阴毛稀疏，类似女性，第二性征不明显，睾丸与外生殖器很小，无精子，这些均是由肾上腺雄性激素分泌明显不足引起。女性如雌性激素分泌明显不足时，表现为乳头、乳晕、乳房、外阴、子宫等发育不良，呈女童型，阴毛发育正常。

第六，性腺病变的性功能发育不全：表现为第二性征缺乏、先天畸形等。

（5）糖代谢异常：动物试验刺激室旁核、丘脑前核、腹内侧核、后核时血糖增高，丘脑下部肿瘤常有血糖升高，视交叉水平或视束前区损害时血糖降低。

2. 自主神经症状　如下所述。

（1）间脑性癫痫：其诊断依据主要为有发作性的自主神经症状，可伴有意识障碍；病史中或发作间歇期有某些丘脑下部症状；临床上有客观证据提示有丘脑下部损害，脑电图提示有癫痫表现。

（2）间脑病：包括下列 4 个方面。①代谢障碍：糖代谢障碍可出现糖尿、糖耐量试验和胰岛素敏感试验异常。脂肪代谢异常可出现肥胖、消瘦、血中脂肪酸增高。水代谢异常表现为口渴、多饮、多尿、少尿、水肿等。②内分泌障碍：表现为性功能障碍、肾上腺功能障碍；甲状腺功能障碍等。此与代谢障碍有密切关系。③自主神经功能障碍：表现为体温调节障碍，心血管运动障碍，胃肠功能障碍，尿便排泄障碍，汗液、唾液、泪液、皮脂等分泌障碍。④精神与神经障碍；精神障碍可表现为情绪不稳、易激动、抑郁、恐惧、异常性冲动、梦样状态、神经官能症状态等，神经症状的出现均由丘脑下部附近脑组织损害引起。

（3）体温调节障碍：丘脑下部后区为产热中枢，前区为散热中枢。前区损害时产生持久高热，后外侧区损害时引起体温过低。丘脑下部病变引起的体温调节障碍，可表现为中枢性高热、发作性高热、中枢性低温、体温不稳等4种类型。

（4）循环调节障碍：丘脑下部前部损害时血压升高，后部损害时血压下降，两处均损害或损害不均时血压不稳。

（5）呼吸调节障碍：刺激视前区的前部可使呼吸受到抑制，引起呼吸减慢及呼吸幅度变小。刺激丘脑下部中间部也可出现呼吸抑制，甚至呼吸暂停。

（6）瞳孔改变：刺激丘脑下部后部时瞳孔散大；刺激丘脑下部前部时瞳孔缩小。

（7）消化道症状：可引起胃及十二指肠病变，主要表现为胃肠道出血。

三、丘脑下部病变的定位诊断和鉴别诊断

丘脑下部是一个调节内分泌及自主神经功能的中枢，诊断其损害主要依据为是否有代谢、内分泌及自主神经功能等方面的障碍。如仅有其中某些临床症状，难以确定是否由丘脑下部病变引起；如这几方面的症状均有一些，同时又有精神意识障碍及一些神经系统的有关局灶体征，则诊断比较肯定。病变有些是原发于丘脑下部的，有些可能是原发于附近脑组织，以后蔓延到丘脑下部的，也可能是丘脑下部未受到直接侵犯，仅在功能上受到一定影响的。这要根据临床症状出现顺序、严重程度及可能的病因来判断。如其他定位症状出现早且突出，而内分泌、自主神经症状出现较晚、较轻，或病情逐渐加重，则病灶原发于丘脑下部的可能性不大，而是由附近脑组织扩展而来的，病因很可能是肿瘤；如同时伴有颅内压增高，则为肿瘤的可能性更大。反之，如内分泌、自主神经症状出现很早且很突出，而其他症状是次要的，则首先要考虑原发于丘脑下部的病变。如丘脑下部的症状和其他脑症状同时出现，常提示两者同时受到侵犯，尤其在一些急性病变，如血管病、炎症、外伤等，患者常有昏迷、局灶体征及明显的丘脑下部症状，此种情况提示病情非常严重。对单有内分泌、自主神经症状的患者可进行一些脑部的辅助检查，以明确有无丘脑下部或垂体的病变。还可做一些内分泌功能的检查，以明确障碍的严重程度，同时还要进行有关靶腺的检查，以明确引起内分泌代谢障碍的部位。对丘脑下部的病变，还要根据其临床表现来判断病变的主要部位，因为丘脑下部病变本身无明确定位体征，但与整个神经系统及全身都有广泛而密切的联系，因此在诊断丘脑下部有无病变时应进行综合考虑。

（张慧琴）

第五节　脑干病变的定位诊断

一、脑干的解剖生理

脑干位于小脑幕下的颅后窝内，上端与间脑相连，下端与脊髓相接，背侧为第四脑室和小脑。除第Ⅰ、Ⅱ脑神经外，其余脑神经核均位于脑干内。

脑干由延髓、脑桥和中脑3部分组成。延髓在最下端于枕大孔水平与脊髓相连，脑桥居中间，中脑位于脑干顶端与间脑相邻。

（一）脑干的外形

脑干的外形详见图7-1，图7-2。

1. 延髓

延髓为脊髓的延续，呈锥形，在枕大孔水平，以第1脊神经分界，全长2.8~3.0cm。最下端宽0.9~

1.2cm，最上端宽可达2.4cm。其外形特征与脊髓外形十分相似，又有前正中裂、后正中沟、前外侧沟、后外侧沟及中间沟，尾端有脊髓中央管的延续。自延髓中部开始，中央管的背侧板向两侧延伸，至脑桥时则扩展成三角形的隐窝，构成第四脑室底的延髓部，后者表面覆盖有室管膜上皮与有丰富血管的软膜。双侧外隐窝向下延伸到脑室下角相连处称为闩。由前后裂和沟使延髓分成左右对称的两半，在其尾端可见斜行交叉的纤维束，称为锥体交叉。在锥体的外侧为橄榄体（其内为下橄榄体），在前外侧沟有舌下神经。在舌下神经的背外侧可见舌咽神经、迷走神经和副神经发出。在后正中沟与后外侧沟之间为后索，即薄束与楔束，其首端呈棒状体及楔形结节，其内有薄束核及楔束核。此部再向上外延伸与小脑下脚（绳状体）相连接。

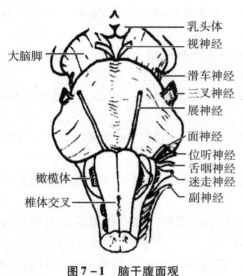

图7-1　脑干腹面观

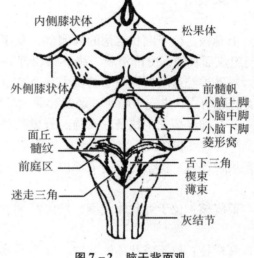

图7-2　脑干背面观

2. 脑桥　位于延髓上方，形如一条宽带，长为2~3cm，宽为3~3.6cm，在两侧呈粗索状为小脑中脚（脑桥臂），以脑桥上、下沟与延髓和中脑的大脑脚之间构成明显分界。腹侧面为宽阔的横行隆起称为基底部，背侧为延髓的延续称为背盖部，且与延髓共同成为菱形窝，构成第四脑室底。在其上可见由外侧至中线的髓纹，也为脑桥和延髓在背侧的分界线，底面中线为中央沟，其外侧有与之平行的外界沟。在腹侧之基底部下缘与延髓分界之沟内，自中线向外依次可见展神经、面神经和听神经发出，三叉神经由小脑中脚出脑。

3. 中脑　位于脑桥上方，全长1.5~2.0cm，其末端为脑桥的上部所遮盖，背部为顶盖，腹侧面变粗大为一对大脑脚，内有锥体束走行；两大脑脚之间为脚间窝，又称为脚间池；动眼神经由大脑脚内侧的动眼神经沟出脑。背部有四叠体，为一对上丘和一对下丘，松果体卧于其中间。上丘为皮质下视觉反射中枢，下丘为皮质下听觉反射中枢。滑车神经由下丘下方出脑。在中脑顶盖部中央有大脑导水管连接第三脑室和第四脑室。

（二）脑干的内部结构

1. 脑神经核团　如下所述。

1）延髓的脑神经团。

（1）舌下神经核：位于第四脑室底近中线旁，发出纤维组成舌下神经后走向腹侧，在锥体外侧出延髓。

（2）迷走运动背核：位于舌下神经核的背外侧，参与组成舌咽神经、迷走神经，在延髓背外侧出脑。

（3）疑核：位于延髓背外侧，发出运动纤维参与组成舌咽神经、迷走神经和副神经。

（4）三叉神经脊束核：位于延髓背外侧区内，接受来自迷走神经的感觉纤维及三叉神经的感觉支。

（5）孤束核：位于迷走神经运动背核的前外侧，发出纤维组成舌咽神经和迷走神经的感觉支。

（6）下涎核：位于延髓上部中心附近，发出纤维组成舌咽神经的一部分。

（7）耳蜗神经核：位于延髓上部绳状体的外侧，耳蜗神经终止于此核，从此核发出的纤维由同侧及对侧上行组成外侧丘系。

（8）前庭神经核：位于第四脑室底前庭区的深部，占据延髓、脑桥两部分，由四个亚核组成，分别为前庭神经上核、下核、内侧核和外侧核。由它们发出的纤维主要参与内侧纵束，并与小脑、脊髓及脑神经核发生联系。

2）脑桥的脑神经核团。

（1）面神经核：位于三叉神经脊束核及脊束之内侧，发出纤维组成面神经，经背侧向上行，并绕过展神经核，再外侧行出脑，支配面部表情肌。

（2）孤束核（上部）：位于迷走神经背核外侧，发出纤维组成面神经味觉支，专司舌前 2/3 的味觉。

（3）上涎核：位于网状结构的外侧部，其下端在延髓为下涎核组成舌咽神经一部分，而此核发出纤维参与组成面神经，支配泪腺、颌下腺和舌下腺，司泪液和唾液的分泌。

（4）三叉神经运动核：位于脑桥中部背盖部外侧三叉神经感觉主核的内侧，发出纤维组成三叉神经下颌支的运动支，支配咀嚼肌、颞肌和翼内外肌。

（5）三叉神经感觉主核及三叉神经脊髓束核：在运动核之外侧组成三叉神经眼支、上颌支和下颌支，接受头面部皮肤黏膜、牙齿等部位的痛觉、温度觉和触觉。

（6）展神经核：位于脑桥中下部内侧隆起的外侧部，发出纤维组成展神经，支配外直肌，司眼球外展。

（7）前庭核：位于绳状体背侧，发出纤维组成听神经的前庭纤维，接受内耳前庭及半规管的平衡功能。

（8）耳蜗核：位于绳状体的外侧，分为耳蜗背核和耳蜗前核，发出纤维组成听神经的耳蜗纤维，接受内耳螺旋器的听觉。

（9）旁正中桥网状质：位于外侧神经核腹内侧，与眼快速扫视运动有关。

3）中脑的脑神经核团。

（1）动眼神经核：位于中脑上丘平面、大脑导水管腹侧、中央灰质中线旁，发出纤维组成动眼神经的大部分，支配上睑提肌、上直肌、内直肌、下直肌和下斜肌。

（2）缩瞳核：又称 Edinger－Westphal 核（EW 核）。位于中央灰质前方，发出纤维组成动眼神经的一部分，支配瞳孔括约肌，专司瞳孔的缩小与扩大。

（3）玻利亚核：位于中央灰质腹侧正中的单一核，发出纤维至两眼的内直肌，司双眼聚凑运动。

（4）滑车神经核：位于中脑下丘平面中央灰质的前部，内侧纵束的背面，发出纤维组成滑车神经，支配上斜肌，专司眼球向下外方向注视。

（5）黑质和红核：黑质为一色素层，位于大脑脚背侧，再背侧为红核。

2. 传导束　如下所述。

1）延髓的传导束。

（1）锥体束：为起于额叶中央前回经放射冠专司运动的下行性传导束，至延髓则位于腹侧面之锥体。锥体束行于脑干时分成皮质脑干束和皮质脊髓束两部分。皮质脑干束在下行之中分别依次止于双侧各个脑神经之运动核团，但在延髓的舌下神经核只接收对侧单侧之皮质脑干束支配。皮质脊髓束下行至延髓锥体交叉处大部分神经纤维交叉至对侧脊髓侧索，形成皮质脊髓侧束下行，终止于脊髓前角。小部分神经纤维在锥体交叉处不交叉，直接在脊髓前索下行，形成皮质脊髓前束，在各平面上陆续交叉终止于对侧脊髓前角。还有少数神经纤维始终不交叉，在脊髓侧索中下行陆续止于同侧脊髓前角。

（2）脊髓丘系：位于三叉神经脊束的腹侧，传导痛觉、温度觉和部分触觉，系来自脊髓侧索中的脊髓丘脑束和脊髓顶盖束组成，途经脑干继续上行，止于感觉中枢中央后回。

（3）内侧丘系：在锥体束背侧中线旁，传导深感觉，接受来自脊髓后索之薄束和楔束的上行纤维，止于延髓背部之薄束核和楔束核，再发出纤维在中央灰质腹侧交叉至对侧锥体束背侧中线旁，称为内侧丘系，再继续上行至丘脑和感觉中枢中央后回。

（4）其他延髓内纤维束：包括延髓背内侧的内侧束，腹侧和背侧的脊髓小脑束，内侧和外侧的红核脊髓束、前庭脊髓束，下行的交感神经通路。

2）脑桥的传导束。

（1）锥体束：位于脑桥腹侧面，纤维束由集中改成散在分布。皮质脑干束在下行至脑桥时依次分别止于双侧相应脑神经运动核团，但面神经核的下半部（其发出纤维支配下半部面部表情肌）只接受对侧的皮质脑干束支配。皮质脊髓束下行至延髓经过锥体交叉后大部分在脊髓侧索中继续下行。

（2）脊髓丘系：为上行性纤维束，在脑干均位于周边部分，上行经丘脑腹后外侧核至感觉中枢中央后回，传导痛觉、温觉和部分触觉。

（3）内侧丘系：为上行性传导束。起自延髓的薄束核及楔束核，发出纤维向腹侧形成弓状纤维并在中线处交叉到对侧，在锥体束背侧上行，至脑桥则位于中线旁，上行经丘脑腹后外侧核至感觉中枢中央后回，传导深感觉。

（4）三叉丘系：位于脑桥背外侧的三叉神经感觉主核及三叉神经脊髓束核发出纤维越过对侧组成三叉丘系，伴随脊髓丘脑束上行，经丘脑腹后内侧核再上行，至感觉中枢中央后回，传导面部（包括角膜、鼻腔黏膜、牙齿、口腔黏膜等）痛觉、温觉和触觉。

（5）外侧丘系：起自绳状体外侧的耳蜗神经核（包括前核和背核），所发出纤维大部分通过斜方体交叉到对侧上行，小部分在同侧上行称为外侧丘系，经内侧膝状体至颞横回，司听觉传导。

（6）其他脑桥内纤维束：内侧束，位于背内侧。其他还有腹侧脊髓小脑束，外侧顶盖脊髓束、红核脊髓束和皮质－脑桥－小脑束。

3）中脑的传导束。

（1）锥体束：在大脑脚运动纤维的排列为额桥束在最内侧的1/3，顶桥、颞桥、枕桥束位于外侧1/3，皮质脊髓束占中间的1/3，且支配面部的纤维在内侧，支配下肢的纤维在外侧。

（2）脊髓丘系：实际是脊髓丘脑束通过脑干的部分。在中脑，则位于红核的背外侧继续上行。

（3）内侧丘系：在中脑，位于脊髓丘系邻近。

（4）外侧丘系：在中脑靠近周边，于内侧丘系的背侧再上行。

（5）中脑束：包括齿状核－红核－丘脑束、内侧顶盖束、后联合等。

3. 脑干网状结构　脑干内有广泛的网状结构，主要位于脑干的中部，在解剖上的联系非常广泛，生理功能也十分重要。其含有大小不等的细胞，密集或分散排列，纤维交织成网，故称为网状结构。

（1）网状结构的核：①内侧部：位于脑干被盖部中央偏腹内侧的部分，主要由大、中型细胞组成。包括腹侧网状核（在延髓下部）、巨细胞网状核（在延髓上部）、脑桥尾侧网状核（在脑桥下部）、脑桥嘴侧网状核（在脑桥前部）和中脑被盖核。②外侧部：位于脑干被盖部中央偏背外侧部，包括背侧网状核（在延髓下部）、小细胞网状核（在延髓上部和脑桥下部）、楔状核（在中脑顶盖腹外侧）等。

（2）网状结构主要的纤维联系：包括上行部分、中间部分和下行部分。

第一，上行部分。即网状结构向上与大脑皮质相联系的纤维。包括网状丘脑束、顶盖丘脑束和由脊髓上升的感觉束侧支与网状结构的联系（图7－3）。

第二，中间部分。即为是网状结构与锥体外系核、脑神经核和上行感觉束等结构的纤维联系。为网状结构的小细胞，其联系很广泛，几乎所有通过脑干的传导束均以侧支与其联系。它与邻近的第Ⅴ至第Ⅻ对脑神经核也有联系，参与各种反射，因此网状结构又成为许多反射路的中转站。

第三，下行部分。即由网状结构向下传导到脊髓的纤维。网状结构内的大细胞接受来自红核和纹状体的纤维，于此更换神经元，发出的纤维为网状脊髓束，沿脊髓的侧索和前索下行，属于锥体外系的一部分。功能上与肌张力的调节有关，使肌肉保持一定的张力。

在脑干网状结构的前内侧部有纵行的条状区，称为抑制区。当其受刺激时可抑制或减弱脊髓反射，大脑皮质下行纤维的活动也可被此区的兴奋所抑制。

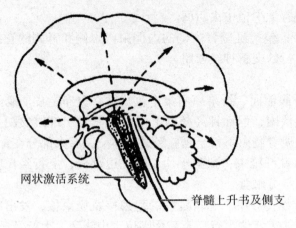

图7-3　网状结构上行部分

3）网状结构的生理功能。

（1）生命中枢（图7-4）：脑干网状结构，特别是延髓的网状结构，有一些内脏的基本调节中枢，即生命中枢，包括心跳加速和血管收缩中枢，心跳减慢和血管舒张中枢，吸气中枢、呼气中枢、长吸中枢及呼吸调节中枢等。这些中枢的反射性调节活动对维持机体的正常生命活动是十分重要的。如果延髓受损，破坏了这些生命中枢的生理活动，就可引起心跳、血压、呼吸的严重障碍，可导致死亡。

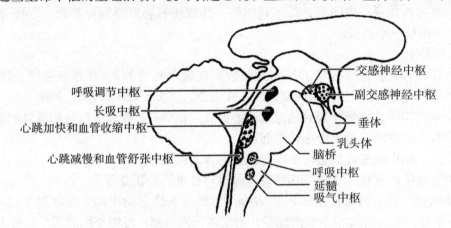

图7-4　生命中枢示意图

（2）调节躯体运动：脑干网状结构调节躯体运动功能主要是通过网状脊髓束对脊髓的反射活动调节来完成的。包括对躯体肌张力的易化和抑制两种作用，易化作用是通过间脑、中脑、脑桥和延髓的易化冲动来实现的。起自间脑和中脑的易化冲动是通过多触突经络而实现的。起自脑桥和延髓的易化冲动是通过网状脊髓束下行到脊髓来完成的。抑制作用有大脑皮质的抑制作用和小脑对肌张力的抑制作用，也都通过脑干网状结构抑制区来实现的。

（3）维持觉醒状态：脑干网状结构接受各种感觉的特异冲动，并将其转为非特异冲动，上达大脑皮质的广泛区域，以维持觉醒状态；这种特殊作用称为上行性激活作用，其传导系统称为上行激活系统。

（三）脑干的血液供应

脑干主要接受椎-基底动脉系统的血液供应（图7-5）。

两侧椎动脉的直径为0.92~4.09mm，在脑桥沟处结合成基底动脉，走行在脑桥腹侧面基底动脉沟内。随着年龄的增长，基底动脉常变得迂曲和延长而偏离中线，垂直行走者仅占25%，双侧椎动脉管径常不一致，左侧多大一些，有时发现一侧椎动脉细如丝状，甚至可闭锁，这时基底动脉血流主要来自对侧椎动脉；还可有一侧椎动脉至小脑后下动脉而终止，另一侧椎动脉延续为基底动脉。

1. 延髓的血液供应（图7-6）　延髓的血液供应主要来自两侧椎动脉及其分支。

（1）脊髓前动脉：在两侧椎动脉结合成基底动脉处，同时向下发出脊髓前动脉，可下行至颈部脊髓，供应延髓内侧部的结构，如锥体、锥体交叉、内侧纵束、顶盖脊髓束、舌下神经核、孤束、孤束核、迷走神经背核等。

（2）脊髓后动脉：多自小脑后下动脉发出，如此动脉缺如，则由小脑后下动脉直接供应，供应延髓的结构如薄束、楔束及其核团，绳状体的尾侧及背侧部等。

（3）小脑后下动脉：为椎动脉的最大分支，位于延髓外侧与小脑二腹叶之间，并发出细小分支到延髓外侧及后外侧部。约有4%的人小脑后下动脉缺如，此时血液直接由椎动脉供应。小脑后下动脉供应的延髓结构有脊髓丘系、三叉神经脊髓束核、三叉丘系、疑核、绳状体、前庭外侧核等。

2. 脑桥的血液供应（图7-7）　脑桥的血液供应来自基底动脉桥支。

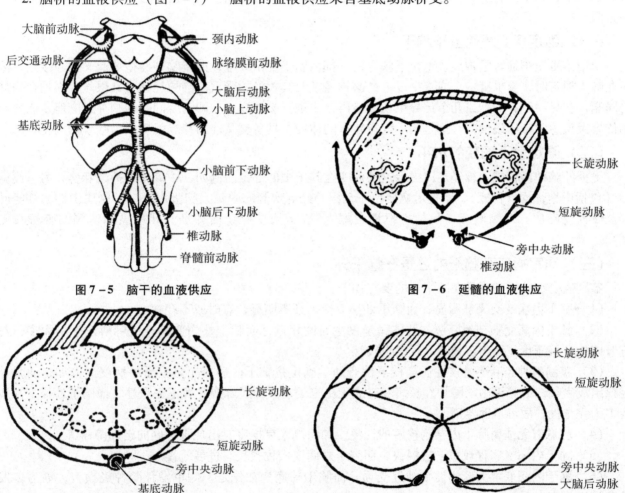

图7-5　脑干的血液供应

图7-6　延髓的血液供应

图7-7　脑桥的血液供应

图7-8　中脑的血液供应

（1）旁中央动脉：供应脑桥中线旁结构，包括皮质脊髓束、内侧丘系、脑桥小脑束、内侧纵束及展神经核等。

（2）短旋动脉：供应脑桥前外侧面的一个楔形区，包括面神经核、听神经核、三叉神经核及其纤维、前庭神经核、耳蜗神经核及脊髓丘脑束等。

（3）长旋动脉：发自基底动脉。与小脑上动脉及小脑前下动脉一起供应背盖部和脑桥臂大部分，包括三叉神经核、展神经核、面神经核、内侧丘系、脊髓丘系、绳状体、小脑中脚和网状结构等。

3. 中脑的血液供应（图7-8）　中脑的血液供应与脑桥相似。

（1）旁中央动脉：来自后交通动脉，也来自基底动脉上端分叉处和大脑后动脉的近端，在脚间窝形成广泛的血管丛，进入后穿质，供应脚间窝底，包括动眼神经核、滑车神经核、内侧纵束的缝隙区域、红核及脚底的最内侧部。前脉络膜动脉的分支也发出类似的血管供应脚间窝的最上部和视束的内侧。

（2）短旋动脉：一部分来自脚间丛，一部分来自大脑后动脉及小脑上动脉的近端部分，供应大脑脚底的中部和外侧部、黑质及被盖的外侧部。

（3）长旋动脉：主要来自大脑后动脉，最重要的为四叠体动脉，主要供应上丘和下丘。还有来自下脉络丛动脉和小脑上动脉的长支参与顶部的血流供应。

二、脑干病变的定位诊断原则

脑干的结构比较复杂，再加以病变的部位、水平及病变范围大小不同等因素，故定位有时较为困难。必须结合脑干的解剖、生理特点作为病变定位诊断的指导。脑干病变的定位诊断基本原则有以下3个方面。

（一）确定病变是否位于脑干

由于第Ⅲ至第Ⅻ对脑神经核都位于脑干内，都由脑干发出纤维，而且脑神经核彼此又相当接近，因而在脑干损害时，至少有一个或一个以上的脑神经核及其根丝的受累。脑神经核或其根丝受损均在病灶的同侧，在另一侧有一个或几个传导束功能障碍，出现交叉性病变，即病变同侧的脑神经麻痹，病变对侧传导束型感觉障碍或偏瘫，这是脑干病变特有的体征。具备交叉性的特点就提示为脑干的病变。

（二）确定脑干病变的水平

受损的脑神经核或脑神经足以提示这种病变在脑干中的部位。例如，一侧动眼神经麻痹，另一侧偏瘫（包括中枢性面、舌瘫），则提示病变位于动眼神经麻痹侧的中脑大脑脚水平。一侧周围性面神经麻痹及展神经麻痹，对侧偏瘫（包括中枢性舌瘫），提示病变位于面神经、展神经麻痹侧的脑桥腹侧尾端。

（三）确定病变在脑干内还是在脑干外

鉴别病变在脑干内还是在脑干外的要点如下：

（1）脑干内病变交叉征明显，而脑干外病变交叉征不明显，有时或不存在。

（2）脑干内病变脑神经麻痹与肢体瘫痪发生时间相近，而脑干外病变脑神经麻痹发生早而多，对侧肢体如有偏瘫也往往出现较晚，程度也较轻。

（3）鉴别脑神经麻痹是核性还是核下性有助于确定是脑干内病变还是脑干外病变。例如，动眼神经核组成复杂，故脑干内动眼神经核病变时表现出来的动眼神经麻痹常属不完全性，而脑干外核下性病变多为完全性，故可帮助鉴别。

（4）注意有无纯属脑干内结构损害的征象，如内侧纵束损害时出现眼球同向运动障碍等。

（5）脑干内病变病程较短、进展快，而脑干外病变病程较长、进展缓慢。

（6）脑干内病变常为双侧性脑神经受损，而脑干外病变常先是一侧单发性脑神经损害，渐为多发性脑神经损害。

（7）脑神经刺激性症状多见于脑干外颅底的病变，如面部神经痛为三叉神经干病变，耳鸣常常是耳蜗神经的刺激性征象。

三、脑干综合征及定位诊断

（一）延髓综合征及定位诊断

1. 延髓前部综合征　常因脊髓前动脉或椎动脉阻塞，造成同侧锥体束、内侧丘系、舌下神经及其核的缺血性损害，产生下列症状。

（1）病灶侧舌下神经麻痹，引起同侧舌肌瘫痪，伸舌偏向病灶侧，舌肌萎缩和肌纤维震颤。

（2）病灶侧锥体束受损，引起对侧肢体偏瘫。

（3）病灶侧内侧丘系受损，引起对侧半身深感觉障碍，但痛觉、温度觉保留。若无此症状，即称

Jakson 综合征。

2. 延髓外侧综合征（Wallenberg 综合征）　常因小脑后下动脉或椎动脉阻塞，造成延髓外侧和下小脑损害，产生如下症状：

（1）病灶侧三叉神经脊束核及脊髓丘脑束受损，引起病灶侧面部痛觉、温度觉减退（呈核性分布），对侧躯干和肢体痛觉、温度觉减退。

（2）病灶侧疑核受损，引起同侧软腭、咽和声带麻痹，伴吞咽困难和声音嘶哑。

（3）病灶侧下行的交感神经受损，引起同侧的 Homer 综合征。

（4）病灶侧前庭神经核受损，出现眩晕、恶心、呕吐、眼球震颤等症状。

（5）病灶侧小脑下脚和小脑受损，出现同侧小脑受损症状和体征。

（二）脑桥综合征及定位诊断

1. 脑桥腹侧综合征　如下所述。

（1）Millard – Gubler 综合征：由脑桥腹外侧单侧病损所致，累及脑桥基底部、展神经、面神经，表现为由于病灶侧锥体束损害，引起对侧肢体偏瘫和中枢性舌瘫。病灶侧展神经麻痹，引起同侧外直肌麻痹，眼球不能外展，处于内收位，注视病灶侧可出现复视。病灶侧面神经麻痹，引起同侧周围性面瘫。

（2）Raymond 综合征：为脑桥腹侧单侧病损，累及同侧展神经束和锥体束，但面神经幸免，表现为交叉性外展偏瘫。病灶侧展神经束受损，出现同侧外直肌麻痹。病灶侧锥体束受损，出现对侧肢体偏瘫和中枢性舌瘫。

（3）闭锁综合征（locked – in syndrome）：为双侧脑桥腹侧病变（如梗死、肿瘤、出血、外伤等）引起，表现为由于双侧皮质脊髓束受损，出现四肢瘫。由于支配后组脑神经的皮质脑干束受损，出现发音不能、吞咽困难（如假性延髓麻痹）。由于中脑网状质和面神经正常，意识清醒，垂直眼球运动和眨眼正常。

2. 脑桥背侧综合征　常见的是 Foville 综合征，为脑桥尾端 1/3 背部的顶盖病损所致，表现为以下 3 个方面。

（1）由于皮质脊髓束和皮质延髓束受损，出现对侧肢体偏瘫和中枢性舌瘫。

（2）由于病灶侧面神经核和神经束受损，出现同侧周围神经面瘫。

（3）由于旁正中脑桥网状质和展神经核受损，出现同侧展神经麻痹，两眼向病灶侧的水平协同运动麻痹。

（三）中脑综合征及定位诊断

一侧中脑局限病变产生典型综合征如下：

1. 中脑腹侧综合征　一侧大脑脚中局限性病变引起动眼神经束损害和锥体束损害，产生病灶侧动眼神经麻痹和对侧中枢性偏瘫（包括中枢性面瘫和中枢性舌瘫），又称为大脑脚综合征或 Weber 综合征（图 7 – 9）。

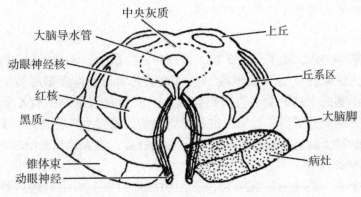

图 7 – 9　大脑脚综合征（Weber 综合征）

2. 中脑被盖综合征　中脑被盖病变损害被盖中的动眼神经核或动眼神经束、红核、内侧纵束和内侧丘系，产生病灶同侧动眼神经麻痹和对侧肢体的不自主运动（如震颤、舞蹈症、手足徐动症等）及偏身共济失调。

由于临床表现的差异，而有不同的命名，若主要表现为病灶侧动眼神经麻痹和对侧偏身共济失调，称为 Nothnagel 综合征。若主要表现为病灶侧动眼神经麻痹，对侧偏身共济失调及对侧不自主运动，称为 Claude 综合征。若主要表现为病灶侧动眼神经麻痹和对侧不自主运动及轻偏瘫，称为 Benedikt 综合征。

3. 中脑顶盖综合征　病变损及上丘或下丘，引起眼球垂直联合运动障碍。但病变可损害其他结构，合并出现中脑损害的其他征象而构成不同的综合征。

若病变在上丘水平，产生 Parinaud 综合征，表现为眼球向上和（或）向下联合运动瘫痪。也可伴中脑的其他症状。

若病变在下丘，产生病灶同侧共济失调和 Horner 综合征（即对侧痛觉、温度觉或各种感觉障碍，听觉障碍）。

若病变在大脑导水管，产生大脑导水管综合征，表现为垂直性注视麻痹，回缩性眼球震颤（眼球各方向注视时出现向后收缩性跳动）或垂直性眼球震颤，聚合运动障碍，瞳孔异常（双眼会聚不能，眼球分离，伴瞳孔扩大），眼外肌麻痹等。

（何仲春）

第六节　小脑病变的定位诊断

小脑位于颅后窝内，约为大脑重量的 1/8，在脑干的脑桥、延髓之上，构成第四脑室顶壁，主要是运动协调器官，病变时主要表现为共济失调及肌张力低下。

一、小脑的解剖生理

（一）大体观察

1. 上面　较平坦，紧位于小脑幕之下，中间凸起，称为上蚓。自前向后，上蚓又分五部分：最前端是小脑小舌，其次为中央叶，最高处称山顶，下降处为山坡，最后为蚓叶。在此上蚓部的后 1/3 有伸向外前方，略呈弓形的深沟，称为原裂。原裂之前两侧为小脑前叶，中间为山顶。原裂之后的两侧为小脑半球的两侧部。

2. 下面　两侧呈球形，为小脑两半球，中间凹陷如谷，谷底有下蚓部。下蚓部自后向前分四部分：蚓结节、蚓锥、蚓垂和小结。蚓垂两侧为小脑扁桃体。小结是下蚓的最前部，它的两侧以后髓帆与绒球相连，统称为绒球小结叶，在绒球之内前方，紧邻桥臂。双侧桥臂之间，稍向前有结合臂及前髓帆。综观上、下两面，中间为蚓部，两侧为半球。从进化上看，蚓部为旧小脑而半球为新小脑，前面介于上、下两面之间的桥臂，其稍后的绒球小结叶为古小脑。

（二）内部结构

小脑皮质结构各处基本一致，镜下分为 3 层，由外向内依次为：①分子层：细胞较少，表浅部含小星形神经细胞，较深层为较大的"篮"状细胞。它们的轴突均与浦肯野细胞接触，其纤维为切线形走行。某些纤维负责联系小脑两半球。②浦肯野细胞层：主要由这层细胞执行小脑功能。这个层次很明显，细胞很大。其粗树突走向分子层，呈切线位，像鹿角的形象向上广泛伸延；其轴突穿过颗粒层，走向小脑核群。浦肯野细胞接受脑桥与前庭来的冲动。③颗粒层：为大片深染的球形小神经细胞，本层接受脊髓和橄榄体传来的冲动。

在小脑髓质内有四个核，均成对。在额切面上用肉眼即可看到，由外向内是：①齿状核，呈马蹄形，细胞群呈迂曲条带状，向内后方开口，称为核门。此核接受新小脑的纤维，将冲动经结合臂及红核，并经丘脑传至大脑皮质。②栓状核，形状像一个塞子，位于齿状核"门"之前，它接受新小脑与古小脑的纤维之后，也发出纤维到对侧红核。③球状核，接受古小脑的纤维，之后发出纤维到对侧红核。④顶核，接受蚓部与古小脑来的冲动，发出纤维到前庭核与网状结构。

（三）小脑的联系通路

小脑与脑干有 3 个连结臂或称为脚，在横切面上很易辨认，从下向上依次为：①绳状体，也称为小脑下脚，连系小脑与延髓；②桥臂，也称为小脑中脚，连系脑桥与小脑；③结合臂，也称为小脑上脚，连系外脑与中脑。小脑的这 3 个臂（或脚）是向小脑与离小脑纤维的必经之地。

在绳状体内有：①背侧脊髓小脑束（Flechsig 束），起于脊髓的后柱核；不经交叉，终止于蚓部的前端；传递本体感觉冲动。②橄榄小脑束，起于延髓橄榄体，经交叉终止于小脑皮质。橄榄体之冲动可能来自苍白球。③弓状小脑束，由同侧楔核的外弓状纤维形成，其中还有三叉脊髓感觉核传来的纤维。④网状小脑束，起自盖部网状核。此束含有起自小脑的小脑网状束。⑤前庭小脑束，在绳状体内侧部行走，一部终止于顶核，一部终止于绒球小结叶；也有顶核与前庭核连系的小脑前庭束。

在桥臂内几乎全部为脑桥小脑纤维。脑桥纤维为水平方向行走，起自桥核细胞。后者是额桥小脑束与颞桥小脑束的中转站。桥小脑纤维大部分终止于对侧小脑半球。

连结臂有离小脑的纤维。小脑红核丘脑束起自齿状核与栓核，有交叉（Wernekink 交叉）；部分终止于对侧红核（从红核再起红核脊髓束），部分直接到达对侧丘脑的腹外侧部。在结合臂内也有走向小脑的束。腹侧脊髓小脑束与背侧脊髓小脑束一样，也起自脊髓后柱核，不交叉，终止于小脑蚓部。

可将小脑的主要联络概括如下：①小脑接受脑桥的纤维（大部分到达小脑半球），通过桥核细胞接受大脑皮质的冲动；接受脊髓的纤维（到达蚓部），从脊髓接受本体感受刺激，接受前庭核的纤维，向绒球小结叶传递前庭冲动，接受下橄榄体的纤维，到达小脑的整个皮质，这组纤维可能传递来自纹状体的冲动，纹状体经丘脑与下橄榄体联系。这个通路称为丘脑橄榄束；最后，小脑还广泛地接受网状结构的纤维，以保证运动的协调。②小脑的离心纤维有到前庭核的、到红核的和到脊髓的，还有经过丘脑到大脑两半球皮质和纹状体的传导通路。③凡小脑发出纤维所要到达的部位，均有纤维再向心地走向小脑。

（四）小脑的功能区分

（1）基底部第四脑室顶壁的下部，包括蚓结节、蚓垂、蚓锥、绒球及顶核。其功能是维持平衡，为小脑的前庭代表区。

（2）中部两半球上面的中间部，中线稍向两侧、原裂前方，前叶的后部区域。此区主要是通过内侧膝状体和外侧膝状体与听功能和视功能有联系。病变时发生何种症状尚不清楚。

（3）前部为小脑上面的前上区域，主要是前叶，在中部以前。此部主要是控制姿势反射和行走的协同动作。

（4）外侧部小脑上下面的后外侧两半球，主要功能是控制同侧肢体的技巧性随意动作。

由此可见，小脑的功能定位，蚓部前端支配头部肌肉，后部支配颈部和躯干的肌肉。肢体的肌群则由同侧小脑半球支配，前肢在上面，后肢在下面。这个定位原则虽较简单，但目前临床上还只能大体如此定位。小脑的某些部位（如蚓部外侧）与半球之间的某些部位，病变时无定位体征，但在病程发展到一定阶段时会发生颅内压增高，应予以注意。

二、小脑病变的临床表现

（一）小脑功能丧失症状

1. 共济失调　由于小脑调节作用缺失，患者站立不稳、摇晃，步态不稳，为醉汉步态，行走时两腿远分，左右摇摆，双上肢屈曲前伸。

患者并足直立困难，一般不能用单足站立，但睁眼或闭眼对站立的稳定性影响不大。

共济失调的检查方法主要有指鼻试验与跟膝胫试验。做这些检查动作时常发现患者不能缓慢而稳定地进行，而是断续性冲撞。

笔迹异常也是臂、手共济失调的一种表现，字迹不规则，笔划震颤。小脑共济失调一般写字过大，而帕金森病多为写字过小。

2. 暴发性语言　为小脑语言障碍的特点。表现为言语缓慢，发音冲撞、单调，有鼻音。有些类似延髓病变的语言，但后者更加奇特且粗笨，客观检查常有声带或软腭麻痹，而小脑性言语为共济运动障碍，并无麻痹。

3. 辨距不良或尺度障碍　令患者以两指拾取针线等细小物品，患者两指张展，与欲取之物品体积极不相称。此征也称为辨距过远。如令患者两手伸展前伸，手心向上迅速旋掌向下，小脑病变侧则有旋转过度。

4. 轮替动作障碍　指上肢旋前旋后动作不能转换自如，或腕部伸屈动作不能转换自如，检查轮替动作障碍，在没有麻痹或肌张力过高的情况下，才有小脑病变的诊断意义。

5. 协同障碍　如令正常人后仰，其下肢必屈曲，以资调节，免于跌倒。小脑疾病患者胸部后仰时嘱其下肢伸直，不做协同性屈曲运动，易倾倒。又如令患者平卧，两臂紧抱胸前，试行坐起。正常人必挺直下肢，支持臀部才能坐起；但小脑患者缺乏下肢协同伸直动作，试行坐起时，往往下肢上举，呈两头翘状态。

6. 反击征　令患者用全力屈曲肘部，检查者在前臂给予阻力，尽力向外拉其前臂，然后突然放松。正常人在外拉力突然放松时，其前臂屈曲即行停止，不致反击到患者自己的胸壁，在小脑病变时，则屈曲不能停止，拉力猛止，则患肢可能反击至患者胸部或面部。因而检查者应置左手于被检查肢体与患者胸壁之间，加以保护。

7. 眼球震颤　许多人认为它并非小脑体征，而是由小脑肿瘤或胀肿时压迫脑干所致。可能是小脑前庭核间的联系受累所致。

（二）肌张力变化

小脑病变时肌张力变化较难估计。张力调节在人类有很大变异，而且还因病变部位与病变时期而有所不同。但有如下临床表现可供参考：

（1）一侧小脑病变（外伤、肿瘤）发生典型的同侧半身肌张力降低。表现为肌肉松弛、无力，被动运动时关节运动过度，腱反射减弱。如令患者上肢下垂，医师固定其上臂，在患者完全放松肌肉的情况下，击其下垂的前臂使其被动摇摆，可见患侧摇摆幅度比健侧为大。膝腱摇摆反射也是张力低的表现。

（2）两侧对称性小脑病变者，一般无明显的肌张力改变。

（3）在某些小脑萎缩的病例（皮质与橄榄、脑桥、小脑型）可见渐进性全身肌张力增高，可出现类似帕金森病的情况。但尸检时，发现病灶限于小脑。临床资料显示，小脑核（特别是齿状核）和张力中枢（红核和苍白球）之间有密切的功能联系。

（三）小脑体征的定位意义

（1）小脑病变时病变同侧的肢体，表现为共济失调、辨距不良、轮替动作障碍、反击征等，并可能出现同侧肢体肌张力低下、腱反射减弱等。

（2）如病变限于蚓部，症状多为躯干共济失调与言语障碍。肢体异常较少，张力也正常。应注意的是，大部分（慢性）弥散性小脑萎缩的病例，蚓部与半球的退行性病变的程度相等，而临床上主要是躯干共济失调与言语障碍，肢体异常较轻。这说明大脑通过大量投射联系对新小脑发生了代偿。如病变呈急性病程，代偿作用则很少发生。

（3）如病变仅限于齿状核（特别是齿状核合并下橄榄），最常见的症状是运动过多，节律性运动失常（肌阵挛），偶尔也可见肌张力过高。孤立性齿状核病变（或合并一侧结合臂）一般是发生同侧性典型动作震颤（或称意向震颤）。

（4）关于暴发性语言的定位意义，需两侧病变或中间的蚓部病变才可导致此类言语障碍，特别是蚓部与两半球前部病变时，有报道个别局限性小脑萎缩病例仅有蚓部前部及半球的邻近部分病变，临床上即有严重的暴发性语言。

（何仲春）

第七节　脊髓病变的定位诊断

一、脊髓的解剖生理

（一）外部结构

脊髓是脑干向下的延伸部分，其上端在枕骨大孔水平与延髓相连，下端形成脊髓圆锥，圆锥尖端伸出终丝，终止于第一尾锥的骨膜。

脊髓呈微扁圆柱形，自上而下共发出 31 对脊神经：颈段 8 对，胸段 12 对，腰段 5 对，骶段 5 对，尾神经 1 对，因此脊髓也分为 31 个节段，但其表面并没有界限。脊髓有两个膨大，即颈膨大和腰膨大。颈膨大相当于 $C_5 \sim T_2$ 水平，发出支配上肢的神经根；腰膨大相当于 $L_1 \sim S_2$ 水平，发出支配下肢的神经根。

成人脊髓全长 42~45cm，仅占据椎管上 2/3。因此，脊髓各节段位置比相应脊椎为高，颈髓节段较颈椎高 1 节椎骨，上、中胸髓节段较相应胸椎高两节椎骨，下胸髓则高 3 节椎骨，腰髓相当于第 10~12 胸椎水平，骶髓相当于第 12 胸椎和第 1 腰椎，由此可由影像学所示的脊椎位置来推断脊髓的水平（图 7-10）。

脊髓由三层结缔组织的被膜所包围。最外层为硬脊膜，硬脊膜外面与椎骨的骨膜之间的空隙为硬膜外隙，其中有脂肪组织和静脉丛，此静脉丛在脊髓转移性肿瘤及栓塞的发生中具有重要意义；最内层为软脊膜，紧贴于脊髓表面；硬脊膜与软脊膜之间为蛛网膜，蛛网膜与硬脊膜之间为硬膜下隙，其间无特殊结构；蛛网膜与软脊膜之间为蛛网膜下隙，与脑内蛛网膜相通，其中充满脑脊液（图 7-11）。

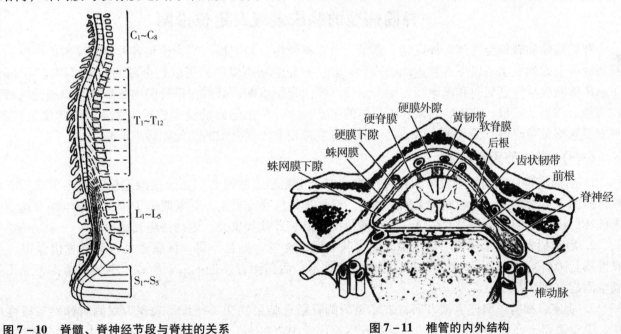

图 7-10　脊髓、脊神经节段与脊柱的关系　　　　　图 7-11　椎管的内外结构

（二）内部结构

在脊髓横断面上，中央区为神经核团组成的灰质，呈蝴蝶形或 H 形，其中心有中央管；灰质外面为由上行传导束、下行传导束组成的白质。

1. 灰质　其 H 形中间的横杆称为灰质联合，两旁为前角和后角，$C_8 \sim L_2$ 及 $S_2 \sim S_4$ 尚有侧角。前角含有前角细胞，属下运动神经元，它发出的神经纤维组成前根，支配各有关肌肉。后角内含有后角细胞，为痛觉、温觉及部分触觉的第二级神经元，接受来自背根神经节发出的后根纤维的神经冲动。$C_8 \sim L_2$ 侧角内主要是交感神经细胞，发出的纤维经前根、交感神经通路，支配和调节内脏、腺体功能。$C_8 \sim T_1$ 侧角发出的交感纤维，一部分沿颈内动脉壁进入颅内，支配同侧瞳孔扩大肌、睑板肌、眼眶肌；另一部分支配同侧面部血管和汗腺。$S_2 \sim S_4$ 侧角为脊髓的副交感中枢，发出的纤维支配膀胱、直肠和性腺等。

2. 白质　分为前索、侧索和后索 3 个部分。主要由上行（感觉）传导束和下行（运动）传导束组成。如上行传导束主要有脊髓丘脑束、脊髓小脑前后束、薄束、楔束等；下行传导束主要有皮质脊髓束（锥体束）、红核脊髓束、顶盖脊髓束等。脊髓丘脑束传递对侧躯体皮肤的痛觉、温觉和轻触觉至大脑皮质；脊髓小脑前、后束传递本体感觉至小脑，参与维持同侧躯干与肢体的平衡与协调；薄束传递同侧下半身深感觉与识别性触觉，楔束在 T_4 以上才出现，传递同侧上半身深感觉和识别性触觉；皮质脊髓束传递对侧大脑皮质的运动冲动至同侧前角细胞，支配随意运动（图 7 - 12）。

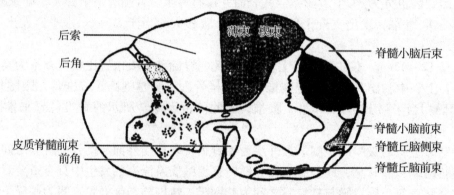

图 7 - 12　脊髓内部结构（$C_7 \sim C_5$ 水平横切图）

二、脊髓病变的临床表现及定位诊断

脊髓是脑和脊神经之间各种运动、感觉、自主神经传导的连接枢纽，也是各种脊髓反射的中枢。脊髓病变可引起病变水平以下各种运动、感觉、自主神经的功能障碍，可以是全部的，也可以是部分的。在临床诊断应从脊髓横向和纵向两方面去定位。横向定位诊断，必须根据脊髓内各部分灰质细胞的解剖和功能，前根、后根、前索、后索和侧索内的主要传入、传出通路的受损表现来确定；纵向定位诊断，则主要从感觉障碍的节段水平、运动、反射和自主神经节段性支配的功能障碍来推断。

（一）灰质节段性损害

1. 前角损害　前角细胞发出的轴突组成前根，支配相应的肌节。当前角细胞损害后将出现所支配骨骼肌的下运动神经元性瘫痪，无感觉障碍。慢性进行性病变早期，受累肌肉中可见肌束颤动，这是尚未破坏的运动神经元受刺激的结果。单纯前角损害见于脊髓灰质炎、运动神经元病等。

2. 后角损害　后角损害后将产生同侧皮肤节段性痛觉、温觉障碍，深感觉及部分触觉仍保留（分离性感觉障碍），这是由于深感觉及部分触觉纤维不经后角而直接进入后索所致。单纯后角损害见于脊髓空洞症（图 7 - 13）。

3. 前连合损害　前连合损害后将破坏至两侧脊髓丘脑束的交叉纤维，表现为双侧对称性节段性痛觉、温觉障碍，而触觉有未交叉的纤维在肝索及前索中直接上升，故无明显障碍，称为感觉分离现象。常见于脊髓空洞症、脊髓内肿瘤、脊髓血肿等。

4. 侧角损害　$C_8 \sim T_1$ 侧角受损时产生同侧 Horner 综合征，常见于脊髓空洞症、脊髓内肿瘤等。其他节段的侧角损害，则表现为同侧相应节段的血管运动、发汗、竖毛、皮肤和指甲的营养改变等。

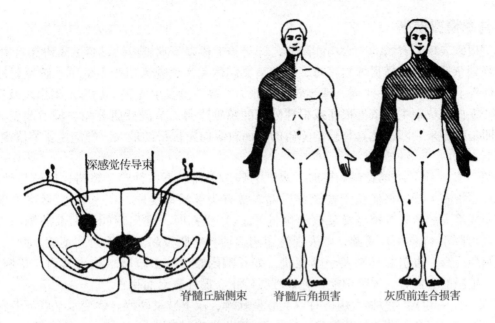

图 7 – 13　脊髓后角与灰质前连合损害

（二）传导束损害

1. 后索损害　后索损害时病变水平以下同侧深感觉和识别性触觉减退或缺失，行走犹如踩棉花感，有感觉性共济失调。薄束损害严重者以下肢症状为主，楔束损害严重者则以上肢症状为主。可见于脊髓压迫症、亚急性联合变性、脊髓结核和糖尿病等。

2. 脊髓丘脑束损害　一侧脊髓丘脑束损害时出现损害平面以下对侧皮肤痛觉、温觉缺失或减退，触觉及深感觉保留。

3. 皮质脊髓束损害　皮质脊髓束损害时损害平面以下出现同侧上运动神经元性瘫痪。见于原发性侧索硬化。

（三）脊髓半侧损害

脊髓半侧损害导致一组临床症状称为脊髓半切综合征（Brown – Sequard syndrome），主要表现为损害平面以下同侧上运动神经元性瘫痪，同侧深感觉障碍，对侧痛、温觉缺失，病变同侧相应节段的根性疼痛及感觉过敏。见于髓外肿瘤早期和脊髓外伤（图 7 – 14）。

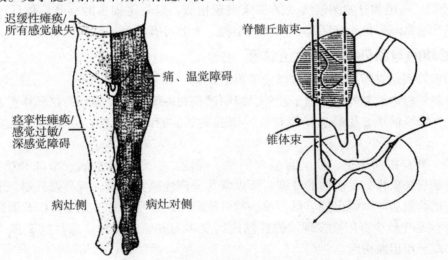

图 7 – 14　脊髓半切综合征的临床表现

（四）脊髓横贯损害

脊髓横贯损害表现为脊髓的三大功能障碍，即受损节段以下双侧运动、感觉障碍和自主神经功能障碍。当脊髓受到急性严重的横贯性损害时，早期呈脊髓休克，表现为肌张力低下，腱反射减弱或消失，病理反射阴性等。一般持续 $2 \sim 4$ 周，逐步转为肌张力增高，腱反射亢进，病理反射出现及反射性排尿。

脊髓病变纵向定位则主要依据根痛或根性分布的感觉障碍、节段性肌萎缩、反射改变、肢体瘫痪、棘突压痛及叩击痛等来判断，尤其是感觉障碍的平面对纵向定位帮助最大。脊髓主要节段横贯性损害的临床表现如下：

1. 高颈髓（$C_1 \sim C_4$）　高颈髓病变时，表现为病损平面以下各种感觉障碍，四肢呈硬瘫，括约肌障碍，四肢和躯干多无汗。根痛位于枕及颈后部，常有头部活动受限。$C_3 \sim C_5$ 受损将出现膈肌瘫痪，腹式呼吸减弱或消失。当三叉神经脊束核（可低达 C_3）受损时，则出现同侧面部外侧痛、温觉丧失。如副神经核（可降至 $C_1 \sim C_5$）受累，则表现为同侧胸锁乳突肌及斜方肌无力和萎缩。此外，如病变由枕骨大孔波及颅后窝，可引起延髓及小脑症状，如吞咽困难、饮水呛咳、共济失调、眩晕及眼球震颤等，甚至累及延髓的心血管、呼吸中枢，导致呼吸停止、循环衰竭而死亡。

2. 颈膨大（$C_5 \sim T_2$）　颈膨大病损时双上肢呈软瘫，双下肢呈硬瘫。病变水平以下各种感觉缺失，括约肌障碍。可有向肩及上肢的神经根痛。$C_8 \sim T_1$ 侧角受损时产生同侧 Homer 综合征。上肢腱反射的改变有助于病变节段的定位，如肱二头肌反射减弱而肱三头肌反射亢进，提示病变在 C_5 或 C_6；肱二头肌反射正常，而肱三头肌反射减弱或消失，提示病变在 C_7。

3. 胸体（$T_3 \sim T_{12}$）　胸段脊髓病损时两上肢正常，两下肢呈硬瘫（截瘫），病变水平以下各种感觉缺失，出汗异常，大小便障碍，受累节段常伴有根痛或束带感。胸髓节段较长，感觉障碍水平及腹壁反射消失有助于定位，如 T_4 相当于男性乳头水平，T_6 齐剑突水平，T_8 齐肋缘水平，T_{12} 在腹股沟水平；上、中、下腹壁反射对应的脊髓反射中枢分别为 $T_7 \sim T_8$、$T_9 \sim T_{10}$、$T_{11} \sim T_{12}$。T_4、T_5 水平因血供较差是最易发病的部位。

4. 腰膨大（$L_1 \sim S_2$）　腰膨大受损时双下肢出现软瘫，双下肢及会阴部的各种感觉缺失，括约肌功能障碍。神经根疼痛，在腰膨大上段受累时位于腹股沟区或下背部，下段受损时呈坐骨神经痛。损害平面在 $L_2 \sim L_4$ 时膝反射消失，在 $S_1 \sim S_2$ 时踝反射消失，$S_1 \sim S_3$ 受损出现勃起功能障碍。

5. 脊髓圆锥（$S_3 \sim S_5$）和尾节　脊髓圆锥和尾节受损时无下肢软瘫及锥体束征，但肛门周围及会阴皮肤感觉缺失，呈马鞍状分布，髓内病变可见分离性感觉障碍。脊髓圆锥为括约肌功能的副交感中枢，故圆锥病变可有真性尿失禁。

6. 马尾神经根　马尾和脊髓圆锥病变的临床表现相似，但马尾损害时症状、体征可为单侧或不对称，而根性疼痛和感觉障碍位于会阴部、股部或小腿，下肢可有软瘫，括约肌功能障碍常不明显。

（五）脊髓髓内与髓外病变的定位诊断

对于脊髓病变特别是脊髓压迫症，在确定了纵向定位（损害的上下水平）后，还应进行横向定位，鉴别病变位于脊髓的髓内或髓外；如位于髓外，应明确是在硬膜内或硬膜外，这同样重要，因为这对病变性质和预后的判断、治疗方法的选择等有着密切的关系。髓内、髓外、硬膜内及硬膜外病变的鉴别如下：

1. 髓内病变　神经根痛少见，症状常呈双侧性。痛觉、温觉障碍自病变节段开始呈下行性发展，因首先损害了脊髓丘脑束排列在内侧的纤维，所以常为分离性感觉障碍，有马鞍回避。节段性肌肉瘫痪与肌萎缩明显，括约肌功能障碍出现早且严重。椎管梗阻出现较晚，常不完全，CSF 蛋白质含量增加多不明显。脊柱 X 线平片较少有阳性发现。慢性髓内病变多为肿瘤或囊肿，急性病变多为脊髓出血，可由脊髓血管畸形或肿瘤出血引起。

2. 髓外硬膜内病变　神经根刺激或压迫症状出现早，在较长时间内可为唯一的临床表现。痛觉、温觉障碍自足开始呈上行性发展。括约肌功能障碍出现较晚。椎管梗阻较早而完全，CSF 蛋白质含量明显增高。脊柱 X 线片可见骨质破坏。髓外硬膜内病变主要为良性肿瘤，尤其是脊膜瘤及神经纤维瘤最常见，病程进展缓慢，脊髓损害往往自一侧开始，由某部分或半切损害逐渐发展为横贯性损害。

3. 髓外硬膜外病变　可有神经根刺激症状，但更多见局部脊膜刺激症状。痛觉、温觉障碍也呈上行性发展。括约肌功能障碍出现较晚。CSF 蛋白质含量增高不明显。硬膜外病变与脊柱密切相关，故脊柱 X 线片常有阳性发现。髓外硬膜外病变可由肿瘤、脓肿、脊柱外伤（如骨折、脱位、血肿）或结核、椎间盘脱出等所引起，其中的肿瘤多为恶性，因此病程发展常较髓外硬膜内病变快。

总之，在进行脊髓疾病的定位诊断时，还应酌情结合有关检查，如 CSF 检查、脊柱 X 线摄片、脊髓造影、CT 检查、MRI 检查等，尤其是 MRI 能清晰显示解剖层次、椎管内软组织病变轮廓，可提供脊髓病变部位、上下缘界限及性质等有价值的信息。

（何仲春）

第八章

溶栓前准备

第一节　病史采集

患者到达后，立即进行病史采集，明确本次发病的过程和方式。明确既往疾病史，如：癫痫史、创伤史、脑卒中史、高血压、糖尿病、高血脂、感染、应用违禁药品、出（凝）血异常或溃疡病等病史。明确近期应用血小板抑制剂、抗凝剂和药物过敏史。

急性缺血性卒中患者多伴有其他系统的疾病，尤其心血管系统疾病及内分泌系统疾病，快速的系统回顾有利于发现其他与治疗效果有关的因素，并给予相应治疗。

心血管系统应重点关注，询问有关高血压、心律失常、冠心病史。应询问患病时间、有无规律服用药物及平常的血压范围，但在动脉主干高度狭窄及大面积脑梗死已出现颅内压增高时，血压升高可为代偿机制，降压过度或降压过快均可导致供血不足，反而加重脑缺血。心律失常及近期发生的心肌梗死（6个月以内）多是心源性栓子的基础病变，也应在急诊时间内询问相应疾病史。心电图应作为常规的急诊检查。如果心电图提示急性心肌缺血或梗死，应查心肌酶谱。若怀疑心源性栓塞，应行心脏超声检查。

内分泌系统疾病应重点询问糖尿病。高血糖是加重缺血性神经功能损害及动脉内溶栓后出血的独立危险因素。高血压并发糖尿病则是颅内多发小动脉狭窄的提示，急诊时应询问糖尿病的患病时间、有无规律服药及平日的血糖浓度。另外高血脂在卒中发病中的作用日益受到重视，所以也应当关注患者的血脂水平及有无降血脂治疗。

另外，应详细询问患者7d内的服药史，尤其是有无抗凝药物服药史。

其他需要注意但较为少见的病史还包括：高凝状态、高同型半胱氨酸血症史、吸烟饮酒史、既往脑卒中史等。

（徐　宁）

第二节　一般处理

1. 一般内科检查　①监测气道、呼吸、循环功能，包括标准12导联心电图检查、心电图监测和血氧监测；②注意有无房颤、心脏杂音、外周血管和颈动脉杂音，脉搏短促或其他异常；③持续监测生命体征；④必要时胸透或胸片检查；⑤确定有无头颈外伤或感染，因为外伤是脑卒中鉴别诊断中要考虑的重要因素；⑥血液检验：包括血常规、血糖、电解质、肝功能、肾功能、凝血纤溶功能（包括Ddimer、PT、INR）。若此前1d内接受抗凝治疗的患者，依抗凝药物种类检查活化部分凝血活酶时间和凝血活酶时间，两者均应小于正常值上限的1.5倍。如果同时怀疑有心肌梗死，查心肌酶谱。必要时作血气分析、血液酒精含量测定、妊娠试验、药物滥用试验、血型配型等。

2. 一般内科处置　机体各系统的状态对于缺血脑组织的存活都有影响，如血气分析、血糖、血压等，所以急诊条件下对各系统的诊断及处理非常重要。

（1）常规建立静脉通道，必要时开放两条静脉通道。第一瓶液体应给予生理盐水或林格氏液，避免给予含糖溶液，静脉输液速度控制在 50mL/h，除非患者有低血压，否则避免快速输液，以避免加重脑水肿。

（2）必须保证患者气道通畅：对缺氧患者提供面罩或鼻导管给氧，必要时行气管插管或气管切开。气道阻塞可能是急性脑血管病的主要问题，特别是有意识障碍的患者，通气不足可以造成低氧血症和高碳酸血症，导致心肺功能的不稳定。气道分泌物和胃内容物的吸入性肺感染是严重并发症，可以造成气道阻塞甚至死亡，溶栓前必须确保患者气道通畅，呼吸循环稳定。

尽管没有可靠的前瞻性临床研究证据证实，持续性低流量吸氧对急性缺血性脑卒中有利，但正常的呼吸功能及充足的氧供应是急性脑血管病所必需的。尽管充足的氧供应对已经出现中枢神经结构损伤的缺血区无意义，但对半暗带的保护可能是重要的。对轻、中度脑血管病患者，如无缺氧情况［血氧饱和度（SaO_2）≥90%］，不必常规给氧。SaO_2＜90%时给氧，流量为 2～4L/min。

较严重的通气功能障碍常发生在以下几种情况：严重心力衰竭、吸入性肺炎、椎-基底动脉系统大面积血栓或半球梗死、梗死后癫痫持续状态等。有肺功能损伤或重症脑血管病患者，应尽早检查血气分析或皮肤 SaO_2 监测。睡眠中通气功能易受影响，持续性皮肤 SaO_2 监测可以提供有用的信息。但 SaO_2 达到90%或以上，不能反映脑内，特别是脑深部白质的情况，2～4L/分的经鼻导管吸氧或解除支气管痉挛的处理可以改善血氧水平。

脑血管病初期一般不需要气管插管、机械辅助呼吸。如果无病理性呼吸、血气分析提示中度缺氧，则给予氧吸入即可。如果有病理呼吸及严重低氧血症或高碳酸血症、有较高误吸危险的昏迷患者，宜尽早气管插管。插管指征：PO_2 低于 60mmHg、PCO_2 超过 50mmHg 或明显的呼吸困难。经口插管应小心，避免反射性心律失常和（或）血压紊乱，应予以预防。

预防吸入性肺炎。气管插管可以预防胃内容物吸入。

（3）持续的生命体征（体温、脉搏、呼吸、血压）监测：有利于及时发现并积极处理脑内脏综合征，包括异常呼吸、血压紊乱、应激性溃疡、心力衰竭和各种心律失常。心律失常既可以导致脑栓塞，也可是脑卒中的结果，特别是阵发性心房颤动、严重症状性心动过缓和高度房室传导阻滞，均可成为急性脑血管病的原因和结果。

（4）控制血糖：在了解患者血糖水平以前不应给予含糖溶液，得知患者血糖化验结果后，给予葡萄糖溶液加入一定比例的胰岛素，胰岛素用量根据具体的血糖水平确定。当血糖高于 11.1mmol/L 时，立即应用胰岛素。很多脑血管病患者既往有糖尿病，但是在脑梗死发生时才首次发现，脑血管病急性期可以使原有的糖尿病恶化，而高血糖水平对脑卒中恢复不利，所以短期应用胰岛素是必要的。

（5）血压的控制：缺血或出血性脑卒中发生后的血压升高，一般不需要紧急的降压药物治疗，除非有其他内科疾病，如心肌梗死、心力衰竭和主动脉夹层。缺血性脑卒中需要立即降血压治疗的指征是收缩压超过 220mmHg、舒张压超过 120mmHg，或平均动脉压超过 130mmHg。但是，需要溶栓治疗者应该将血压严格控制在收缩压低于 180mmHg、舒张压低于 110mmHg，如果收缩压不超过 180mmHg、舒张压＜110mmHg 暂时不降压，如果收缩压低于 90mmHg，应给予升压治疗。

急性缺血性卒中伴发血压增高的处理依据：自发血压升高是急性缺血性卒中患者常见的现象，尤其是既往有高血压病史的患者，此种高血压可在病后数天至数周内不经药物治疗而恢复正常，但也有大约 1/3 的急性缺血性卒中患者在发病初期出现血压降低。自发血压升高的可能病理机制主要有卒中的自主神经系统反应、住院所产生的应激、脑组织及缺血半暗带增加血供的需求等。

理论上讲，应避免降低缺血性卒中急性期的血压。脑血管的自动调节能力可在 80～160mmHg 的收缩压范围内保持脑血流相对恒定。慢性高血压时，脑血管的自动调节能力上调，自动血压调节的上限提高，此时正常的血压范围就处在其自动调节范围的下限，进一步血压降低就有可能导致脑组织低灌注。NINDS r-tPA 研究发现对伴有高血压的患者降压治疗恶化 3 个月时的预后。

合理的脑灌注对急性缺血性卒中的治疗非常重要，而且很多情况下依据每位患者的具体情形，新的影像方法对半暗带及脑灌注的显示会提供更多的治疗依据。缺血半暗带是急性缺血性卒中急诊治疗的主要目标，这部分组织的血流减少，虽不足以维持神经元的功能，但能维持神经元的生存，其范围主要取决于脑组织残余灌注的程度，降压治疗就有导致半暗带灌注更差，并导致脑梗死范围扩大的风险。

血压对溶栓后脑出血的影响：临床报道急性期血压增高可增加溶栓治疗患者颅内出血的风险，目前基本对急性缺血性卒中溶栓治疗都沿用 NINDS r – tPA 的选择标准：基础收缩压低于 180mmHg，舒张压低于 110mmHg。NINDS r – tPA 研究发现血压升高并非出血的危险因素；ECASS Ⅱ 研究则认为血压是导致溶栓治疗出血风险增加的因素。目前认为基线或持续血压升高可能会增加溶栓治疗的出血风险，因此应严格遵守溶栓治疗时的血压控制标准。

血压对缺血半暗带的影响：缺血半暗带内脑血管的自动调节能力受损，半暗带的血流灌注与平均动脉压之间存在线性关系，血压升高可使得缺血半暗带脑灌注增加。SPECT 研究发现存在自动调节能力受损的缺血半暗带，并证实血压升高可重建灌注并增加血流。但过高的血压可能导致脑水肿加重，因此对血压的调控应非常慎重。

Rordorf 等报道下列患者可能从轻度升高血压中受益：①之前患有与急性卒中临床表现相似的 TIA 者；②动脉粥样硬化栓塞性卒中患者；③大血管闭塞性疾病；④神经功能波动患者。该研究者指出合适的收缩压控制指标应该是，低于该值可导致持续性神经功能障碍加重，而改善血压可使神经功能障碍于 30min 内恢复。

（6）体温的控制：对体温超过 38.5℃ 的患者，给予退热药物，尽快将体温降至 37.5℃ 以下，配合物理降温，如控温毯等。

（7）维持水电解质平衡：防止血液浓缩、血细胞比容升高及血流动力学特征改变。体温正常患者的日进液量估计为当日尿量加 500mL，发热患者体温每增加 1℃，入液量增加 300mL。

3. 神经系统检查　在神经系统检查的基础上，进行 NIHSS 评分、mRS 评分、GCS 评分，并根据脑血管病常见症状和体格检查结果初步判定：①是否是脑血管病；②明确脑血管病发生时间；③意识水平评估；④脑血管病类型评估（出血/缺血）；⑤脑血管病定位（前循环/后循环）；⑥脑血管病严重程度评估。

对于急性缺血性卒中的患者，应首先判断神经系统损伤部位、程度及原因。急诊时应迅速采集下列病史：①既往的卒中史或症状史；②此次发作的特点、疾病病程，病史对区分脑出血/脑缺血，以及判断不同的脑缺血卒中亚型均至关重要。TOAST 分型更为实用（表 8 – 1）。

表 8 – 1　TOAST 急性缺血性卒中亚型分类

Ⅰ. 大动脉粥样硬化（栓塞/血栓形成）
　①颅外或颅内动脉主干或其分支明显狭窄（超过 50%）或闭塞
　②CT 或 MRI 显示皮质、皮质下白质或脑干梗死灶直径大于 1.5cm
　③除外心源性梗死

Ⅱ. 心源性栓塞（高危/低危）
　①临床表现及影像发现与 Ⅰ 类相似
　②至少有一项心源性栓塞的危险因素：如瓣膜修补手术
　③二尖瓣狭窄伴房颤，近期心肌梗死（<6d）等
　④多于一个脑区的 TIA 或卒中史
　⑤除外大动脉源栓子脱落

Ⅲ. 小血管闭塞（腔隙性）
　①至少一种经典腔隙性脑梗死表现
　②无皮质功能障碍证据
　③糖尿病史及高血压史
　④CT 或 MRI 示梗死灶直径小于 1.5cm
　⑤除外心源性梗死及大动脉主干及主要分支狭窄低于 50%

Ⅳ. 其他可明确的病因
　　①非动脉粥样硬化性血管病
　　②高凝状态
　　③血液系统疾病等

Ⅴ. 不明原因
　　①发现两个以上可能的病因
　　②经检查未发现病因
　　③不全面的检查

可见 TOAST 分型标准中首先区分大动脉主干、小动脉及心源性栓塞 3 个主要病因。区分这些亚型的主要意义在于不同的病因所伴有的病程差异，暗示不同来源栓子对溶栓的反应，以及选择其他急诊血管再通方法。

4. 神经功能评分　临床医师常忽视神经功能的定量评价。但这些量表却为文献报告提供了一个标准，使不同的病例报告可以相互比较，也是评价治疗效果的参考，医师应该以这些量表为框架对患者进行神经系统评价。

常用的神经功能评分有美国国立卫生研究院卒中评分（NIHSS），加拿大神经功能评分及斯堪的纳维亚卒中评分，应用较多的是 NIHSS 评分。该评分主要用于评价前循环的梗死，其所选用的指标包括意识、语言、肢体感觉及运动、共济运动、眼的运动以及忽视，在昏迷患者则更适宜采用 GCS（格拉斯哥昏迷评分）。

上述神经功能评分可作为急诊医师评价急性缺血性卒中患者的框架，以提高临床工作的效力，以利交流。

（徐　宁）

第三节　影像学检查

1. 急诊影像检查的主要内容　新的血管及灌注影像检查方法不仅能够显示脑实质的病变，还可以显示血流状态。这些影像检查的内容可分为 4 个层次，即 4 个 P：①脑实质（parenchyma）；②血管（pipes）；③灌注（perfusion）；④半暗带（penumbra）。对这 4 个 P 的准确检查对于明确每位患者的病因及可能的治疗措施都非常必要，现在的 CT 及 MRI 可以在患者到达医院后短期内检测上述 4 个 P。

（1）脑实质（parenchyma）：影像检查的第一任务就是区分缺血性卒中和出血性卒中，两者的鉴别是急性卒中治疗的关键点，对治疗措施有直接的指示作用。CT 可有效的发现脑出血，MRI 的 T2 加权像和水抑制像（FLAIR）也可以有效辨别脑出血。CT 及常规的 MRI 检查（T2 加权像和压水像）能够在起病数小时内发现大多数患者的缺血性脑实质病变。急性梗死最敏感的方法是 MRI 弥散成像，结合灌注成像可在起病后数分钟内显示缺血性改变和缺血半暗带。

（2）血管（pipes）：卒中的起病是源于大血管或小血管的病变，在这里所指的血管是引起缺血或出血的大的动脉或静脉。目前影像技术能发现的血管直径为 0.5mm 或更大，如主动脉弓、颈部的颈动脉及椎动脉、Willis 环及其主要分支，及近段的皮层分支。辨别血管病变可以了解血栓或栓塞的来源，能够识别潜在的溶栓部位，并可以评价侧支循环的状态，具有重要的治疗意义。CT 上识别血管病变的间接征象，如动脉高密度征，而 CT 血管造影（CTA）可以更直观的观察血管病变（血管的狭窄或闭塞）。MRI 能提供更详细的血管病变信息，如血管内流空信号的改变或消失、血流减慢区域造影剂滞留、MR 血管造影显示血管信号丢失等。

（3）灌注（perfusion）：灌注是指通过正常途径或侧支循环在某一时间到达特定脑区的所有脑血流的总和，仅仅明确血管闭塞的程度还不够，患者的侧支循环状态、血管自主调节能力都有差别，其残余灌注量也各有差别，而残余灌注量是脑组织存活或梗死的重要决定因素。颈内动脉或大脑中动脉的闭塞在某些患者可不出现症状而只是偶然发现，但在其他的患者则有可能导致大面积脑梗死而致命。此种情况下，决定病变预后的是血管闭塞发生的速度及侧支循环的状况，而非血管闭塞的部位。目前无创伤检查脑灌注的显像方式有单光子发射 CT（SPECT）、氙气 CT（Xe - CT）、灌注 CT 及灌注加权 MRI。

（4）缺血半暗带（penumbra）：这是急诊溶栓治疗前影像检查的关注重点。通过 MRI 弥散成像及灌注成像的不匹配来提示半暗带，对急诊时明确治疗的目标非常重要。但检测半暗带不能仅依靠单一成像方式，而是综合前述检查方法：血管闭塞的部位、脑血流减少的范围及程度、灌注不足区与已梗死脑组织区之间的不匹配。

2. 急诊影像评价的主要方法　现代影像技术的进步已经改变了急诊的工作程序，但应当在急诊神经功能评价、病因分析的基础上，按拟选择的治疗方法进行有目的性的影像学评估。

（徐　宁）

静脉溶栓

第一节　静脉溶栓治疗的适应证和禁忌证

急性缺血性脑卒中的急诊评价应基于神经功能评价、定位诊断以及多模态影像技术。由于缺血性脑卒中的基础病变复杂，溶栓前应当尽量完善相关辅助检查。

静脉溶栓的病例选择标准：

1. 纳入标准　如下所述。

（1）年龄 18～80 岁。

（2）临床明确诊断缺血性卒中，并且造成明确的神经功能障碍（4 分 < NIHSS 评分 < 25 分）。

（3）症状开始出现至静脉干预时间低于 4.5h。

（4）患者或家属对静脉溶栓的收益/风险知情同意。

2. 排除标准　如下所述。

（1）CT 有明确的颅内出血证据。

（2）临床上怀疑为 SAH（无论 CT 有无阳性发现）。

（3）神经功能障碍非常轻微或迅速改善。

（4）此次卒中过程中有明确的痫性发作。

（5）既往有颅内出血史、动静脉畸形史或颅内动脉瘤史。

（6）最近 3 个月内有颅内手术史、严重的头部外伤史、卒中史。

（7）最近 21d 有消化道、泌尿系统等内脏器官的活动性出血史。

（8）最近 14d 内有外科手术史。

（9）明确的出血倾向（PLT $< 100 \times 10^9$/L；48h 内接受肝素治疗，且 APTT 高于正常上限；最近接受抗凝治疗，并且 INR 高于正常的 1.5 倍）。

（10）血糖低于 2.7mmol/L。

（11）血压难以控制在 180/100mmHg 以下。

（12）CT 显示低密度超过 1/3MCA 区域（MCA 区脑梗死）。

（13）严重的心、肝、肾等重要脏器功能障碍。

（杨　靖）

第二节　静脉溶栓治疗的方法和步骤

静脉溶栓前的具体处理方法和步骤如下：

（1）核实静脉溶栓的适应证和禁忌证，对患者进行神经功能评分。

（2）建立静脉通道。

（3）鼻导管吸氧（2～4L/min）。

（4）床旁监测心电、血压、呼吸、脉搏、血氧饱和度。

（5）急诊头颅 CT 或 CTP/CTA，必要时行 MRI 检查（同时做好准备能随时对溶栓过程中出现头痛、恶心、呕吐、血压急剧增高、神经功能障碍加重者进行紧急头颅 CT 复查。溶栓后患者症状、体征明显改善或相对平稳，无明显恶化，可于溶栓后 24h 行影像学复查）。

（6）溶栓前行血常规、凝血指标（PT，APTT，INR，TT，FIB）、D - 二聚体、血糖、血脂、血小板凝聚功能、超敏 C 反应蛋白检查，必要时检查血型并做血交叉试验。

（7）根据上述标准选择溶栓药物，进行静脉溶栓干预（表 9 - 1）。溶栓期间，动态监测生命体征、神经功能变化以及过敏征象。①持续监测生命体征。②神经功能监测：静脉溶栓最初 2h 内，1 次/15min；随后 6h，1 次/30min；此后 1 次/60min，直至 24h。③出、凝血指标等实验室指标监测。

表 9 - 1　目前静脉溶栓常用药物及用法

药物名称	剂量	用法
r - tPA	0.9mg/kg，最大剂量 90mg	总量的 10% 于 1min 内静脉推入，其余剂量于 60min 内匀速静脉泵入
尿激酶	50 万 ~ 150 万 IU	50 万 IU 溶于 50mL 生理盐水中，于 10min 内匀速静脉泵入。根据患者病情，可按上述方案再次追加 50 万 IU，一般最大剂量为 150 万 IU

（杨　靖）

第三节　静脉溶栓的并发症和预防

制约静脉溶栓治疗急性缺血性卒中的两大因素是治疗时间窗以及溶栓后颅内出血的风险。每个国家的医疗体制以及法律体制都会影响医师是否接受某种有风险的治疗。

目前临床报道认为，缺血急性期血压增高可增加溶栓治疗患者颅内出血的风险，溶栓治疗都沿用 NINDS r - tPA 的选择标准：基础收缩压低于 185mmHg，舒张压低于 110mmHg，若需要严格降压方能达到此标准的患者也排除在外。由于目前主要的溶栓治疗临床试验中溶栓后出血的发病比例较小，而且大多制定血压的纳入标准，血压较高的患者被排除在外，所以很难得出明确的结论以证实血压升高与 r - tPA 治疗后的出血风险相关。NINDS r - tPA 研究发现血压升高并非出血的危险因素，ECASS Ⅱ 研究则认为血压是导致溶栓治疗出血风险增加的因素。目前通常认为基线或持续血压升高可能会增加溶栓治疗的出血风险；但严格遵守溶栓治疗选择的血压标准时，血压就不再是颅内出血的危险因素。

溶栓后出血是制约临床医师选择静脉溶栓治疗的一个重要因素。NINDS 研究报道的症状性颅内出血发生率为 6.4%，而其他临床报道的症状性颅内出血发生率为 1% ~ 17%。由于不同研究所采用的症状性颅内出血的标准不同，导致出血发生率的统计差异，目前临床判断溶栓后颅内出血的主要依据：神经功能障碍严重程度和 CT 的缺血改变范围（如水肿等缺血性改变超过大脑中动脉供血区的 1/3）。溶栓后出血包括症状性颅内出血和非症状性颅内出血。症状性颅内出血普遍接受的定义是导致死亡和神经功能障碍加重（NIHSS 评分加重 4 分以上）的出血性改变。在影像学上既包括缺血病灶内的出血，也包括病灶远隔部位的出血。临床上发生症状性颅内出血的原因主要与违反 NINDS 的治疗标准和医疗机构不具备静脉溶栓治疗经验有关。

总之，临床工作中应严格遵循静脉溶栓的纳入和排除标准，同时在临床治疗指南基础上，根据具体的临床情况进行个体化治疗。

（杨　靖）

第十章

动脉溶栓

第一节　概述

一、历史回顾

　　动脉溶栓可以提高血栓局部的药物浓度，提高血栓再通率，减少溶栓药物用量，从而降低脑出血的发生率；血管造影可以清楚地观察血栓形成的部位及范围，观察脑侧支循环的状态，即刻评价溶栓治疗后血管再通情况。

　　Zeumer 等首次通过动脉溶栓治疗 5 例椎 – 基底动脉梗死患者，随后又通过动脉注射尿激酶治疗 2 例颈内动脉梗死患者，患者的运动功能恢复良好。此后不断有动脉溶栓的研究报道。与静脉溶栓相比，动脉溶栓有许多潜在优势，提高了血栓局部溶栓药物浓度，降低了体循环溶栓药物的浓度。临床试验报道，动脉溶栓的早期血管再通率（50% ~80%）显著高于静脉溶栓（30% ~50%）。动脉溶栓与静脉溶栓的疗效比较目前尚无大规模临床试验结果。正在进行的急性缺血性卒中动脉与静脉溶栓比较（intra – arterial versus systemic thrombolysis for acute ischemic stroke，SYNTHESIS）试验，旨在对发病 6h 内局部动脉溶栓与发病 3h 内静脉溶栓治疗的效果进行比较。研究人员选取 350 例 18 ~80 岁的急性缺血性卒中患者，随机分组后接受静脉 r – tPA 溶栓（剂量 0.9mg/kg，最大剂量为 90mg）或动脉 r – tPA 溶栓治疗（最高 0.9mg/kg，最大剂量为 90mg，溶栓过程持续时间超过 60min），临床转归指标包括发病 7d 时的 NIHSS 评分和出血情况，以及发病 3 个月时的 mRS 评分。

　　小样本随机对照研究证实，6h 内动脉溶栓尽管增加症状性颅内出血发生率（10% vs2%），但不增加患者死亡率（25% 与 27%），显著提高血管再通率（66% 与 18%），改善患者预后（mRS 评分小于 2 分的患者比例为 40% vs25%）。目前，能反映动脉溶栓有效性和安全性的大规模临床试验仅有急性脑血栓形成尿激酶原动脉溶栓试验（prolyse in acute cerebral thromboembolism，PROACT）。该研究是第一个关于动脉溶栓治疗缺血性脑卒中的多中心、随机、双盲、安慰剂对照研究，观察了重组前尿激酶（r – proUK）治疗起病 6h 以内的大脑中动脉闭塞的安全性、再通率及临床有效性。尽管该研究得出了对于主要的观察终点，即治疗后 90d 时 mRS 评分不超过 2 的患者比例，r – proUK 组略优于对照组。该研究的治疗时间窗是起病 6h，其中仅有 1 例患者在发病 3h 内接受治疗。全脑血管造影及动脉溶栓会延长约 2h 脑组织缺血时间，因此该方法不能作为早期（<4.5h）缺血性脑卒中患者的首选治疗方法，但该研究还显示发病 6h 的患者行动脉溶栓可能获益。

　　PROACT 主要是研究前循环急性缺血性卒中；后循环急性缺血性卒中的动脉溶栓治疗都来自于单中心的治疗经验（表 10 – 1），目前尚无大规模的临床试验报道。因为椎 – 基底动脉系统的供血范围主要是脑干和大脑后动脉分布区，该部位含有重要的生命中枢。传统治疗方式预后较差（重残率和死亡率为 80% ~90%），局部动脉溶栓治疗的再通率为大约 70%，而死亡率降低 40% ~60%，所以对后循环急性缺血脑卒中应采取更积极的溶栓治疗。另外，急性椎 – 基底动脉系统缺血性脑卒中的常见病因有别于前循环，多为血管粥样硬化性闭塞、动脉源性栓塞和动脉夹层，而心源性栓塞较少见，动脉溶栓和血管内治疗更显必要。

表 10 – 1　主要椎 – 基底动脉系统急性溶栓治疗结果回顾

研究者	例数	溶栓药物及剂量	再通率	出血率	死亡率
Schulte – Altedorneburg	143	r – tPA25 ~ 160mg（73.5mg）UK 15 万 ~ 170 万单位（69.4 万单位）	58% TIMI 3	32%	40%
Becker	13	UK 平均 100 万单位	10/13	15%	75%

　　动脉溶栓的预后与患者的选择密切相关，目前溶栓治疗的时间窗仍然是选择患者的重要因素。在 Becker 等人的研究中，他们认为后循环血管粥样硬化导致血栓形成的发生率更高，而且在症状持续恶化时患者的自然病程非常差，故而对最后一次症状加重算起的治疗时间窗延长到 48h，其报告的 13 例患者的平均治疗时间窗为 24h。研究者认为时间窗不影响血管再通率及整体效果，故而主张延长后循环溶栓的时间范围。但其研究的样本较小，难以做出确切的结论，但仍然提示对于合适的患者在传统时间窗之外也应积极治疗。

　　脑组织缺血的原因是栓塞或血栓形成导致的血流中断，而影响溶栓效果的重要因素是血管闭塞的类型，栓塞的溶栓治疗的效果较差。因此在预测动脉溶栓的治疗结果时，不仅要评价基线的神经功能损伤程度，也应该判断栓子的部位和来源，这些信息也有助于确定溶栓药物的剂量及治疗终点。

　　后循环的血栓来源根据血管造影的结果通常分为 3 类：①粥样斑块的栓塞；②来自近段椎动脉的血栓（椎动脉 $V_{1~2}$ 段）；③来自心脏或主动脉的血栓。

　　后循环动脉溶栓的一个潜在的风险就是近段血栓破碎后向远端移位。Schulte – Altedorneburg 等人对后循环动脉溶栓后的患者进行 CT/MRI 检查随访。其按照溶栓后影像检查所显示的缺血灶的位置和大小分为以下 3 类：①小灶缺血病变，仅见小的斑点状病灶；②中等大小缺血病变，小于丘脑或脑干［脑桥、中脑和（或）延髓］横截面的 50% 或小于大脑后动脉供血区、小脑上动脉供血区、小脑前下及后下动脉供血区的 50%；③大灶缺血病变，超过上述面积的 50%。研究发现 95% 的患者治疗后出现缺血病变，脑桥和延髓最常累及。在成功再通之后，枕叶、丘脑及小脑上动脉供血区内，中等到大病灶的出现率大于未成功再通者。相反未能再通的病例缺血病变更常出现于脑桥和中脑。研究者据此推论缺血性改变是椎 – 基底动脉系统溶栓后内在的风险，近段血栓溶解成小栓子并向大脑后动脉、小脑上动脉及后交通动脉发出的穿支动脉迁移导致新的梗死。

　　1. 溶栓药物与血管再通率　Schulte – Altedorneburg 等人的研究发现 r – tPA 的再通率高于 UK，两者的完全再通率分别为 64% 和 49%，文献报道也大多支持此结果，提示选择性溶栓药物的再通效果高于非选择性。

　　2. 血管再通与预后相关性　大量临床试验验证急性期血管再通与远期预后相关。提示尽可能创造条件，选择合适的干预手段，恢复再通血流，采取有效措施，控制再灌注损伤的必要性。

　　3. 溶栓后出血　出血是溶栓的主要并发症之一，分为出血性转化或实质性血肿；也可分为症状性或非症状性出血。急性脑卒中的自然出血率为 20% ~ 48%：其中症状性出血率为 5%，非症状性出血率为 15% ~ 43%；溶栓后症状性的出血为 0% ~ 9%；非症状性出血 14% ~ 28%。

　　有人发现 r – tPA 治疗的出血率高于 UK，尤其是大剂量 r – tPA 治疗时，两者的出血率分别为 46% 和 21%。但其研究均为回顾性，两种药物所采用的剂量难以直接比较，而且两者所治疗的人群难以匹配，所以难以得出确切结论证明溶栓药物在出血率上的差别。

　　4. 溶栓后再闭塞　动脉溶栓后血栓再形成是影响治疗效果的另一个关键因素。在 Becker 等人的研究中，10 例成功再通的患者中 3 位出现再血栓，而且血栓再形成使再通组患者的死亡率由 30% 增加到 60%，而整体的死亡率则由 50% 增至 75%。该组研究发现发生再次血栓的患者伴有严重的动脉粥样硬化改变，这也是该组患者的血管闭塞原因主要是血栓形成的表现。术后抗血小板、抗凝治疗可减少血栓再形成。

二、动脉溶栓的时间窗

（一）前循环

NINDS 研究证实缺血性症状发生后 3h 内应用 r - tPA 静脉溶栓治疗可获得良好的临床效果。但 ECASS - Ⅰ，ECASS - Ⅱ 和 ATLANTIS（应用阿替普酶溶栓）均未发现时间窗延长后进行静脉溶栓治疗，患者仍能获益的现象。不过，最近发表的 ECASS - Ⅲ，证实在缺血性症状发作后 3 ~ 4.5h 内实行静脉溶栓，虽然临床结果改善较小，但仍具有统计学意义，而且症状性颅内出血（ICH）发生率并未高于已报道的发病 3h 内行静脉溶栓治疗的患者。PRO - ACT - Ⅱ 试验证实大脑中动脉闭塞型卒中在症状发生后 6h 内局部动脉溶栓治疗仍可使患者获益，且有统计学意义，同时与对照组相比，症状性颅内出血的发生率虽有升高，但并无统计学差异。还有研究发现局部动脉溶栓治疗可延长到卒中症状发生后 8h 内开始同样安全有效。

基于多模式 MRI/CT 影像指导，以症状发作后 3 ~ 9h 为治疗时间窗的去氨普酶剂量研究二期试验（DIAS - Ⅱ）证实脑血管再灌注率明显升高（高达 71.4%），对照组为 19.2%，且治疗组患者发病 90d 的临床预后更好（剂量 62.5μg/kg 组为 13.3%，125μg/kg 组为 60%，安慰剂组为 22.2%）。但之后的 DIAS 三期试验结果则让人失望。具体原因尚未分析。但该三期试验入院 NIHSS 评分中位数仅为 9 分而二期试验是 12 分；而 NINDS 试验，入院时 NIHSS 评分中位数为 14 分；同样 PROACT 二期试验入院时 NIHSS 评分中位数为 17 分，由此提示临床预后较好的外周血管闭塞或腔隙性梗死患者入选的较多，因此安慰剂组的临床恢复也就较好，难以体现治疗组的疗效。

该小样本研究提示动脉溶栓治疗在多模态影像学指导下，通过对缺血半暗带进行个体化评估，对症状出现后 6 ~ 9h 为治疗时间窗的患者进行干预，仍可能获得良好的临床疗效。期待关于应用多模式卒中影像技术来扩大动脉溶栓治疗时间窗的更多试验结果。

（二）后循环

血管造影证实后循环的卒中患者按照严格内科治疗（包括抗凝治疗在内），仍有接近 90% 的死亡率，如何改善其预后一直是临床研究的重点。因此一般认为后循环治疗时间窗的限制不如前循环要求严格。

动脉溶栓成功治疗后循环缺血性卒中的关键基于多种因素，包括：临床状态、血管闭塞原因（动脉血栓形成或栓子脱落）、治疗时间和血管再通成功率。随着早期治疗的积极推动，大多动脉溶栓研究证实血管再通能获得有效的治疗结果。

尽管如此，在卒中症状发生后尽早进行动脉溶栓治疗，仍是急性后循环性缺血性卒中获得成功的最重要因素。如果动脉溶栓在症状发生后 6h 内开始，死亡率为 52%，预后良好率 36%。症状发作 6h 后动脉溶栓治疗的死亡率升高至 70%，预后良好率降低至仅为 7%。并且，治疗开始较晚症状性颅内出血的概率也会增加。在一项研究中，7 例致死性颅内出血患者中有 5 例动脉溶栓治疗是在症状发生后 6 ~ 10h 开始的。其他因素，如侧支循环的代偿情况也具有重要作用。Cross 等人报道 2 例在症状发作后 72h 和 79h 开始治疗的患者得到良好神经功能结局，这些病例可能反映慢性阶段有充足侧支循环代偿维持足够血供。因此良好的侧支循环可以显著延长缺血半暗带的存活时间，为动脉溶栓提供更长的治疗时间窗。同样通过多模式影像学评估缺血半暗带，对动脉溶栓进行个体化指导，是将来发展的方向。

三、动静脉联合溶栓

临床上，静脉溶栓的优势是简单易行，给药迅速，减少时间延迟，但内在的缺点则是该方法为全身给药，局部的血药浓度低，所以局部的治疗效果和全身血药浓度增加的风险难以兼顾。动脉溶栓的优势则是在病变局部可达到更高的血药浓度，而不增加全身循环内的血药浓度，能直接发现闭塞的血管，评估侧支循环状况，可以很方便与机械碎栓及急诊血管内成形等技术联合，提高闭塞血管再通率，从而提高治疗效果。但其在实施上对设备和人员的依赖较大，需要专业的神经介入手术室及全脑血管造影机，因为术前准备及导管到位需更多的时间，从而减少缺血脑组织急救的机会。现在逐渐认识到两种方法的各自优势，因此在临床上可以把两种方式结合应用，一方面不延长溶栓治疗的时间窗，另一方面可以提高闭塞血管的再通率，改善整体的治疗效果。

（一）初步的 EMS 研究

在这些联合动静脉途径溶栓治疗急性缺血性卒中的研究中，EMS 及 IMS 研究最为重要。NINDS r-tPA 研究发布之前，EMS 研究者将急性缺血性卒中患者随机分配至静脉内应用 r-tPA 或安慰剂组，然后行脑动脉造影，对有与临床症状相一致的脑供血动脉闭塞者联合给予动脉内 r-tPA。其纳选标准与 NINDS 研究相似，也主要基于患者的年龄、就诊时间、卒中严重程度（NIHSS 评分）及基线 CT 扫描结果。治疗方案是对合适的患者给予静脉内 r-tPA（0.6mg/kg，最大量为 60mg，药量的 10% 在 1min 内推注，剩余药量则在 30min 内滴注），静脉溶栓结束后即行脑血管造影，若发现与临床症状相一致的血栓，则将微导管放置于血栓内给以 r-tPA（首先进入血栓远端在 1min 内推注 1mg r-tPA，将微导管退至血栓近段但仍在血栓内，再次在 1min 内推注 1mg r-tPA，此后以 10mg/h 以输液泵输入，最大量包括手推的 2mg 共 20mg）。研究的主要终点为治疗后 7d 时 NIHSS 评分改善超过 7 分或者 NIH-SS 评分为 0 分的患者比例；次要终点为 3 个月时的 mRankin 评分为 0~1 分，3 个月时的 Barthel 指数为 95~100 分。试验结果显示静脉溶栓/动脉溶栓联合治疗是可行的，可以提高血管再通率，但临床治疗结果无明显改善，有待于大样本、多中心、随机、双盲对照临床研究。

安全性方面，EMS 研究共有 8 例颅内出血，但均为出血性梗死，在症状性出血发生率方面两组无明显差别。联合治疗组的 90d 死亡率明显高于对照组（P=0.06），但联合治疗组的 5 例死亡患者中，1 例死于急性主动脉夹层导致的主动脉破裂及心包积血，1 例死于乳腺癌，1 例死于患者自行拔出股动脉鞘后出血诱发的急性心肌梗死，1 例于病后第 2d 死于脑水肿，1 例死于心肌梗死。可见所有死亡患者的死因均非与溶栓的出血并发症相关。因此联合溶栓并没有增加脑出血的发生率。

（二）IMS Ⅱ 研究

EMS 研究虽然未能证实动静脉联合溶栓能改善卒中后神经功能，但其也并未增加症状性出血的发生率。

IMS Ⅱ 研究是 13 个医学中心参与的采用历史对照的临床研究。该研究共有 3 个目标：①对于起病 3h 以内的重症急性缺血性卒中（NIHSS≥10）患者，经静脉内低剂量 r-tPA（0.6mg/kg）溶栓治疗，联合动脉内在血管闭塞部位给予 r-tPA（最大剂量为 22mg）联合治疗的有效性及安全性，该研究的另一个特点就是联合了动脉内超声辅助溶栓。该设备为 EKOS 微导管（EKOS small-vessel ultrasound infusion system/EKOS micro-infusion system），该导管的主体是 0.014in 约合 0.36mm 的端孔型微导管，用于输入溶栓药物，其末端耦合有一个超声波发生器，能够产生低能量的超声波，辅助溶解血栓。②将该联合治疗方案 3 个月后的治疗效果与 NINDS r-tPA 研究中的安慰剂组 3 个月时的结果相比较。③比较该动静脉联合溶栓方式基础上，低能量超声波辅助溶栓与标准的微导管动脉内溶栓方式在血管再通率上的差别。

该研究纳选的标准仍然是基于时间窗和急诊 CT 扫描的结果，另外该研究所选的均为较重的患者，其入院时中位 NIHSS 评分为 19 分。

研究所采用的方案为：合适的患者接受静脉内溶栓，所用药物为 r-tPA，剂量为 0.6mg/kg，最大剂量为 60mg，其药量的 15% 在 1min 内静推，其余的药量则在 30min 内缓慢滴注。静脉给药开始后即迅速转至神经介入单元行脑血管造影。动脉内溶栓在病后 5h 内开始，到病后 7h 结束。动脉内给药时最大剂量为 22mg，行动脉内给药的前提是血管造影发现可治疗的血管阻塞。EKOS 导管应该在微导丝引导下进入血栓，首先将超声波尖端置于血栓近段，在造影显示血栓溶解之后，再向前推进导管使之与残余血栓接触。EKOS 导管能到达的部位包括颈内动脉颅内段、大脑中动脉（M1/M2 段）、椎动脉或基底动脉。而在大脑前动脉、大脑后动脉、小脑上动脉、小脑后下动脉及小脑前下动脉等 EKOS 导管无法通过的部位则给予标准微导管技术的动脉内溶栓。超声波辅助溶栓仅在超声波发射器可放入血栓内部时方应用。而在微导管无法通过血栓时，微导管的前端应尽可能靠近血栓部位，当微导管尖端与血栓之间无血管分支时，称之为局灶性溶栓；若微导管尖端与血栓之间尚有其他血管分支，称之为区域性溶栓。局灶性溶栓及区域性溶栓时均不应用超声波辅助溶栓。动脉溶栓开始时给予2000单位肝素静推，此后以450单位每小时静滴维持，至动脉溶栓结束。采用EKOS微导管时，导管到位后首先在4min内手推2mg r-tPA，其后以输液泵按照10mg/h（20mL/h）的速度持续泵入。标准微导管技术时，首先将微导管通过血栓后向远端在2min内手推2mgr-tPA，后退导管使之在血栓内部，在2min内手推2mg r-tPA，然后以输液泵按照9mg/h（18mL/h）泵入剩余药量。

虽然IMS Ⅱ的结果也并不理想，但随着影像学的发展以及介入治疗技术的进步，IMS Ⅲ试验（interventional management of stroke Ⅲ）已经从2006年6月开始募集患者，IMS Ⅲ同样是一项随机临床试验，旨在比较静脉内溶栓治疗与动静脉联合溶栓的疗效，预期纳入900例患者。其他动静脉联合溶栓治疗方案还有早期经静脉途径给予血小板糖蛋白Ⅱb/Ⅲa受体抑制剂（GPI），随后患者转入介入中心以小剂量的r-tPA行动脉内溶栓治疗的联合治疗方案（GPI/r-tPA，r-tPA的总体最大剂量为40mg）。

（三）GPI/r-tPA联合应用

血小板糖蛋白Ⅱb/Ⅲa受体抑制剂（GPI）能够诱导对血小板集聚的快速有效的抑制。有报道认为在动物的卒中模型研究中，GPI可维持微血管的畅通，进而可能有神经保护作用。辅助应用GPI可改善由血小板血栓（白血栓）引起的卒中的动脉溶栓的速度及程度，并可预防血栓的再形成。在静脉溶栓的系列TCD研究中，表明动脉再闭塞是再次临床恶化的主要原因。最近有关局部动脉溶栓的报道，治疗中的再闭塞率为17%。r-tPA在提高了纤溶酶的同时，也因刺激血小板激活而使凝血酶增加。PTA/支架由于使粥样硬化斑块破裂、内皮损伤，从而成为刺激血小板激活的另一机制。GPI阻碍血小板集聚、抑制血小板引起的血栓素的生成，从而减少了由天然的tPA抑制剂（PAI-1）和a_2抗凝血酶分泌的血小板反调节颗粒。最终，GPI可使血栓变得多孔，降低血小板纤维蛋白索条的延展性，因而提高纤溶药物的穿透性。

急性缺血性脑卒中动脉溶栓失败后，可辅助阿昔单抗治疗，该药物最先用于基底动脉血栓再形成及大脑中动脉血栓溶栓失败的患者。主要的GPI药物有三种：阿昔单抗、替罗非班和依替巴肽。在药代动力学方面，替罗非班和依替巴肽的半衰期较短（2~3h），而阿昔单抗为48h。在阿昔单抗治疗过程中，使用浓集血小板可逆转血小板受抑制状态。GPI/r-tPA联合：静脉替罗非班及静脉r-tPA应用于MRA诊断的基底动脉闭塞和大脑中动脉闭塞已经有成功的报道。

FAST多中心研究（动脉溶栓联合静脉阿昔单抗治疗急性椎-基底动脉系统缺血性卒中）与单纯动脉溶栓组相比（r-tPA组，n=41，r-tPA的中位数剂量为40mg），阿昔单抗/r-tPA联合治疗组（FAST组，n=47，r-tPA的中位数剂量为20mg，剂量范围为10~40mg）的神经功能改善，而且死亡率明显降低。在FAST组中，对于粥样斑块性血栓形成导致的血管闭塞，进一步行PTA/支架植入术以治疗严重的残余血管狭窄。FAST组和r-tPA组的TIMI血流分级达到2/3级的血管再通率是相似的（两组分别为72%和68%），但联合治疗组（FAST组）的TIMI血流分级达3级的血管再通率明显增加（两组分别为45%和22%）。FAST组和r-tPA组的良好临床结果发生率分别为34%和17%，前者的神经功能结果更好，而两组的死亡率分别为38%和68%，联合治疗组的死亡率明显降低（P=0.006）。对于栓塞性血管闭塞亚组和粥样斑块性血栓形成亚组，其临床结果均相似。栓塞性血管闭塞亚组中，FAST组和r-tPA组的良好临床结果发生率分别为36%和13%，死亡率则分别为46%和69%。粥样斑块性血栓形成亚组中，FAST组和r-tPA组的良好临床结果发生率分别为32%和20%，死亡率则分别为26%和68%。联合治疗组的总体出血发生率更高，但是两组的症状性颅内出血的发生率并无不同，FAST组和r-tPA组的颅外出血发生率分别为3%和0%，无症状性颅内出血的发生率分别为32%和22%，症状性颅内出血的发生率则分别为13%和12%。

因此，对于从基层医院向神经血管中心转运的患者，糖蛋白Ⅱb/Ⅲa受体抑制剂/r-tPA联合治疗也是可供选择的方法之一。在基层医院中，即可迅速给予糖蛋白受体抑制剂，该治疗可以减少血栓，预防进一步血栓形成，维持充足的侧支循环，使患者在转运过程中能够维持稳定的状态，进而在神经血管中心进一步治疗以达到完全的血管再通。

前面提到的两种治疗方案还可以联合机械性血管内取栓及血管成形术治疗。但是在静脉给予的 r - tPA 剂量超过 40mg 时，则不能进一步使用糖蛋白受体抑制剂，否则会增加严重颅内或颅外出血的风险。任何联合静脉溶栓和血管内治疗的过渡治疗方案均需要尽快使用经颅多普勒（TCD）或复查 CTA/MRA（在治疗的 30~60min 内）进行密切监护，通过影像学检查评估处于缺血中的脑组织，并需要尽快转移到神经血管中心，该治疗方案的目的是在治疗的最初数小时内通过连续治疗达到血管再通。

四、动脉溶栓联合区域性亚低温保护技术

动脉溶栓相对于静脉溶栓虽然血管再通率明显提升，但有研究发现，其远期预后与静脉溶栓相比却并无显著改善。为了进一步提高动脉溶栓疗效，尝试与其他神经保护措施联合应用，降低溶栓后脑出血、脑梗死等并发症的发生率。既往临床试验结果表明，针对单一靶点和环节的保护措施疗效有限。而亚低温对缺血损伤的多个环节都能产生保护作用，显示了对神经血管保护的光明前景。2002 年发表在新英格兰医学杂志上关于心跳骤停后的低温脑保护研究，已证实低温对缺血脑组织有明显的保护作用。

亚低温对神经血管保护研究已有很长的历史。亚低温措施包括全身、局部、区域性亚低温，后者在缺血性脑卒中的保护作用显著优于前两者。目前临床上还缺少大宗病例的多中心前瞻性随机对照研究。科技部启动十二五科技支撑计划，验证血管再通联合区域性亚低温的疗效。结合亚低温在急性重症颅脑外伤治疗上的经验，以及与动物实验进行比较，我们发现亚低温临床治疗存在的主要问题是：①亚低温治疗时间窗比较窄；②常规全身亚低温治疗所带来的并发症如感染、心律失常、电解质紊乱等并未降低患者的死亡率。由此我们将动脉溶栓和亚低温技术相结合：即通过溶栓导管在打开闭塞血管后，同时针对脑缺血区灌入低温液体，能在最短时间内诱导缺血脑组织达到亚低温目标，产生神经保护作用，可以尽量缩短亚低温治疗的时间窗，因为是局部区域性亚低温，又可以避免常规全身亚低温带来的并发症，使急性缺血性脑卒中的溶栓治疗获得更好的疗效。

我们采用动脉溶栓配合血管内局部灌注低温林格氏液的亚低温诱导治疗方式，对急性缺血性脑卒中进行了单中心、小规模的初步研究，认为血管内低温治疗具有实施简单，无需特殊设备，不增加患者经济负担等特点，术中无不良反应，术后未发现患者发生全身性亚低温治疗过程中的常见并发症（肺部感染，寒战，电解质紊乱等）。我们发现血管内亚低温治疗避免了全身性亚低温的缺点，证实该方法安全可行，但目前还只是初步研究阶段，具体结果还需进行较大规模的随机对照临床研究，以期动脉溶栓配合血管内亚低温治疗，能够改善患者预后及延长动脉溶栓的时间窗、降低脑出血等严重并发症。

（肖琰萍）

第二节 动脉溶栓的适应证和禁忌证

（一）动脉溶栓治疗纳入标准

1）临床标准。

（1）年龄：在临床工作中，年龄因素不作为患者入选的绝对标准。

（2）发病时间：急性缺血性卒中动脉溶栓治疗时间窗，前循环为 6h，后循环为 8~12h，后循环进展性卒中机械性取栓的时间窗可控制在 3 天以内。

（3）急性起病，有与病变血管相应的临床症状和局灶神经功能体征。

（4）4 分 < NIHSS 评分 < 24 分。

（5）CT 排除脑出血。

（6）CT 或 MIR 提示有缺血半暗带存在。

2）血管造影标准，证实有与临床神经系统症状体征相一致的血管闭塞。

（二）动脉溶栓排除标准

1）临床标准。

（1）溶栓前神经系统症状体征已明显好转。

（2）严重的神经系统损害（NIHSS 25～30 分）。

（3）发病后迅速昏迷的患者（后循环病变除外）。

（4）先前 3 周内有卒中病史。

（5）卒中起病时癫痫发作。

（6）对颅内动脉瘤或动静脉畸形做介入治疗时发生卒中。

（7）已知颅内出血史、肿瘤和（或）蛛网膜下隙出血史。

（8）已知颅内动脉瘤、动静脉畸形，有或无相关出血。

（9）怀疑细菌性栓塞。

（10）怀疑近期急性心肌梗死并伴心包炎。

（11）近期（10～30d 内）手术、实质脏器活检、外伤。

（12）已知活动期炎性肠病、溃疡性结肠炎、憩室炎。

（13）任何活动性或近期（10～30d 内）出血；对于年轻女性应询问月经情况。

（14）已知伴有遗传性或获得性出血素质，如活化部分凝血活酶时间或凝血酶原时间延长，未治疗的凝血因子缺乏。

（15）实验室化验发现，血小板计数小于 100×10^9/L，血细胞比容小于 25%，或国际标准化比率（INR）大于 1.7。接受华法林的患者，其凝血活酶时间小于正常上限的 1.5 倍。

（16）先前 30d 内有妊娠、哺乳或分娩。

（17）已知对造影剂过敏。

（18）其他不宜采用纤溶治疗的情形，如淀粉样变性等。

（19）难以控制的高血压：间隔 10min 以上的三次独立测量，收缩压均大于 180mmHg，或舒张压均大于 100mmHg。

2）CT/MRI 的排除标准。

（1）CT 或 MRI 上与临床一致的任何部位、任何程度的出血表现。

（2）大面积脑梗死导致中线移位的明显占位效应。

（3）CT 上脑实质低密度改变或脑沟消失的范围超过大脑中动脉供血区或怀疑梗死区域的 1/3。

（4）在 MRI 弥散和灌注成像显示缺血半暗带消失者。

（5）蛛网膜下隙出血。

（6）发现颅内肿瘤（偶然发现的小脑膜瘤除外）。

3）血管造影排除标准。

（1）可疑颈动脉夹层。

（2）其他非动脉粥样硬化性血管病变。

由于动脉溶栓在急性缺血性卒中的急诊治疗中的作用仍未统一，而且该方法仍然伴有脑内出血的并发症，故上述所有病例选择的标准都不是绝对的，在临床应用中应详细、谨慎地评价患者所发作卒中的特点、伴发的全身基础病变、急诊血管检查的结果。即使伴有其他不适宜溶栓治疗时，亦应尽可能在时间窗内重建血流，挽救脑组织。此种棘手情形时，更应积极仔细随病情变化调整动脉溶栓药物的剂量或合用机械碎栓及血管成形术。

（姜振威）

第三节　术前准备

（1）进一步明确诊断病史、症状、体征及影像学检查综合评估。

（2）完善相关实验室检查。

（3）再次核实动脉溶栓的适应证和禁忌证，对患者进行神经功能评分。

（4）签订委托书、手术知情同意书等相关文书。

（5）导管室一般准备：双侧腹股沟区备皮、留置导尿、吸氧、生命体征监测，以及建立静脉通道等。

（6）动脉溶栓相关材料准备：包括常规脑血管造影材料、溶栓及抗血小板等药物、微导管、微导丝以及可能的机械碎栓材料。

（7）躁动不安或意识障碍的患者需全身麻醉，应通知麻醉医师做好麻醉准备。

（赵昌平）

第四节　基本技术

一般取右侧股动脉为穿刺部位，置 6～8F 动脉鞘，在血管穿刺成功后可给予肝素 3000～5000IU，并以 1000IU/h 追加。术中监测凝血功能可增加操作的安全性，通常将激活全血凝血时间（ACT）延长到 250s 左右，以 5F 造影导管行全脑血管造影检查。

根据术前神经功能检查推断发生闭塞的血管部位，优先行该动脉造影检查。在发现闭塞血管之后应迅速行其余血管的造影检查，以发现其他血管的闭塞并评价侧支循环的状况。应行双侧椎动脉造影，有利于发现单侧发育不良。对于发现血管闭塞应根据狭窄近端或远端的血管直径测量闭塞程度。

发现血管闭塞部位后，选用 6～8F 导引导管，在超滑导丝引导下将其置于颈总动脉或椎动脉内，然后选用微导管（如 FasTracker－10/18）在微丝引导下小心穿过闭塞血管处，手推造影评价血管闭塞处以远的血管状态。若能通过闭塞处，则通过微导管手推尿激酶，然后将微导管撤至血管闭塞部位近端，再次手推尿激酶，然后以 1 万 U/min 注入。每隔 15min 复查造影判断血栓溶解情况，若血栓部分溶解，则向前推进微导管使之接近血栓。若微导管无法通过血栓则在血栓近端尽可能接近血栓处泵入尿激酶。

在出现下列情况时考虑停止溶栓：①血管再通；②血管造影发现造影剂外渗；③溶栓药物达最大用量，如尿激酶的通常最大用量为 100 万 U；④在溶栓药物的用量已接近最大剂量，但血管闭塞程度无明显改善，可考虑机械碎栓或血管成形治疗。

（赵　彬）

第五节　各部位血管闭塞溶栓方法

一、前循环动脉溶栓操作方法

1. 颈内动脉分支闭塞　大脑中动脉和大脑前动脉闭塞，溶栓治疗的程序和操作基本类似。肝素化状态下，通过导引导丝谨慎将 5F 或 6F 指引导管置于同侧颈内动脉颅底段。采用同轴导管技术，在路图（Road map）下，将微导丝如 Transent—14（Boston Company）和微导管如 Prowler—14（Boston Company）谨慎穿过血栓。使用 1mL 注射器，手推造影剂造影证实血管闭塞部位、血栓长度和远端血管分支的通畅情况。证实远端分支通畅后，以 1 万 U/min 的速度泵入尿激酶。每泵入 10 万 U 尿激酶，手推造影剂造影，观察血栓溶解情况。随着血栓逐渐溶解，后退微导管，继续溶栓；重复上述操作，直至血栓全部溶解，血管再通。对于使用 30 万 U 尿激酶后，造影显示血栓无溶解迹象的患者，提示动脉粥样硬化狭窄基础上的血栓形成或栓塞。将微导管头端置于血栓近端溶栓。当血管造影证实血栓溶解，残留局限性狭窄时，考虑急性球囊扩张血管成形或急诊血管内支架植入治疗。血管主干通畅后，造影观察远端分支通畅情况。重点观察动静脉循环时间，尤其是造影剂静脉排空情况。局部脑组织染色浅淡和动静脉排空时间延迟（>9s）的患者，是血栓形成累及小血管所致，如过早停止溶栓可能无法恢复脑组织的正常灌注，需继续在局部以 4 000 ~ 10 000U/h 的速度泵入尿激酶溶栓，直到造影影像恢复正常。通常尿激酶总量控制在 100 万 U 以内。

大血管内血栓形成患者，随着溶栓进程，血栓脱落随血流造成远端动脉分支的阻塞，需在微导丝导引下，超选择性将微导管置于血栓内溶栓，直至血栓完全溶解。

血管内对溶栓不敏感的局限性不规则充盈缺损常提示栓子（动脉粥样硬化斑块或心源性栓子）的存在。根据闭塞血管的管径，采用 1. 25 ~ 2mm 直径微球囊，对栓子进行缓慢挤压，常能获得主干的血流通畅。栓子向血管远端移位，造成 M3 段以远血管分支不完全闭塞时，不强调进一步超选择性溶栓和球囊扩张压迫处理，严格肝素抗凝或抗血小板聚集治疗即可。

2. 颈内动脉近端主干闭塞　颈内动脉近端主干闭塞时，需先对全脑血管造影进行全面分析，观察前、后交通开放和大脑后动脉软膜血管代偿情况，了解局部脑组织缺血程度。对于前或后交通动脉开放，颈内动脉远端分支血流灌注较好患者，通过代偿供血动脉（对侧颈内动脉或椎动脉）灌注 30 万 ~ 50 万 U 尿激酶，常能改善神经功能症状，不增加颅内出血风险。对于前后交通未开放，且无明显软膜血管代偿患者，由于患侧半球脑组织处于严重缺血状态，临床症状逐渐加重，即为进展性脑梗死，威胁患者生命的可能性很大。此时，应积极干预，尽量恢复缺血脑组织血流，使脑组织的缺血损伤降到最低程度。

由于颈外动脉与颈内动脉存在广泛的血管沟通，单纯颈内动脉近端闭塞时，绝大部分患者通过眼动脉向颈内动脉颅内段供血，造影常发现眼动脉开口以远的颈内动脉显影。单纯颈内动脉近端闭塞常提示发生在颈内动脉高度狭窄基础上的突然闭塞。因此，需将 8F 或 6F 导引导管置于患侧颈总动脉远端，使用 0. 035in（约合 0. 089mm）泥鳅导丝缓慢通过颈内动脉残端，探寻潜在的颈内动脉管腔。探寻成功后，将 5F 单弯导管轻柔通过狭窄段置于颈内动脉中段。缓慢、低压手推造影剂证实中段和远段通畅后，首先使用 10mL 注射器抽吸未完全凝固的血液，然后以 1 万 U/h 泵入尿激酶 10 万 ~ 50 万 U，造影证实管腔通畅后停止溶栓。颈内动脉近端残余重度狭窄的患者，在征得患者或家属同意后急诊行支架血管成形治疗。证实颈动脉通畅后，即刻降低血压至基础血压的 80%。同时，造影观察颅内血管分支闭塞情况。如果残留大脑中动脉或前动脉分支闭塞，将导管置于颈内动脉以 1 万 U/h 泵入尿激酶 20 万 ~ 30 万 U。溶栓结束后，入神经科重症监护室继续对症支持治疗。

二、后循环动脉溶栓操作方法

椎－基底动脉血流量占全脑血流的 20%，供应脑干、丘脑和小脑等重要结构，椎－基底动脉急性闭塞保守治疗的重残率和死亡率超过 90%。由于直接供应重要的生命中枢和解剖学（基底动脉直径较椎动脉宽）及血流动力学特点，椎动脉发生心源性栓塞的发生率很低，低于 10%。栓子一旦进入椎动脉，常先栓塞基底动脉尖部，形成基底动脉尖综合征。随着时间延长，栓子周围血栓形成，并逐渐向近端扩展，梗死范围逐渐扩大，直至基底动脉全程不显影。

椎动脉闭塞患者，需要分析血管造影，进行残余血流评价，评估的核心是血管闭塞对远端基底动脉残余血流的影响程度。主要考虑下列问题：是否累及双侧椎动脉？后交通动脉开放代偿情况？颈部动脉肌支代偿性向颅内供血情况？对基底动脉血流影响的程度？是否累及基底动脉，导致闭塞？

椎动脉闭塞累及基底动脉主干患者需溶栓治疗；双侧椎动脉闭塞，但未累及基底动脉，且基底动脉血流代偿良好，神经功能症状轻微患者，可不考虑溶栓治疗。双侧椎动脉闭塞，未累及基底动脉，但基底动脉血流代偿不良，神经功能症状障碍明显患者需要进行溶栓治疗。优势椎动脉闭塞，影响基底动脉血流供应患者需急诊溶栓治疗。非优势侧椎动脉闭塞，合并优势侧椎动脉重度狭窄患者，行急诊血管成形治疗即可，无需溶栓治疗。绝大部分为动脉重度狭窄基础上的血栓形成。因此，将椎动脉造影管置于椎动脉近端以 1 万 U/h 泵入尿激酶选择性溶栓，通常溶栓效果很好。在灌注尿激酶总量超过 50 万 U，椎动脉仍未开通者，提示远段动脉狭窄的可能，需使用微导管行接触性溶栓，证实局限性狭窄的患者行急诊血管成形术。

基底动脉血栓累及一侧椎动脉患者，通过置于椎动脉近端的造影导管泵入尿激酶，从血栓近端向远端溶栓。先溶解椎动脉内血栓。一旦椎动脉血栓溶解后，应采用超选择性微导管技术进行血栓远端造影，证实基底动脉远端管腔和分支通畅后，自血栓远端向近端溶栓，直至基底动脉主干通畅。部分残留基底动脉重度狭窄患者，可考虑行急诊血管成形术。

三、造影阴性的 TIA 病例

有 20% ~30% 的急性缺血性卒中患者，虽然在临床上有神经功能缺损症状，但在 DSA 上却未发现相关血管闭塞（without angiographically documented occlusion，WADO）。

（1）WADO 的原因：临床上 WADO 常有确切的神经功能缺损症状，原因可能主要有：①DSA 无法分辨的微小血管闭塞。②血栓自发溶解，闭塞血管出现自发再通（spontaneous recanalization，SR），但脑组织已发生不可逆的缺血损伤。由于分辨率的限制，深穿支等微小血管的闭塞在 DSA 上无法准确判定。深穿支为终末动脉，侧支循环代偿通常较差，闭塞导致的缺血损伤一般出现较早。这些微小动脉的闭塞很可能是 WADO 所致腔隙性脑梗死的常见原因。皮层支小血管闭塞在 DSA 上有时也不易发现，但由于软脑膜血管的丰富代偿，患者症状多较轻微。SR 是一种比较常见的临床现象。一般情况下，脑栓塞比血栓形成更容易发生 SR，而远端血管通常较近端血管的 SR 发生率高。

（2）WADO 与脑梗死：尽管血管造影未见脑动脉闭塞，脑组织仍然可能会出现新的梗死灶，并且这些梗死灶通常较小。Derex 等研究中，起病 4h 内造影未见动脉闭塞的 10 例急性缺血性卒中患者中，8 例 CT 或 MRI 发现新的梗死灶，发病 72h 脑梗死体积中位数为 2.4cm^3（范围 10~30cm^3）。Slivka 等也探讨了造影正常脑卒中患者的影像学预后，21 例起病 6h 内造影正常的急性缺血性卒中患者，在起病 24h 或更长时间行脑 CT 或 MRI 检查，结果有 15 例（71%）发现新梗死灶，其中皮层梗死 7 例，皮层下梗死 8 例（5 例为直径不超过 1.5cm 的单发病灶）。那些皮层下梗死的特点是病灶较小，且常为单发，多为深穿支闭塞所致。Shah 等进行了一项荟萃分析，评价 DSA 上未见血管闭塞的急性缺血性卒中患者的临床和影像学预后。81 例患者均未行静脉或动脉溶栓治疗，平均年龄 63 岁，基线 NIHSS 评分中位数为 8 分（2~25 分），其中有 62 例（76%）患者 24~72h CT 或 MRI 检出脑梗死。统计分析显示，男性、年龄超过 65 岁及基线 NIHSS 评分不低于 10 分的患者有较高的发生脑梗死风险。

（3）WADO 患者的预后：与造影证实有大血管闭塞的急性缺血性卒中患者比较，WADO 患者的自然预后通常相对较好。PROACT Ⅱ 试验中，存在动脉闭塞但未予溶栓者仅有 25% 患者预后良好（mRS 评分 0~2 分），而造影阴性者则有 59% 患者预后良好。Arnold 等研究中，旨在动脉溶栓而行脑血管造影的 283 例患者，其中有 28 例（10%）未见动脉闭塞，基线 NIHSS 评分中位数为 7 分（4~25 分），起病至动脉造影时间 115~315min，平均 226min。这些患者均未行溶栓治疗，结果 21 例（75%）患者预后良好（3 个月后 mRS 评分不超过 2 分），6 例（21%）预后差（mRS 评分 3 或 4 分），1 例（4%）死于心肌梗死。

并非所有的学者都对 WADO 患者的自然预后持乐观态度。Qureshi 等对 17 例造影未见动脉闭塞患者未采用溶栓治疗，前循环和后循环相关症状分别占 76% 和 18%，余 6% 难以定位。结果随访 mRS 评分 0 或 1 分者 11 例，3 分者 1 例，4 分者 2 例，5 分者 2 例，死亡 1 例。4 例脑桥梗死患者中有 3 例死亡或严重致残。研究者认为，尽管报道中血管造影未见闭塞患者的预后似乎好于造影有血管闭塞者，但仍有 1/3 以上的患者死亡或致残，造影未见闭塞患者的预后并不总是"良性的"，尤其当脑干受累时预后更差。可以肯定的是，DSA 上难以发现的微小血管的闭塞也常致脑梗死，如果累及关键部位，也将会出现严重的神经功能缺损症状，其远期预后并不比其他非腔隙性脑卒中更好。人们已经尝试使用血小板糖蛋白Ⅱb/Ⅲa 抑制剂、亚低温、升高血压促进侧支循环等方法，但是效果差强人意。

（4）WADO 与动脉溶栓：目前为止，对 WADO 患者是否可行动脉溶栓治疗还没有共识。一些学者认为对 WADO 患者应尽量避免使用动脉溶栓治疗，理由是即使不溶栓，这些患者预后通常也较好，而且溶栓会增加颅内出血风险，而获益较少。

研究显示，小血管病变导致腔隙性脑卒中是引起运动功能缺损逐渐进展的主要原因，这可能是小的深穿支动脉逐渐闭塞所致。研究表明，这些微小血管急性闭塞的腔隙性梗死也可能从溶栓中受益。

NINDS 试验的亚组分析显示，所有卒中亚型均能从溶栓治疗中受益，其中也包括根据 TOAST 分型标准小动脉闭塞性卒中或腔隙性脑卒中。既然在静脉溶栓试验中并未排除那些微小血管闭塞的患者，并且可以使其受益，那么，对闭塞血管具有更好的针对性、对溶栓药物剂量需求相对较低的动脉溶栓，理论上也适合于小血管闭塞患者，甚至可能更具优势。此外，SR 也并不等于组织再灌注，当大血管内栓子自发溶解时，栓子碎片可阻塞远端微小血管，使脑组织缺血进行性加重。此时，溶栓治疗或可有助于及时恢复灌注，避免脑组织发生更严重的梗死。动脉溶栓也许不应该将 SR 完全排除在外。

问题的关键在于 WADO 患者是否存在可挽救的缺血脑组织。临床上常使用磁共振弥散加权成像（diffusion—weighted imaging，DWI）、灌注加权成像（perfusion—weighted imaging，PWI）确定可逆性缺血区，即"半暗带"的存在。Schellinger 等研究了脑卒中患者起病 6h 内 DWI、PWI 及 MRA。MRA 显示颅内血管正常的 8 例患者中仅有 1 例患者 PWI/DWI 不相匹配。这一结论并不意味着 WADO 患者很少有"半暗带"的存在。那些微小血管闭塞所累及的组织范围通常较小，而 MRI 分辨率有限，加之检查耗时较长、患者有时不能配合或有使用对比剂禁忌证等诸多原因，PWI/DWI 作为一种判定"半暗带"存在的技术，在临床实际应用中受到一定限制。

因此，对 WADO 患者，也许应该有选择地进行溶栓治疗。如何在更准确的影像学指导下，确定哪些患者可能从溶栓中受益，还有很长的路要走。在首都医科大学宣武医院对于这部分患者，也存在较大的争议，常规的做法是给予动脉内少量尿激酶（UK 约 30 万 U），一方面是希望能打开造影未见的小血管闭塞，这样可使部分患者获益，另一方面，因为尿激酶用量较小，脑出血等溶栓并发症的发生率也较小。WADO 是否需要动脉溶栓治疗有待大样本随机对照研究进一步证实。

1. 脑血管造影阴性的 TIA 患者 TIA 患者行急诊血管检查是有意义的，因为 1/3 的患者可出现脑梗死，所以及时发现潜在的血管病变可改善部分患者的预后。

目前对 TIA 的定义为突发的局灶性神经功能障碍，持续时间小于 24h，神经功能障碍可完全恢复。也有学者认为应当修改该定义，将时间限制缩短至 1h。从急诊处理来讲，等待神经功能变化以确诊 TIA 显然是不合适的。TIA 也应当被当作急诊处理，若症状持续且发病时间在 3h 以内，溶栓治疗及脑血管检查应予考虑。当然上述病例也提示了在静脉内溶栓治疗纳选患者时，纳入部分 TIA 患者可能会导致阳性结果，所以选择溶栓治疗患者时，应除外神经功能逐渐好转的患者。

将 TIA 视作缺血预适应应当谨慎。虽然从定义上讲，TIA 的神经功能障碍可完全恢复，但从更本质的病理生理学机制来讲，其有赖于脑血流的恢复以及脑血流障碍的范围较小。因此应该根据 TIA 患者脑血管病变的机制判断其预后，若血流虽然恢复，但导致血流中断的病变逐渐加重，TIA 也将进展为卒中，而其缺血适应是短暂的假象。因此对于此类患者，借软膜支侧支循环供血区内发生 TIA，无明确的大血管病变，行脑血流测定可有利于判断预后。

Arnold 等报道 283 例患者有 23 例（10%）在发病早期造影阴性，可能的原因有心脏栓子脱落 39%；小动脉病变 21%；不明原因 36%；绝大多数在 6h 之后都有梗死灶，但临床预后很好。

在我们以往的病例中，对于造影阴性的患者，都是对可疑的动脉给予尿激酶 20 万~50 万 U 尝试进行溶栓，但是几乎所有的患者术后 MRI 发现相关部位（前循环底节区和后循环脑干）都有梗死灶。有研究发现如没有侧支循环，穿支动脉在闭塞后几分钟之内就会出现供血区域的梗死，溶栓可能只会使已经损伤的动脉增加出血的风险，具体风险/疗效比，尚需进一步研究。

2. 软膜支侧支循环 上述病例还凸显了解读全脑血管造影结果的问题。全脑血管造影是分血管完成的，但准确判断其结果应该完整、准确、动态的比较各支血管的结果。另外应该从病理生理的角度判断其病变，单纯的解剖学结果是不够的。

该例患者的全脑血管造影应该注意其软膜支侧支循环的状态。人脑的侧支循环有两大部分组成：Willis 环和软膜支侧支，前者主要是近端大脑动脉主干之间的沟通途径，后者则主要是远端大脑动脉末端相互沟通的途径。该例患者临床表现为枕叶及动眼神经的损害，主要解剖定位为枕叶及中脑，造影显示左侧大脑后动脉无显影，右侧大脑后动脉 P1－P2 段显影不佳，小脑上动脉尚正常，双侧脉络膜前动脉无明显供血范围增加。此时双侧颈内动脉均未通过后交通动脉向后循环的代偿供血，所以临床症状与造影检查的程度不一致。但仔细观察就可以发现双侧大脑中动脉的软膜支供血范围增加,所以没有出现双侧大脑后动脉供血区明显的功能障碍。而且双侧大脑后动脉无急性闭塞的表现。

通过侧支循环供血的生理学表现就是循环时间延长,血液经过微血管的沟通供血且流程更长,此时对灌注压的依赖会增加。

3. 可能的病因及替代治疗措施　因此上述患者并非合适的溶栓病例。这也提示我们,粥样硬化斑块形成、血栓形成及栓塞并非脑缺血发作的唯一病变机制。本例患者无明确的颈部大动脉的狭窄性病变,大脑后动脉的慢性闭塞已有软膜支血管进行代偿,但出现了代偿不足的临床表现。溶栓治疗不能改善其脑循环的状态,所以患者持续出现症状,其术后出现的症状改善可能系自然病程,而非溶栓药物导致的血流再通。

对于该患者的病理基础应当考虑系血流动力学障碍所致,软膜支血管的侧支循环对灌注压要求增加,在血压波动时可出现缺血发作。另外,该患者高血压20余年,对于年轻患者的高血压应该考虑继发性高血压的诊断,如肾上腺功能障碍等。因此对患者应加强询问其高血压的治疗经过、血压波动及长期血压监测,另外对心脏功能及心律的检查也非常重要。在该患者还可以观察到左椎动脉的颅外段能见到在椎间孔部位走行迂曲,是否存在椎动脉型颈椎病导致双侧大脑后动脉供血区的供血减少,要排除此诊断需进行颈椎退行性变的评价。针对此患者的病理生理学机制,给予扩容升压治疗可能改善微循环状态,抗凝治疗也可能是有效的,另外钙离子拮抗剂等扩张血管药物也可能有助于改善局部循环。但这些基于病理推断的治疗措施有待验证。

四、特殊部位(CTO)的溶栓治疗

这种类型患者常在颈内动脉末端重度狭窄基础上突然闭塞或巨大血栓脱落所致。血栓一直向远端延伸,累及大脑前动脉A1段、大脑中动脉M1段、脉络膜前动脉和后交通动脉;血栓向近端延伸,累及颈内动脉全程,形成所谓的T形闭塞(CTO)。这样大多数的侧支循环通路被阻断,包括Willis环、眼动脉以及软膜的吻合。对于这类患者,单纯药物不论是静脉还是动脉溶栓效果都很差。分析其结果可能在于溶栓很及时有关。

五、机械取栓技术

对于某些类型的脑动脉闭塞,如颈动脉的T型闭塞、大脑中动脉M1段闭塞、后循环常见的粥样硬化斑块导致的血管闭塞,单纯的经动脉内药物溶栓,血管再通率较低。最近几年,研发出来了多种机械取栓装置提高了经动脉内介入溶栓疗法的效果。经动脉机械性血栓清除,治疗急性缺血性卒中具有以下优点:可减少甚至不使用溶栓药,从而降低颅内出血风险;治疗时间窗可能延长;使血栓碎裂,增加溶栓药接触面积,加速溶栓;直接清除血栓,加速血管再通。缺点和风险是:将机械装置置于病变部位有一定的技术难度,需经专门训练;潜在的血管损伤风险(血管痉挛、血管夹层分离、穿孔甚至破裂);破碎后的栓子阻塞远端血管。与患者的获益相比,这些风险尚可接受。目前,美国FDA已批准Merci取栓器和Penumbra系统用于急性缺血性卒中的治疗。

1. Merci取栓器　Merci系统由头端呈螺旋环状的柔软取栓导丝与Merci微导管,以及8~9F球囊导引导管组成,已有3代产品(X、L和V系列)问世。该装置通过2.4F微导管(14X或18L)输送,还可配合4.3F同轴导管,增强输送和血栓抽吸能力。脑血栓机械取栓(Mechanical Embolus Removal in Cerebral Iscbernia,MERCI)试验和Multi - MERCI试验显示,该系统的临床疗效良好。Josephson等对Merci取栓试验与动脉溶栓试验进行比较认为,Merci取栓器与尿激酶原动脉溶栓治疗之间的良好转归率和病死率均无显著差异,两者均为急性缺血性卒中的合理治疗选择。

2. Penumbra系统　Penumbra系统由不同规格的抽吸微导管、近头端梭形膨大的分离器及抽吸泵构成,不同规格分别适用于不同部位的脑血栓。该装置主要通过以下方式达到血栓清除作用:通过抽吸微导管对血栓挤压和抽吸;分离器捣碎血栓并防止堵塞微导管;应用球囊导引导管阻断血流后,直接拉出血栓。最近的一项临床试验应用Pemnnbra系统治疗125例急性缺血性卒中患者(NIHSS评分不低于8

分），82.6%的病例血管再通，25%的病例临床转归良好，有症状脑出血发生率为11.6%，病死率为32.8%。

3. Solitaire取栓装置　是一种柱状金属网笼，张开后可从多点吸住栓子，便于取出且可降低症状性颅内出血风险。Merci装置是一种开瓶器样线圈，可有效释放动脉壁压力，"但有松开而吸不住栓子的趋势"。SWIFT（SOLITAIRE-FR用于血栓切除术）的研究原计划随机入组200例缺血性卒中患者，但开展18个月后，数据安全性监测委员会叫停了这项已招募144例患者的研究，理由是SOLITAIRE-FR修复装置与Merci装置相比具有压倒性收益优势。

4. 其他机械性血栓清除装置　Neuronet是一种微导丝连接激光切割镍钛网篮的取栓装置，主要靠远端封闭的自膨式镍钛网篮捕获血栓。Mayer等应用该装置成功治疗了1例急性基底动脉血栓形成患者。Brekenfeld等在动物模型中比较该装置与Merci取栓器的治疗效率，结果发现二者的血管再通率分别为70%和90%。

Phenox取栓器主要由头端带有呈锥形分布垂直硬质聚酰胺微丝的微导丝构成，与0.021in（合0.53mm）或0.027in（合0.69mm）微导管配合应用。Henkes等首次报道了该装置成功应用于颅内血管的临床病例。2006年，欧洲批准Phenox取栓器应用于急性缺血性卒中的治疗。第2代Phenox在原有基础上加装了镍钛合金网篮，Liebig等应用该装置治疗45例急性缺血性卒中患者，血管再通率为56.3%。

Alligator取栓装置主要由在头端连接含4个金属钩小捕获爪的0.016in（合0.4mm）微导丝构成，配合0.21in（合0.53mm）微导管使用。最早设计用于捕获移位的弹簧圈。Kerber等应用该装置成功治疗了6例大脑中动脉急性血栓形成，效果良好。

In—time取栓器由4~6个可弓形打开套环和头端3cm可塑性的微导丝组成，配合3F微导管使用。Veznedaroglu等报道了其在1例溶栓和球囊成形疗效不佳的大脑中动脉血栓形成患者中的成功应用。

F.A.S.T. Funnel导管在远端应用漏斗形阻塞装置配合抽吸装置使用，主要应用于外周血管血栓清除。一种更小的可应用于脑血管的该装置正在研制之中。

血管内光声血管再通导管（endovascular photoacoustic recanalization，EPAR）是一种基于激光技术的机械碎栓装置，主要通过将光能转换为声能，在光纤头端产生微气泡从而达到乳化血栓的作用。Bedis等应用EPAR治疗34例患者的初步结果显示，完全血管再通率达61%，但有1例因血管破裂死亡，2例发生有症状脑出血。

5. 超声促溶栓装置　研究显示，低频超声可增强急性缺血性卒中溶栓药物的溶栓作用。Alexmdrov等对126例患者应用2MHz经颅多普勒（transcranial Doppler，TCD）增强r-tPA静脉溶栓的疗效进行了评价，证实持续2MHz TCD检测可提高血管再通率，但不能改善患者的预后。另外，单独应用持续2MHz TCD监测可通过增强内源性tPA作用，提高血管自发性再通的概率。EKOS导管（EKOS Corporation）是一种头端可发射超声波的动脉溶栓药物输送导管，在药物输送过程中头端可产生1.7~2.1MHz超声，从而加速血栓溶解。超声微气泡在超声监测下的震动可达到增加血栓与溶栓药物接触以及增强内源性溶栓的作用。

6. 存在的问题与展望　虽然已有机械取栓装置可用于血管再通治疗，但从相关临床试验结果来看，它们并不能显著改善急性缺血性卒中的预后。一个重要原因是，即使颅内大血管能够及时再通，也并不能完全阻止脑微循环内的继发性血栓沉积及血管再通伴随的再灌注损伤等。同时，虽然血管再通是急性缺血性卒中最重要的治疗靶点之一，因为它的确能够改善临床转归。但也应该认识到，必须在特定的时间窗内实现血管再通才能挽救半暗带组织，操作的安全性也必须在能够接受的范围内（既不增加出血性转化，又保证血管的完整性）。因此应当采用更广泛的神经影像学检查以确定是否存在半暗带以及半暗带的范围。很显然，如果不存在可以挽救的半暗带，任何治疗都可能毫无意义。将来需要不断对不同个体患者的动脉和脑组织情况进行全面评价，以便进行个体化的治疗。

因此，机械取栓装置的问世为急性缺血性卒中提供了一种全新的治疗手段，高血管再通率无疑是这种治疗方法的最大优势。在理论上，及时有效地实现血管再通是急性缺血性卒中治疗获得成功的重要前提，但遗憾的是，这种高血管再通率并未转化为神经功能转归的显著改善。实现血管再通未必总能带来再灌注，而缺乏血管再通也未必不能恢复再灌注。因此，主要闭塞动脉的血管再通或许是技术成功的标志，但这种血管再通对临床转归的积极影响始终离不开闭塞动脉下游血管的充分再灌注。根据对血管再通、再灌注与卒中后功能转归之间相关性的理解，应该从工艺水平上完善现有的血管内装置，以避免血管再通后下游血管出现无复流现象。

六、动脉溶栓联合血管成形术

（一）治疗依据

急性缺血性卒中的神经功能障碍基础在于血流中断，所以重建血流是挽救半暗带组织的根本措施。血管成形治疗需要行血管造影检查，导管及其他治疗设备到达病变部位需要时间，所以不可避免的伴有时间延迟，但在急性缺血性卒中急诊治疗中，血管内成形治疗的理论基础在于：

（1）溶栓治疗（静脉内或动脉内）对血管内粥样硬化斑块导致的高度狭窄治疗效果欠佳。血管的直径减小70%以上即可导致远端血流减少，在血流动力学改变时，可出现 TIA 或急性缺血性卒中。此类病变可在斑块表面出现少量血栓，尤其是斑块形成溃疡时，药物溶栓后仍残留高度狭窄，此时需行血管成形治疗。

（2）对于栓塞性病变，尤其是慢性钙化的栓子，药物溶栓需时较长，且溶解血栓效果不佳。对于此类病变，应用球囊成形可挤碎血栓，减少血管再通所需时间，此种治疗可视为机械碎栓方式。

（3）血管成形治疗可减少溶栓药物的剂量，从而可减少溶栓后出血的发生率。已知 r-tPA 可增加缺血脑组织基质金属蛋白酶表达，加重血脑屏障破坏，从而是溶栓治疗后脑出血的危险因素。血管成形治疗可减少溶栓药物的剂量或者单独应用即可重建血流，理论上可减少出血的发生率。

（4）血管成形治疗可改善血管再通的成功率。目前 PROACT Ⅱ 研究所报道的动脉内溶栓的血管再通率为66%，血管成形或支架成形可使再通成功率提高到79%。

（5）理论上血管成形治疗可延长急性缺血性卒中血流重建的时间窗。急性缺血性卒中血流重建的最大风险就是脑出血，目前药物溶栓的时间窗是起病后3~4.5h，动脉溶栓可延长时间窗至病后6~8h，而血管成形治疗减少了溶栓药物的使用，所以其时间窗可至病后8h以上。导致溶栓后出血的风险主要是卒中严重程度，所以急性期内血管成形治疗的适应证与药物溶栓相似，主要基于卒中严重度评价及早期影像学检查；对于治疗时间窗尚无定论。

目前血管内支架成形术已被广泛用于急性心肌梗死的血管再通治疗，但对于急性缺血性卒中尚无远期疗效结果，虽然早期病例报告显示血管成形可提高血管再通的成功率，但应当在严格的患者评价的基础上应用。

（二）推荐的急性缺血性卒中血管成形治疗的适应证与禁忌证

1. 适应证　如下所述。
（1）血管造影检查显示血管高度狭窄者（>70%）。
（2）栓子经药物溶栓改善不明显者。
（3）因缺血时间较长、手术等出血风险不宜应用溶栓药物者。
（4）颈部放射治疗或肌纤维发育不良导致的血管狭窄。
2. 相对禁忌证　如下所述。
（1）急诊 CT 检查提示严重的早期缺血征象者，缺血面积超过供血区1/3。
（2）串联性血管病变且远端病变无法再通者。
（3）无法长期应用抗血小板药物者。

是否在溶栓同期行血管成形术，总的趋势是支持，尽管尚无大规模临床前瞻性随机对照试验支持。Weaver 等分析了10个急性心肌梗死的临床随机对照研究，根据患者出院时或30d 的临床预后得出结论，在急性心梗的患者直接 PTA 疗效优于溶栓治疗。Mahdi 等也证明了直接的支架植入在预防心脏再缺血的发作方面优于直接溶栓的患者（25% 比 42%）。Nakano 等报告一组大脑中动脉主干闭塞患者的单纯溶栓和溶栓加血管成形 2 组对照研究，其中一组 36 例患者，单纯动脉内溶栓，另外一组 34 例患者使用直接血管成形技术使血管再通，如果血栓碎裂，进入末梢血管，则继续配合以尿激酶溶栓。2 组的血管再通率分别是 63.9% 和 91.2%，血管成形组的再通率远远高于直接溶栓组。而出血的并发症分别是 29.4% 和 2.9%，血管成形组的出血的比例显著降低，而且预后也好于单独溶栓组。

我们认为，对于动脉主干闭塞的患者如果侧支循环不好，尿激酶溶栓不理想时，可以直接行球囊扩张成形。另外那些"顽固性"血栓，即微导管插入血栓远段造影远段血管通畅，但尿激酶用量到极限，而且同时配合用微导丝进行机械性碎栓仍未再通，可同步行血管成形术。溶栓后仍存在重度狭窄或球囊扩张后出现血管夹层等情况，需要同步行支架血管成形术。

（三）急诊血管成形治疗

1. 围术期处理　急性期血管内支架成形的一个关键是了解患者在术前是否接受规范的抗血小板治疗。未接受规范的抗血小板治疗的患者于支架术前 1h 一次口服（或经胃管）阿司匹林 300mg + 氯吡格雷 300mg。

2. 急诊血管成形术后即刻处理　如下所述。

（1）控制与操作相关的低血压：抗胆碱能药物（阿托品）；扩容补充液体。

（2）预防过度灌注综合征：控制血压低于 140/90mmHg，高危患者则低于 120/90mmHg。

3. 急诊血管成形术后处理（同常规支架成形治疗）　如下所述。

（1）氯吡格雷 75mg/d，持续至少 3 个月或更长时间。

（2）阿司匹林 100mg/d，持续 6 个月，或终身服用。

（3）低分子肝素抗凝治疗 3 天；其他控制危险因素的监测和治疗。

七、动脉溶栓的并发症和预防

（一）动脉溶栓后脑出血

脑出血是动脉溶栓最严重的并发症之一，严重者可危及生命，极大制约了动脉溶栓技术的开展和推广。

1. 动脉溶栓脑出血并发症的发生率及影响因素　缺血性卒中的继发脑出血也称为出血性转化（HT），包括出血性梗死（HI）和脑实质血肿（PH）。HI 无临床症状加重，在头颅 CT 扫描时才被发现，脑实质血肿常伴临床症状恶化，影响生存率和伤残率。ECASS 研究中将缺血性卒中的继发脑出血分为 4 型：①出血性梗死 1 型，沿着梗死灶边缘有小的斑点状密度增高；②出血性梗死 2 型，梗死区内较大的融合斑点状高密度影，无占位效应；③脑实质血肿 1 型，血肿块不超过梗死区的 30%，伴有轻度占位效应；④脑实质血肿 2 型，血肿块超过梗死区的 30%，伴有明显的占位效应。分析结果表明只有脑实质血肿 2 型，早期神经功能恶化和 3 个月死亡的危险性明显增大，是可能改变缺血性卒中临床过程唯一继发出血类型。

症状性脑出血（SICH）：SICH 是溶栓的严重并发症，这与高血压和血脑屏障破坏有关。累计资料显示，颈动脉供血区局部动脉溶栓的 SICH 危险是 8.3%，而椎 - 基底动脉供血区的出血风险较前循环相对较低。静脉应用 r - tPA 治疗的 SICH 率，NINDS 为 6.4%，ATLANTIS 为 7.2%，ECASS Ⅱ 为 8.8%，相对而言 PROACT Ⅱ 试验动脉溶栓中可造成神经系统症状恶化的出血发生率高（10.2%）。对此现象的分析，必须考虑到 PROACT Ⅱ 试验中患者的基线卒中严重程度较高、距开始治疗的时间较长，但 MCA 再通率高。在一项非对照队列研究中，Gonner 等报告 42 例局部动脉溶栓治疗患者中 SICH 为 4.7%，与 PROACT Ⅱ 的结果不同，该 42 例中，仅 26 例使用了肝素，其余接受阿司匹林治疗。然而，尽管并发于急性卒中溶栓的脑出血很可能反映坏死组织的再灌注，但一些队列研究发现血管再通和出血危险性之间没有直接联系。缺血性损伤的程度（由闭塞部位、侧支循环决定）是溶栓诱发血管再通后出血的关键因素。主要的早期 CT 改变和最初的神经系统缺失严重程度均为缺血性损伤程度的指征，且为出血转化的两个最佳预测指标。在 NINDS 试验中，SICH 在 NIHSS 评分超过 20 的患者中为 18%。与

SICH 有关的因素还包括开始治疗时间、再通时间、溶栓药物的剂量、高血压、高龄、既往脑外伤和血糖超过 8.33mmol/L。另外，血脑屏障破坏与基质金属蛋白酶的激活相关，而 r – tPA 可能有这种直接的神经毒性作用。这就需要进一步研究发展低毒的血栓溶解药物。

非症状性脑出血（ASICH）表现为缺血区周围散在的斑点状出血灶，不伴临床症状恶化，对预后影响不大。

2. 药物选择和安全性　当前报道的几种血栓溶解剂包括：重组组织型纤溶酶原激活物（r – tPA）、重组前尿激酶（rpro – UK）、尿激酶（UK）、链激酶（SK）等。这些血栓溶解剂在稳定性、半衰期和纤维蛋白选择性方面各不相同。UK 和 SK 为非纤维蛋白选择性，半衰期分别为 14min 和 16min，大剂量使用可造成系统性低纤维蛋白原血症；而 r – tPA 和 rpro – UK 为纤维蛋白选择性且仅在血栓形成部位有活性，r – tPA 的半衰期为 3.6 ~ 4.6min，而且 r – tPA 价格昂贵。在我国 UK 来源丰富，价格便宜，比较适合国情。我国"九五"攻关"急性脑梗死早期治疗临床对照研究"证实 UK 是安全、有效的，国外局部动脉溶栓也大多使用 UK 为溶栓剂。关于 UK 的安全使用剂量目前尚未统一，有作者认为，UK 剂量 >100 万 IU 血管未再通，即使增加剂量闭塞的血管通常也不会再通，而且有引起 SICH 的危险。

（二）动脉溶栓后再闭塞

颈内动脉粥样硬化性狭窄血栓脱落造成颅内血管闭塞的病例，尽管施行了有效的血管内溶栓治疗，因未及时行急诊血管成形术，消除血栓栓塞的危险因素，导致远端再次发生栓塞，提示颈内动脉颅外段重度狭窄急诊血管成形治疗的重要性。

（三）其他并发症

（1）卒中复发。文献中报道对于颅内血管病变行血管成形治疗的卒中发生率为8% ~50%，这些结果主要来自择期治疗的患者。血管成形术的原理是借球囊扩张产生的压力将粥样硬化斑块向血管壁挤压，进而恢复血管腔内径。这个过程理论上可产生血栓碎块，碎块向远端血流漂移并可导致远端血管闭塞而产生缺血性卒中。除远端栓塞外，其他导致卒中发作的可能原因尚有：穿支动脉闭塞、血管夹层形成、血管痉挛、血管破裂。

穿支动脉闭塞是血管成形治疗的潜在风险。颅内血管粥样硬化较常见的部位，如大脑中动脉 M1 段和基底动脉，通常发出许多穿支动脉供应脑基底核团及脑干，这些穿支动脉在血管造影上多显示不清。在上述部位行血管成形治疗时，挤碎的斑块组织可能堵塞穿支动脉，造成各种程度的缺血性卒中，所产生的神经功能障碍可消失也可能长期存在。穿支动脉闭塞的造影特点是临床神经功能检查指示的病变血管，如基底动脉和大脑中动脉，开放且管腔形态良好。

（2）血管痉挛。目前文献报道在颅外颈内动脉血管成形术中，血管痉挛的发生率为65%，而颅内动脉血管成形治疗后血管痉挛的发生率为63%左右。理论上，球囊扩张过程中介入设备可能导致病变段血管痉挛，其发生的机制可能有：平滑肌张力反射增加、血管成形对血管外膜的机械损伤、血管成形部位血小板黏附聚集，释放血清素等血管收缩因子，且血管对上述血管收缩因子的反应性增加，血管成形部位内皮受损导致内皮源性血管扩张因子减少。

血管成形术后判断是否发生血管痉挛，应首先与病变血管回缩相鉴别。后者在血管成形术中更常见，而且也是制约血管成形术远期治疗效果的重要原因。正如动脉瘤术中所观察到的，血管痉挛发生后血管直径的缩小并不一定伴有临床症状的恶化，重度血管痉挛也可能无症状。单纯从血管造影的形态判断血管弹性回缩和血管痉挛非常困难，序列血管造影检查或比较给予血管解痉药物如罂粟碱后的血管管径变化可明确，但对于无症状患者似无必要反复行血管造影检查，因此明确血管痉挛的发生率非常困难。

（3）过度灌注损伤。过度灌注损伤是在脑动静脉畸形中最早提出，此后逐渐引入到缺血性脑血管病的研究中。之前，行颈动脉内膜剥脱术的研究中，发现了与动静脉畸形术后出现的脑水肿或者出血相似的表现，伴有血流量增加，称为过度灌注损伤。颈动脉内膜剥脱术后过度灌注虽然已明确描述，但发生率低，目前文献报道颈动脉内膜剥脱术后脑出血的发生率为 0.3% ~1.2%，其发生时间为治疗后数小时至数日内。理论上,血管内成形术也可出现相似的风险,虽然该并发症出现的概率很小,文献报道在3%~5%,但在急性缺血性脑血管病期间,存在狭窄远端血管损伤时,此风险较择期治疗患者增加,但目前文献中尚无明确的发生率报道。另外血管内治疗后早期抗凝及抗血小板治疗,使得血管内治疗后脑出血的治疗效果更差,故其临床意义较传统外科手术更大。

血管内成形术后的过度灌注损伤的临床表现与颈动脉内膜剥脱后的表现相似,主要的临床表现包括严重的局部头痛、恶心或伴有呕吐、意识障碍甚至昏迷、癫痫发作及血压升高,这些症状可在脑出血发生之前出现。其影像学上可表现为脑水肿及脑出血,脑出血最常发生在基底节部位,出血可破入脑室,部分患者表现为蛛网膜下隙出血、孤立的脑室内出血或者硬膜下出血。

有关过度灌注的机制假设中,最重要的是狭窄远端毛细血管床由于长期低灌注,发生过度扩张而且丧失自调节能力,若术后血流灌注增加,即可导致灌注压超过血管收缩力,而出现毛细血管由于紧密连接受损而出现血液漏出、蛋白质及血浆外渗,并出现脑水肿及出血。所以最常见的出血部位位于狭窄动脉的供血范围内,这也是诊断过度灌注的标准之一。判断狭窄血管供血范围内毛细血管床自动调节能力丧失程度尚无定量的方法,目前认为有关的风险因素包括颈动脉及其分支长时间严重狭窄、狭窄远端的侧支循环不佳、对侧颈动脉闭塞、动脉压增高、抗凝及抗血小板治疗。

另外的机制在于大血管调节能力受损。颈动脉存在高度狭窄、血管内治疗时球囊扩张时间较长及术后支架持续牵张颈动脉窦、颈动脉内膜剥脱术中剥离血管外膜时损伤颈动脉窦壁的神经纤维,上述机制可导致颈动脉窦的反射减弱,那么术后对血压波动的反应能力减退,可出现低灌注性脑缺血损伤,也可出现过度灌注损伤。血管内治疗时多次球囊扩张、扩张持续时间较长均为风险因素。

Schwartz把高血压性脑病、颈动脉内膜剥脱术及大型动静脉畸形手术后出现的脑过度灌注及高原病的脑过度灌注统称为过度灌注性脑病。影像学上皮质下白质水肿是最常见的表现,而且可随着血压恢复而改善,偶有皮质也发生水肿。系统血压升高时双侧皮质下白质均受累,而且主要发生在枕叶,但顶叶、额叶后部、小脑及胼胝体压部也可受累。颈动脉内膜剥脱术后发生的过度灌注主要发生在手术动脉同侧,主要累及大脑前动脉及大脑中动脉供血区。这些表现及临床上头痛及神经功能障碍均可在降压治疗后改善。

(韩培海)

参考文献

[1] 王伟，卜碧涛，朱遂强．神经内科疾病诊疗指南 [M]．北京：科学出版社，2015．

[2] 董为伟．神经系统与全身性疾病 [M]．北京：科学出版社，2015．

[3] 坎贝尔．Dejong 神经系统检查 [M]．北京：科学出版社，2014．

[4] 李建章．脑小血管病诊断与治疗 [M]．北京：人民卫生出版社，2016．

[5] 田新英．脑血管疾病 [M]．北京：军事医学科学出版社，2015．

[6] 贾亭街．缺血性心脑血管病的防治 [M]．兰州：兰州大学出版社，2014．

[7] 刘新峰．脑血管病的防与治 [M]．北京：人民卫生出版社，2014．

[8] 孙斌．脑血管病基础与临床 [M]．北京：金盾出版社，2014．

[9] 王增武，等．脑血管病临床检查与治疗 [M]．北京：世界图书出版公司，2014．

[10] 张晓曼．脑血管病诊疗与进展 [M]．郑州：河南科学技术出版社，2014．

[11] 饶明俐，林世和．脑血管疾病 [M]．北京：人民卫生出版社，2012．

[12] 王咏红．常见心脑血管危重疾病的防治 [M]．南京：江苏科学技术出版社，2013．

[13] 何永生，黄光富，章翔．新编神经外科学 [M]．北京：人民卫生出版社，2014．

[14] 王忠诚，张玉琪．王忠诚神经外科学 [M]．武汉：湖北科学技术出版社，2015．

[15] 周良辅．现代神经外科学 [M]．上海：复旦大学出版社，2015．

[16] 焦德让，刘暌．中枢神经系统难治性病变外科治疗与思考 [M]．北京：人民卫生出版社，2015．

[17] 张建宁．神经外科学高级教程 [M]．北京：人民军医出版社，2015．

[18] 雷霆．神经外科疾病诊疗指南 [M]．北京：科学出版社，2015．

[19] 杨树源，张建宁．神经外科学 [M]．北京：人民卫生出版社，2015．

[20] 李晓兵．神经外科疾病诊疗新进展 [M]．西安：西安交通大学出版社，2014．